W0391979

BAS KAST

La verità, vi prego, sull'alimentazione

Traduzione di Alessandro Peroni

VALLARDI

È stato fatto tutto il possibile per garantire che le informazioni qui presentate fossero accurate. L'autore e l'editore non possono essere ritenuti responsabili per eventuali errori o omissioni, o per l'eventuale uso improprio ed errata comprensione delle informazioni fornite in questo volume, o per qualsiasi danno o lesione alla salute, alle finanze o di altro genere, subiti da qualsiasi individuo o gruppo che ritenga di aver agito in base alle informazioni contenute in questo volume. Nessun suggerimento o opinione qui presentati intendono sostituire il parere medico. Se il lettore nutre preoccupazione per il proprio stato di salute deve rivolgersi alla consulenza medica professionale.

Antonio Vallardi Editore s.u.r.l.
Gruppo editoriale Mauri Spagnol
www.vallardi.it

Per essere informato sulle novità del Gruppo editoriale Mauri Spagnol visita:
www.illibraio.it

Copyright © 2019 Antonio Vallardi Editore, Milano
Realizzazione editoriale a cura di Aster Studio, Milano

Titolo originale: *Der Ernährungskompass. Das Fazit aller Wissenschaftlichen Studien zum Thema Ernährung*
Copyright © 2018 C. Bertelsmann Verlag
A division of Verlagsgruppe Random House GmbH, München, Germany

Tutti i diritti riservati. Nessuna parte di questo volume può essere riprodotta, archiviata in sistemi server o trasmessa in nessuna forma e con nessun mezzo elettronico o meccanico, su cassetta, né fotocopiata, registrata o altro, senza il permesso scritto dell'editore.

Ristampe: 7 6 5 4 3 2 1 0
2022 2021 2020 2019

ISBN 978-88-6987-853-4

Sommario

Grazie, Elen, per l'ispirazione!

Se questa pubblicazione dovesse contenere link a pagine web di terzi, non ci assumiamo alcuna responsabilità per il loro contenuto, non avendo alcun collegamento con queste, ma rimandiamo unicamente al loro stato al momento della prima edizione del libro.

INTRODUZIONE

Perché ho cambiato radicalmente la mia alimentazione

Il giorno in cui il mio cuore fece sciopero

Era una sera di primavera di qualche anno fa. L'aria era ancora deliziosamente fresca, e stavo facendo jogging come al solito, quando capii che qualcosa non andava per il verso giusto. Nelle settimane precedenti avevo dovuto confrontarmi con una novità alla quale mi ero già quasi abituato: un doloretto che non avevo mai provato prima e a cui ormai non facevo più caso. Non appena iniziavo a correre, già dopo le prime falcate sentivo sempre quello strano sobbalzo al cuore.

Niente di grave, solo una specie di singhiozzo cardiaco che subito spariva. E così andò anche quel giorno.

Continuai a correre finché d'un tratto, dopo nemmeno un chilometro, non fui costretto a uno stop brutale, come se mi fossi schiantato a tutta velocità contro un muro invisibile. Non so bene come descrivere la sensazione. Era come se una mano d'acciaio mi strizzasse il cuore. Era doloroso, ma non era quello il problema principale. La cosa peggiore, o più spaventosa, era la forza sovrumana con cui questa «entità» mi piegava, mettendomi in ginocchio. Ti arresti di colpo non perché ti sembra il caso di fare una breve pausa per riprendere fiato, ma perché c'è qualcosa che ti blocca. E allora te ne resti lì fermo con la mano sul petto, boccheggiante, e aspetti che ti passi, augurandoti di scamparla anche stavolta.

Non so per quanto tempo sono rimasto lì, leggermente chino,

con le mani sulle cosce, tossendo, respirando. A un certo punto ho ripreso a muovermi con cautela, facendo ogni tanto un esitante tentativo di trotto per poi fermarmi di nuovo.

Non ho osato rimettermi a correre.

***

Adoro correre. Non l'ho mai fatto per motivi di salute, o almeno non in passato. Al contrario, ero come un drogato, e la mia droga erano i chilometri. Della salute allora non mi curavo: la davo per scontata.

Non badavo a quello che mangiavo. Per svolgere il mio lavoro di redattore scientifico al «Tagesspiegel» di Berlino, potevo tenere in funzione il corpo per giorni con caffè e patatine senza alcun problema. Oggi me ne vergogno, ma per le mie nipotine invidiose all'epoca ero lo zio che mangiava cioccolato a colazione e concludeva la giornata con un sacchetto di patatine alla paprika e una birra. Quando venivano a trovarmi, spesso arrivava puntuale la domanda: «Mangi davvero patatine per cena?» – «A volte sì!» E perché no? Potevo mangiare quello che volevo. Ero sorprendentemente immune dal grasso.

Intorno ai trentacinque anni, però, il mio talento nel restare magro senza fatica si esaurì. A un certo punto il mio corpo non riuscì più a tollerare tutto quel cibo spazzatura senza subire contraccolpi. Anche se continuavo a correre tutti i giorni come prima, a poco a poco mi crebbe una pancetta, o più esattamente, un salsicciotto decisamente ostinato intorno ai fianchi.

Forse sarebbe stato meglio se non avessi avuto la passione del jogging, perché così sarei ingrassato più in fretta e mi sarei accorto prima del trattamento che stavo riservando al mio corpo. In questo modo invece ingrassavo lentamente, serbando l'illusione di essere in piena forma. Fino a quella sera di primavera in cui il mio cuore tirò il freno d'emergenza.

Vi aspetterete che quella sera stessa mi sia fatto un esame di coscienza e abbia aperto gli occhi, scosso dal campanello d'allarme suonato dal mio corpo. E invece sulle prime non feci proprio niente, aggrappandomi all'immagine di atleta immune dal grasso che avevo di me. Il mio corpo senz'altro si sbagliava, pensavo.

Nei mesi successivi continuai a fare finta di niente. Così come prima avevo fatto l'abitudine ai sobbalzi del cuore mentre facevo jogging, mi abituai presto agli attacchi che mi colpivano a intervalli ora più brevi, ora più lunghi. Non correvo più in modo sciolto e spensierato come in passato, giacché ogni volta attendevo con timore il momento in cui il cuore sarebbe entrato in sciopero. E in genere non dovevo aspettare a lungo.

Poi vi fu un periodo in cui gli attacchi mi presero di mira di notte, durante il sonno. Ancora in dormiveglia, mi aggrappavo al cuscino o mi gettavo al collo di mia moglie. «Non è niente, è solo un sogno» mi diceva lei cercando di calmarmi. «Hai avuto un incubo.» Ma io sapevo, o almeno intuivo, quello che mi stava succedendo realmente.

So già quello che state pensando ora. Certo che mi è venuto in mente di andare dal medico. Più di una volta sono stato sul punto di farlo, ma all'ultimo momento qualcosa dentro di me faceva resistenza. Non ho niente contro i medici: se proprio non posso farne a meno, mi avvalgo della medicina moderna con gratitudine. Ma solo in caso estremo. Io la vedo così: in primo luogo sono io a essere responsabile della mia salute, e solo in un secondo tempo, quando proprio non so più che pesci pigliare, la palla passa al medico. Ciò nonostante, o proprio per questo, dovevo fare qualcosa. Qualcosa doveva cambiare.

***

Tutto cominciò così. Il mio declino fisico, arrivato prima di quanto immaginassi, mi costrinse a meditare su come avevo vissuto fino a quel momento, e soprattutto sul cibo che avevo ingurgitato senza riflettere fino ad allora. In ogni uomo che invecchia, si dice, nel fondo dell'anima si cela il giovane di un tempo, il quale si chiede cosa sia successo. Cos'era successo, dunque? Eccomi qua: quarantenne, fresco padre di un neonato. I disturbi cardiaci precoci di cui soffrivo erano colpa mia? Mi ero messo nei guai da solo? Che fine avrei fatto, se avessi continuato a comportarmi così?

Mi stupisce sempre constatare come siamo abili a girare la testa dall'altra parte quando ci troviamo davanti ai nostri difetti e alle nostre debolezze; come riusciamo a chiudere gli occhi anche quando ci mettono uno specchio davanti al naso. Poi però a un certo punto – se siamo fortunati – accade una magia, o almeno qualcosa che non riesco a spiegarmi fino in fondo. Di colpo dentro di noi scatta un interruttore. Siamo finalmente pronti ad agire: *vogliamo* cambiare.

In quel momento, senza saperlo, cominciai a lavorare a questo libro che insegue le tracce di un'alimentazione sana. Un'alimentazione che ci permetta di evitare, per quanto possibile, le malattie che non di rado ci rovinano l'ultima parte della vita. Un'alimentazione che magari sia in grado addirittura di rallentare il processo di invecchiamento.

Allora per me cominciò una fase completamente nuova: nella condizione preoccupante in cui mi trovavo, il mio unico desiderio era quello di guarire dai miei disturbi cardiaci. Così presi a fare ricerche con questo semplice interrogativo in testa: cosa devo mangiare per salvaguardare il mio cuore?

Mi immersi nel mondo complesso e affascinante dello studio dell'alimentazione e dell'obesità, della biochimica del metabolismo, della medicina della nutrizione e, non ultima, della gerontologia, una scienza interdisciplinare oggi fiorente che studia il processo di invecchiamento a partire dai meccanismi molecolari fino alle caratteristiche più misteriose proprie delle persone che raggiungono i cent'anni di età e in alcuni casi superano anche i 110, spesso mantenendo una forma sbalorditiva.[1] Qual è il loro segreto? Perché alcune persone invecchiano più lentamente di altre? Perché alcuni sessantenni o settantenni sono ancora in forma smagliante mentre altri a quarant'anni sono già dei relitti umani? Che cosa possiamo fare per rallentare il processo di invecchiamento?

Cominciai a raccogliere ossessivamente ogni studio possibile su questo tema, come se ne andasse della mia vita, il che in un certo senso era vero. Esaminavo con cura i risultati raggiunti non tanto per curiosità intellettuale quanto per motivi, diciamo, esistenziali. I saggi si accatastavano nel mio studio, in soggiorno, in cucina. A decine, a centinaia, fino a superare il migliaio (ho smesso di contarli da un pezzo). E intanto i mesi passavano.

Passò un anno, e poi un altro ancora.

Immergendomi in quelle letture, a poco a poco mi si spalancò un mondo di conoscenze straordinarie, talora sconvolgenti, che mi hanno cambiato la vita. Molto di quanto credevo di sapere sull'alimentazione sana e su come dimagrire non corrispondeva per niente ai dati in cui mi imbattevo. Ciò nonostante, continuano a girare miti alimentari e consigli dietetici che rischiano di danneggiare seriamente il nostro organismo.

Un esempio è la fobia dei grassi, così spaventosamente diffusa, che imperversa almeno dagli anni Ottanta. Ancora oggi, diverse organizzazioni sanitarie ufficiali ci raccomandano di consumare grassi con estrema cautela. E ciò che rende la cosa ancor più tragica è il fatto che lì per lì il monito ci appare plausibile: chi mangia grassi, ingrassa. Inoltre, si dice che il grasso ostruisca i vasi sanguigni alla stregua dei tubi di scarico, predisponendoci così all'infarto. Dunque, alla larga dalla carne grassa (al pollo va tolta assolutamente la pelle!), dal latte intero, dalla ricotta, dal mortale yogurt greco, dal burro, dal formaggio, dai condimenti grassi ecc. Alcuni cardiologi, per il resto seri professionisti, ci mettono in guardia perfino dall'avocado e da quelle piccole e seducenti bombe caloriche chiamate noci...

Che benefici ci ha portato questa demonizzazione dei grassi? In che modo ci ha aiutati? Il culto dei cibi a basso contenuto di grassi ci ha forse resi più magri e più sani? Chiunque esamini i dati con oggettività non può che giungere a una conclusione: non è così; anzi, semmai è vero il contrario: proprio con la fobia dei grassi è partita davvero l'epidemia di obesità che oggi ci affligge![2] Ciò nonostante, molte associazioni influenti, come la Società Tedesca per l'Alimentazione, sono rimaste ostinatamente fedeli al dogma del *low fat*.

Un effetto secondario spiacevole della demonizzazione dei grassi era ed è il seguente: chi rinuncia ai grassi, consuma inevitabilmente qualcos'altro. In genere li rimpiazza con carboidrati digeribili velocemente come pane bianco, patate, riso, o con prodotti industriali privi di grassi, ma in compenso ricchi di zucchero. Proprio questi carboidrati veloci e poveri di sostanze nutritive, oltre a essere in parte assai più nocivi della maggior parte dei grassi, stanno rivelandosi sempre di più una delle vere cause del sovrappeso.[3]

Oggi è noto che il grasso non fa automaticamente ingrassare (anche se *certi* snack pieni di grassi, come le patatine che tanto amavo, naturalmente possono dare il loro contributo tutt'altro che trascurabile). Inoltre, in barba alle raccomandazioni nutrizionali «ufficiali», molte persone riescono a dimagrire solo dopo aver *aumentato* la percentuale di grassi nella loro dieta (vedi capitolo 5). Certi cibi grassi possono addirittura aiutare chi è in sovrappeso a dimagrire!

Diversi alimenti grassi, inoltre, sono tra i più sani che possiamo mangiare, e di questi non ne mangiamo troppi bensì troppo pochi:

- I grassi omega-3 – presenti soprattutto nel pesce grasso come il salmone, l'aringa e la trota, ma anche nei semi di lino e di chia – non solo non ostruiscono i vasi, ma ci proteggono da malattie cardiocircolatorie mortali.[4]
- Mangiando quotidianamente due manciate di noci (ricche di grassi) non si ingrassa, anzi, si mantiene più facilmente la linea, riducendo del 30% circa il rischio di contrarre una malattia cardiocircolatoria. Il rischio di morte per diabete diminuisce del 40%, e il rischio di morte per un'infezione del 75%.[5]

- Gli oli d'oliva di qualità contengono sostanze che inibiscono un «interruttore» critico dell'invecchiamento dell'organismo detto «mTOR». Dunque l'olio d'oliva potrebbe addirittura frenare il processo di invecchiamento, rivelandosi così una sorta di medicina anti-aging (vedi capitolo 8).

***

Ogni giorno siamo bombardati da consigli nutrizionali sempre nuovi: non c'è da stupirsi se non prestiamo più ascolto quando viene annunciata in grande stile l'ennesima dieta miracolosa. «Magri in sette giorni con la nuovissima turbo-dieta sciogli-grasso!» Basta, vi prego! Lasciatemi in pace!

Proprio perché la maggior parte delle diete proposte sono assurdità da ciarlatani, molti medici non ascoltano più e liquidano *qualsiasi* dieta come una fesseria. Pertanto, anche negli ambienti più informati da decenni circola sempre la stessa parola d'ordine, benché quest'ultima all'atto pratico non giovi a nessuno: secondo quella che viene considerata l'unica formula dietetica seria, chi vuole dimagrire deve semplicemente *mangiare meno e muoversi di più*. Tale principio prende il nome di «equilibrio energetico».

Questa strategia si rivela però illusoria. Dal punto di vista logico il concetto può anche essere giusto, così come è vero che a un alcolista farebbe bene bere meno. Ma che senso ha dare un consiglio del genere a un alcolista? Come se non ci arrivasse da solo!

Altrettanto improduttiva è l'idea, collegata alla precedente, che i chili di troppo siano la conseguenza inevitabile del fatto che abbiamo assunto più calorie di quante ne abbiamo bruciate. Anche questa «spiegazione» sul piano oggettivo è corretta, ma ci dice ben poco. È un po' come se si «spiegasse» la ricchezza di Bill Gates affermando che il magnate americano ha guadagnato più soldi di quanti ne ha spesi.[6] Già, evidentemente è così. Chi lo può negare? Ma *in che modo* c'è riuscito? Ovvero, tradotto nei nostri termini: *che cosa* fa sì che nella vita quotidiana mangiamo più di quanto bruciamo? E come possiamo bloccare e invertire questo processo?

Interessante, sotto questo aspetto, è il fatto che spesso il sovrappeso si accompagni a uno stato infiammatorio del cervello, come se quest'ultimo fosse «raffreddato» e non riuscisse più a sentire i segnali di sazietà del corpo. Così, il peso continua ad aumentare. Riducendo l'infiammazione (per esempio con l'assunzione di sostanze nutritive antinfiammatorie come gli acidi grassi omega-3), si favorisce anche il dimagrimento: il «raffreddore cerebrale» migliora, il cervello percepisce di nuovo i segnali di sazietà e la fame si placa.

Comunque sia, una cosa che all'inizio mi stupiva, ma oggi non più, è il fatto che molti di noi diffidino delle raccomandazioni nutrizionali ufficiali preferendo rivolgersi ad altre fonti, spesso purtroppo di dubbia credibilità. Anch'io diffido delle cosiddette autorità e credo solo ai dati oggettivi. In questo libro ho riunito i dati più significativi fra tutti quelli che ho raccolto, concentrandomi su quattro questioni fondamentali:

- Come dimagrire in modo efficace.
- Come prevenire le malattie con l'alimentazione.
- Come distinguere i miti alimentari dai fatti.
- Con una dieta ben combinata, è possibile ingannare l'orologio biologico e rallentare il processo di invecchiamento?

Tema n. 1
Come dimagrire in modo efficace

Si potrebbe pensare che sulla prima questione – come perdere peso con efficacia – sia stato già detto tutto quello che c'era da dire. Eppure, su questo tema in particolare mi sono imbattuto in una gran quantità di conoscenze utili che spesso hanno ricevuto scarsa attenzione al di fuori degli ambienti specialistici.

Per fare un esempio, un importante studio dell'Università di Harvard pubblicato pochi anni or sono ha rivelato che alcuni alimenti possono aiutarci a non ingrassare (vedi figura 0.1). A questa categoria appartengono, per esempio, lo yogurt e le noci… sì, proprio loro, le presunte bombe caloriche «cattive». Per quanto sembri paradossale, per questi alimenti vale la regola: *più* ne mangi, *meno* ingrassi. Come sarebbe? In che modo yogurt e compagnia esercitano tale effetto benefico?[7]

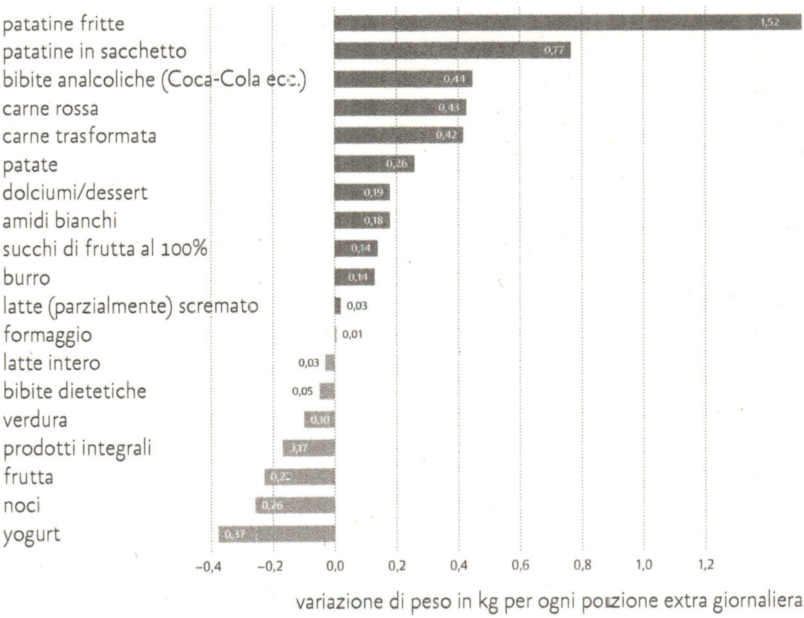

Figura 0.1. Patatine fritte, patatine in sacchetto e bibite analcoliche sono associate a un consistente aumento di peso (barre scure). Altri alimenti come yogurt e noci potrebbero rivelarsi invece veri e propri «prodotti dimagranti» che ci aiutano a mantenere la linea (barre chiare). Per questo studio, i ricercatori di Harvard hanno registrato il peso di migliaia di persone nel corso di quattro anni. In quest'arco di tempo, i soggetti che hanno preso parte al test mediamente sono ingrassati. In apparenza, l'entità dell'aumento di peso è legata a quello che mangiavano. Una porzione extra di patatine fritte al giorno, per esempio, dopo quattro anni ha dato come esito un buon chilo e mezzo in più sulla bilancia. Viceversa, una porzione extra di yogurt al giorno si accompagna a un aumento di peso *più ridotto* del consueto. Il termine «carne trasformata» si riferisce, fra le altre cose, a pancetta e hot dog. La categoria «amidi bianchi» comprende muffin, bagel, pancake, waffel, pane bianco, riso e pasta raffinati (cosa sia di preciso l'amido, lo vedremo nei capitoli successivi). La categoria «patate» include patate lesse, patate arrosto e purè di patate.[8]

Com'è possibile che per non ingrassare si debba mangiare una quantità *maggiore* di un alimento? Se non è magia questa! E già che ci siamo: per perdere qualche chilo di troppo è inevitabile patire la fame o ci sono altri metodi, più ingegnosi?

Quali sono i componenti fondamentali di una dieta dimagrante con effetti duraturi? Perché molto spesso le diete falliscono? Dove falliscono? È possibile evitarlo? In seguito affronteremo domande come questa e molte altre in materia di sovrappeso e dimagrimento.

Le nostre conoscenze in questo campo si sono ampliate in modo impressionante. Così, negli anni passati è stato individuato un principio fondamentale che ci aiuta a capire quando smettiamo di mangiare spontaneamente e quando, al contrario, continuiamo a mangiare senza limiti rimpinzandoci in maniera incontrollata. A mio avviso, questo principio è di grande importanza per la comprensione dell'obesità, specialmente al giorno d'oggi. Tutti quelli che vogliono capire il proprio comportamento alimentare e dimagrire senza troppe sofferenze dovrebbero conoscerlo. Lo descrivo nel capitolo 1 sotto il nome di «effetto proteina».

D'altro canto, è sempre più evidente che non esiste una sola dieta universale, valida per tutti: dipende dal nostro corpo, da come reagiamo a una determinata tendenza alimentare, come la «low fat» o la «low carb» (dove «carb» sta per *carbohydrates*: si tratta dunque di un'alimentazione in cui i carboidrati come zucchero, pane, pasta, riso e patate vengono ridotti in misura più o meno drastica). Perciò occorre anche sperimentare su di sé, ascoltare il proprio corpo anziché seguire ostinatamente un regime dietetico prestabilito. Daremo uno sguardo anche a questa interazione, poiché anche qui ha preso il via un'altra rivoluzione: sono finiti i tempi dei criteri nutrizionali rigidi e uniformi che non tengono conto della situazione individuale.

Dato il guazzabuglio di diete dubbie, per non dire fuori di testa, e di consigli per dimagrire spesso del tutto infondati, mi sembra assai illuminante attingere direttamente alle fonti originali per scoprire come sia possibile perdere massa grassa in modo verificabile e mantenere la linea. «Dimagrire con intelligenza» è il primo dei temi centrali di questo libro, e vi ritornerò spesso sopra.

Tema n. 2
Come evitare le malattie della vecchiaia

Molti dei risultati in cui mi sono imbattuto nel corso dei mesi si sono rivelati utili non solo per chi vorrebbe «semplicemente» dimagrire. Queste informazioni, infatti, possono salvarvi la vita. Il secondo tema principale del mio libro è proprio questo: come evitare le malattie grazie all'alimentazione e rimanere sani e in forma anche da anziani.

Certi regimi alimentari, per esempio, sono in grado di bloccare pericolose malattie cardiocircolatorie già in corso facendole addirittura *regredire* Grazie alle radiografie è possibile vedere con i propri occhi come occlusioni delle arterie anche gravi svaniscano nel nulla.

Mi riferisco a pazienti cardiopatici con sofferenze tali che i miei disturbi, al confronto, sembrano innocue quisquilie: persone che dopo tre bypass sono state spedite a casa dal loro cardiologo con l'incoraggiante consiglio di comprarsi una sedia a dondolo su cui aspettare la morte imminente. Alcuni di questi avevano dolori al petto (*angina pectoris*) così insopportabili che non potevano nemmeno sdraiarsi e dovevano dormire seduti: dolori che spesso sono completamente scomparsi poche settimane o pochi mesi dopo che hanno cambiato alimentazione.[9] Esiti come questo dimostrano l'enorme potere dell'alimentazione. Un potere che possiamo controllare, che è letteralmente nelle nostre mani. I risultati ci mostrano che possiamo migliorare la nostra vita in modo radicale semplicemente cambiando alimentazione.

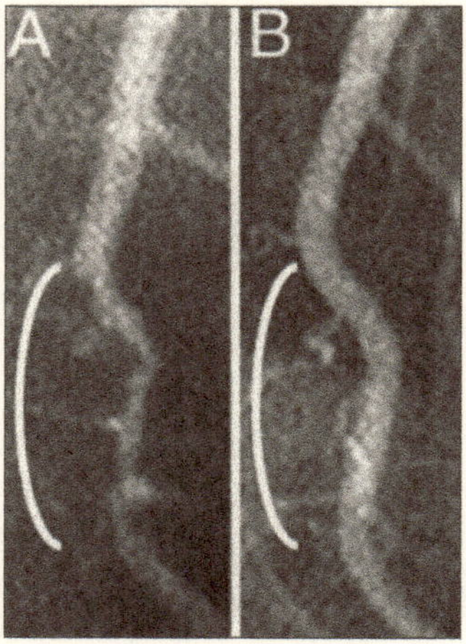

Figura 0.2. Le due radiografie mostrano una sezione dell'arteria coronarica sinistra, da cui affluisce al cuore buona parte del sangue. A sinistra (A) si vede l'arteria malata (il «tubo» bianco simile a un ramo che corre dall'alto in basso; si noti il restringimento nella zona evidenziata dalla parentesi bianca – come se il tubo fosse schiacciato – che rallenta il flusso sanguigno). La radiografia di destra mostra la stessa arteria dopo 32 mesi di dieta, in questo caso strettamente vegana, dunque esclusivamente a base di vegetali. Il restringimento è sparito, il flusso sanguigno si è normalizzato e l'arteria pare di nuovo del tutto sana. La patologia non si è solo fermata ma è addirittura guarita senza interventi chirurgici né farmaci.[10]

E non abbiamo a che fare con risultati isolati. Oggi, scienziati di tutto il mondo sono impegnati a curare malattie diffuse e/o mortali con diete sperimentali ad hoc:

- Ricercatori dell'Università di Newcastle, in Inghilterra, hanno sottoposto un gruppo di diabetici («diabete di tipo 2»)[11] a una dieta rigorosa. Nel giro di una sola settimana, la glicemia fuori controllo dei pazienti è tornata a valori normali, e dopo due mesi, essi sono guariti dalla malattia «cronica» chiamata diabete. Da allora i ricercatori annunciano nuovi successi a getto continuo grazie a questo approccio. In altre parole, il diabete in molti casi si rivela curabile.[12]
- Il neurologo Dale Bredesen della University of California di Los Angeles (UCLA), ex studente del premio Nobel in medicina americano Stanley Prusiner, sta curando

> un numero crescente di pazienti affetti da disturbi della memoria o già ai primi stadi del morbo di Alzheimer con diete personalizzate integrate da capsule di olio di pesce (contenente omega-3) e sostanze vegetali e vitamine selezionate, come la vitamina D e le vitamine del gruppo B. I risultati, per quanto ancora provvisori, sono sensazionali: dopo 3-6 mesi, nella maggioranza dei pazienti i disturbi della memoria sono migliorati in modo considerevole. Secondo un primo studio pilota ristretto, tutti i pazienti che erano stati costretti ad abbandonare il loro lavoro a causa delle ridotte capacità mentali si sono ristabiliti al punto da poterlo riprendere.[13]

Il mio campo, per quanto riguarda gli studi universitari e la mia attività di giornalista e scrittore, sono le neuroscienze, perciò sono rimasto molto colpito nel leggere che in questi pazienti certe aree cerebrali danneggiate si erano rigenerate: in sostanza, erano ricresciute. Mi riferisco al cosiddetto «ippocampo», una struttura cerebrale fondamentale per la memoria (così chiamata perché ha una forma simile a quella del cavalluccio marino, *Hippocampus* in latino). In un uomo di 66 anni che era stato sottoposto a una dieta speciale, dopo dieci mesi la risonanza magnetica ha rilevato un aumento di volume dell'ippocampo di oltre mezzo centimetro cubo: si è passati da 7,65 a 8,3 centimetri cubi![14]

Ancora oggi sono stupito di poter scrivere cose del genere. Dunque è possibile non solo bloccare, ma anche far *regredire* le malattie cardiocircolatorie, che nei Paesi più ricchi costituiscono la principale causa di morte? Il diabete può essere *curato* senza uso di farmaci? E i primi stadi dell'Alzheimer potrebbero essere reversibili con l'ausilio di un regime dietetico?[15] Sarebbe ora di parlare di successi come questi, dei risultati ottenuti mediante diete alimentari che si sono rivelate efficaci laddove l'industria farmaceutica hi-tech con un budget multimiliardario finora ha fallito. Il tema andrebbe discusso a fondo sui giornali e nei forum su internet. E invece spesso è vero il contrario: malgrado la marea di titoloni sull'alimentazione e di consigli dietetici assurdi che inondano il nostro ippocampo di spazzatura – o forse proprio per questo, ahimè – la maggior parte di noi non ha mai sentito parlare di queste scoperte. È triste, tutto ciò. Mi auguro che questo libro possa offrire almeno un piccolo contributo per invertire la tendenza in senso positivo.

Tema n. 3
Distinguere i miti alimentari dai fatti

Era cominciata come una questione personale. Poi, però, alla luce di questi e di altri risultati rivoluzionari, la mia ricerca si allargò, assumendo una nuova dimensione: volevo scoprire tutto quello che la scienza aveva appreso sull'alimentazione sana. Quali conoscenze, di cui sappiamo poco anche se potrebbero essere decisive per la nostra salute e dunque per la nostra vita, giacevano ancora nascoste nella giungla della ricerca nutrizionale?

Amici e conoscenti cominciavano a meravigliarsi delle pile di fogli straripanti che occupavano ogni angolo di casa mia (nonché della mia collezione di libri di cucina in perenne crescita e dei miei esperimenti culinari non sempre coronati dal successo). Se poi esponevo loro i risultati delle mie ricerche, coglievo spesso un misto di fascino, da un lato, e di una sorta di fastidio nei confronti di tutti quei «consigli alimentari a fin di bene», dall'altro.

Molti hanno l'impressione che la ricerca nutrizionale sia una faccenda assai contraddittoria, per usare un eufemismo. Prima il latte è un alimento sano, poi di punto in bianco diventa nocivo e ci condanna a una terribile morte precoce, per godere poco dopo di una riabilitazione imprevista che ci riporta alla situazione iniziale come se niente fosse. Ho forse commesso un'ingiustizia quando ho bandito il povero burro dal mio frigorifero? E che dire del pane, della pasta e delle patate? È tutta colpa del grano, o meglio, del glutine (una proteina presente in molti cereali)? O dello zucchero? E poi, ovviamente, *last but not least*, la questione decisiva: la soluzione è l'olio di cocco?

Da una parte c'è la scienza, con le sue scoperte sempre nuove. Dall'altra, ovviamente, non possiamo dimenticare gli infiniti «guru dell'alimentazione» in attività. Sarebbe davvero scorretto non citare il contributo alla confusione offerto da questi ultimi con i loro vangeli nutrizionali, talora di sorprendente originalità. Ogni guru ha capito tutto dell'alimentazione e considera tutti i «colleghi» degli schieramenti avversari come degli imbecilli. I guru del *low carb*, imbevuti di certezze, non vogliono avere niente a che spartire con i guru del *low fat*, noiosi e incapaci di godersi la vita, e l'avversione è reciproca. Gli apostoli del veganismo tanto di moda sembrano la reincarnazione opposta degli altrettanto trendy paleo-apostoli, i quali cercano di convincerci con fervore missionario dei vantaggi della dieta paleolitica davanti a una griglia fumante. E tutti hanno ragione! Tutti sono in grado di citare questo o quello «studio americano» che conferma la loro filosofia! (Vedremo più avanti come nasce questo paradosso. In ogni caso, questa confusione spaventosa ha delle vie d'uscita…).

In breve, mi ero infilato in un vespaio di contraddizioni, o meglio, c'ero dentro fino al collo. Che cosa dovevo fare? Optai per la fuga in avanti. Decisi di farmi largo in quel caos con l'obiettivo di riuscire a distinguere ciò che era vero da ciò che non lo era, in mezzo a tutti quei messaggi opposti. Che cosa avrebbe retto a un esame spietato? Quali erano i fatti e quali i miti? Tale questione costituisce il terzo tema centrale di questo libro.

A posteriori, sono felice di essere entrato in questo campo minato in qualità di outsider, come giornalista scientifico la cui unica specialità era quella di analizzare gli studi per arrivare a un quadro complessivo della situazione. La mia posizione sopra le parti si è rivelata addirittura un pregio poiché mi ha permesso di osservare senza pregiudizi tutte le affermazioni contrastanti e le lotte agguerrite tra fazioni, spesso dettate dall'ideologia. In quanto agnostico sul piano nutrizionale, seguivo un solo criterio decisivo: che cosa funziona davvero?

Tema n. 4
La «dieta dell'eterna giovinezza»

In base a quali criteri si può definire «sana» una dieta? (In questo libro uso il termine dieta in modo neutrale, nel senso di regime alimentare, non necessariamente volto al dimagrimento.) Come accennavo all'inizio, in principio la questione fondamentale per me era trovare un'alimentazione che salvaguardasse il cuore. Solo nel corso delle mie ricerche ho capito che non potevo limitarmi a questo, neppure come priorità, anche se in Germania le malattie cardiocircolatorie sono la prima causa di morte.

Una dieta sana davvero ottimale, degna di questo nome, non deve semplicemente impedire l'insorgere di disturbi cardiaci ma, nella migliore delle ipotesi, prevenire un'ampia gamma di malattie. In parole povere, che cosa me ne faccio di un cuore perfetto e indistruttibile se sono affetto da demenza senile?

Così il mio obiettivo divenne quello di abbozzare un regime alimentare che comprendesse il maggior numero possibile di benefici per la salute. Ma era possibile arrivare a un condensato del genere?

Scoprii che l'impresa, benché non facile, era tutt'altro che impossibile. Entro certi limiti, qualsiasi alimento che fa bene al cuore, nel complesso giova anche al cervello e al resto dell'organismo. Ma questa connessione ha anche un motivo più profondo e degno di nota.

Se date un'occhiata alla tabella delle principali cause di morte in Germania (vedi figura 0.3), forse noterete un denominatore comune.

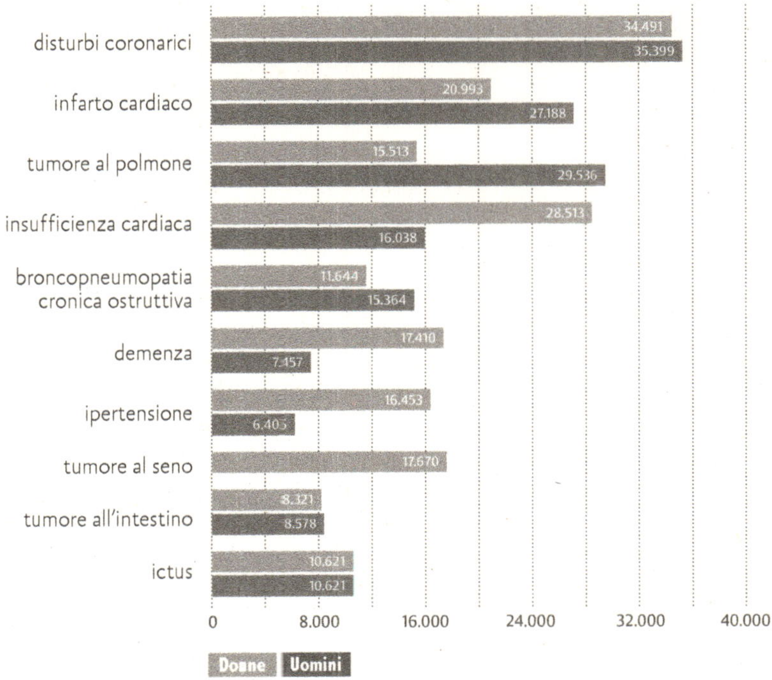

Figura 0.3. L'alimentazione ha un ruolo spesso decisivo per tutte le principali cause di morte in Germania.[16]

È un dato così evidente che quasi si sarebbe propensi a non prestargli ulteriore attenzione. Nei giovani normalmente il cuore è irrorato di sangue in modo invidiabile, e il rischio di infarto o di ictus tende allo zero. Da bambini non dobbiamo certo preoccuparci della pressione alta, figuriamoci dell'Alzheimer o di altre forme di demenza. Anche il rischio di cancro aumenta in misura notevole con l'avanzare dell'età, e lo stesso vale per numerose altre malattie, fra le quali:

- artrite reumatoide
- osteoporosi
- degenerazione maculare dovuta all'età (un danneggiamento della retina nella zona più sensibile agli stimoli luminosi, detta macula)

- perdita di massa muscolare legata all'età (sarcopenia)
- morbo di Parkinson.

Il diabete di tipo 2, la forma più comune di questa malattia, un tempo era chiamato anche «diabete dell'anziano» (che nel frattempo colpisce sempre più bambini e giovani a causa dell'alimentazione eccessiva ed errata).

Anche in caso di sovrappeso e di «salsicciotti» di grasso, le persone in genere si comportano come me: cominciano a preoccuparsi seriamente solo quando la giovinezza se n'è andata. Per tutte queste malattie, il più grande fattore di rischio è la vecchiaia, qualunque cosa significhi in termini biologici.

Una strategia efficace sarebbe quella di trovare una dieta che prenda di mira il processo di invecchiamento in quanto tale, rallentandolo. Perciò, in questo libro intendo non solo capire con quali alimenti sia possibile prevenire le malattie tipiche della vecchiaia, ma anche – ed è il quarto e ultimo tema principale del libro – gli effetti dell'alimentazione sull'invecchiamento: vi sono dei cibi che ci fanno invecchiare più velocemente? In altri termini, è possibile – esagerando un po' – trovare la «dieta dell'eterna giovinezza», o è solo una pia illusione?

A scanso di equivoci, il mio obiettivo non è quello di arrivare a 180 anni incartapecorito. Non si tratta di strappare a tutti i costi qualche anno di vita in più.

La posta in gioco è completamente diversa. Rinviando il processo di invecchiamento, in un colpo solo ridurremmo il rischio di essere affetti dalle malattie caratteristiche della vecchiaia, dalle patologie cardiocircolatorie ai tumori, alla demenza senile. Il declino fisico e mentale verrebbe spostato più in là, «compresso» idealmente verso la fine della vita, risparmiandoci decenni di sofferenze. Il nostro corpo rimarrebbe più a lungo «giovane» e dunque sano.

La questione fondamentale perciò non è quanto viviamo ma *come* viviamo. La mia fine io me l'immagino così: nel giorno del mio, diciamo, ottantottesimo compleanno, al pomeriggio vado per l'ultima volta in piscina con i miei amati nipotini, oppure – perché no, in fondo è il mio sogno – a fare una corsetta, per poi la sera addormentarmi tranquillamente. Per sempre. In gergo medico, uno scenario del genere verrebbe chiamato la definitiva «compressione della morbilità».[17]

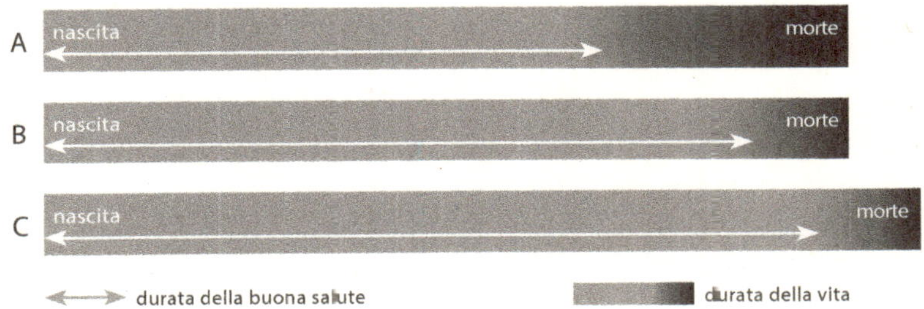

Figura 0.4. Da una certa età in poi combattiamo spesso con varie malattie che possono trasformare in un inferno l'ultima parte della nostra vita (scenario A: il periodo di buona salute è colorato in grigio mentre gli anni caratterizzati dalle malattie sfumano dal grigio al nero). Se anche non ci allungasse la vita, un'alimentazione sana contribuirà comunque in modo decisivo a mantenerci più a lungo in buona salute. La fase segnata dalle malattie viene così compressa alla fine della vita (scenario B). Un'alimentazione sana, tuttavia, potrebbe anche produrre entrambi gli effetti, prolungando sia la durata della vita sia quella della buona salute (scenario C). Per quanto ciò possa sembrare ottimistico, i risultati di molte ricerche – dagli esperimenti sugli animali allo studio delle popolazioni con un'aspettativa di vita particolarmente alta – ci confermano che non si tratta di uno scenario irrealistico.

Mi sono fatto prendere un po' la mano, lo ammetto. Ma a prescindere dalle mie fantasie, gli scienziati stanno decifrando le cause e i meccanismi dell'invecchiamento con incredibile precisione. E in base a una delle loro scoperte, con l'alimentazione (o con la non-alimentazione, ovvero col digiuno) siamo in grado di intervenire sulla velocità del nostro orologio biologico: il processo di invecchiamento accelera o rallenta secondo come (e quanto) mangiamo. In altre parole, quello che mangiamo può contribuire a mantenerci giovani.

Così, per esempio, è possibile allungare da 100 a 150 settimane la vita di un topo riducendo la quota di proteine dal 50% al 5-15%. I «topi matusalemme», fra l'altro, hanno anche la pressione più bassa e valori di colesterolo migliori. Si noti che i roditori longevi nel complesso non mangiano meno degli altri: mangiano solo meno proteine.[18]

Risultati come questo sono rilevanti anche perché gli «interruttori molecolari» (indicati da sigle criptiche come «mTOR» e «IGF-1) con cui certe sostanze nutritive regolano l'invecchiamento sorprendentemente sono universali e si ritrovano in numerose specie animali, fino agli esseri umani. Non stupisce perciò che una recente ricerca condotta su seimila persone abbia accertato una circostanza molto simile: chi si abbuffa di (determinate) proteine negli anni centrali della vita, muore prima. Il rischio di morte aumenta del 74%, mentre quello di contrarre un tumore addirittura qaudruplica.[19] Di che tipo di proteine si tratta? Dovremmo lasciar perdere anche il latte? Quali altre sostanze nutritive accelerano l'invecchiamento? E come possiamo influire sugli interruttori dell'invecchiamento sopra citati a nostro vantaggio? Nelle pagine che seguono approfondiremo tutti questi temi.

Cosa ci si deve aspettare da questo libro

In breve, questo libro è un viaggio alla scoperta del mondo dell'alimentazione e della ricerca scientifica sull'invecchiamento. Esso fornisce un quadro generale di tutto quello che è stato scoperto sull'alimentazione sana in laboratori, cliniche, esperimenti e studiando i popoli particolarmente longevi. In sostanza, descrive i principi di un'alimentazione in grado di diminuire il rischio di contrarre le grandi malattie della vecchiaia del nostro tempo e di rallentare il processo di invecchiamento in sé e per sé.

Non abbiate paura: qui nessuno cercherà di imporvi una dieta rigida da rispettare pedissequamente. Né tantomeno dovrete contare calorie né punti di sorta. Il cibo non va calcolato: va gustato.

Questo libro vi offre invece una panoramica dei cibi che dovremmo mangiare di più e di quelli che invece faremmo bene a evitare. Partendo da questi presupposti, ognuno di noi può successivamente esplorare e sperimentare da sé secondo il gusto e le preferenze personali. Con le informazioni contenute in queste pagine potete, anzi, dovete stabilire da soli la vostra alimentazione su misura, sulla base di conoscenze serie e al di là delle mode e dei miti alimentari che ci confondono.

Spero che facciate vostro questo libro, nel senso migliore dell'espressione, e che ciò non solo vi doni una lunga vita sana, ma arricchisca anche il vostro rapporto col cibo. Occupandomi di queste tematiche, a me è venuta una gran voglia di acquistare alimenti che prima mi erano sconosciuti e di sperimentare nuove ricette.

A proposito: i miei disturbi cardiaci nel frattempo sono scomparsi (così come il mio «salsicciotto») e mi sento in forma come non mi accadeva da un pezzo. E ho ripreso a correre con la libertà e la spensieratezza di un tempo.

- 1 -
Proteine I
L'«effetto proteina» che fa dimagrire

Il cannibalismo illuminante dei grilli mormoni

Nel 2001, un gruppo di amici di Oxford si ritirò per una settimana in uno chalet nelle Alpi svizzere meridionali. La compagnia non si era recata in quel luogo idilliaco per sciare o fare passeggiate in montagna. Era andata lì... per mangiare.

Nella casa, un sontuoso buffet attendeva gli amici. Cominciò così uno studio pilota che segna una pietra miliare nella storia della ricerca scientifica sull'obesità. Le sue conclusioni sono di fondamentale importanza per chiunque voglia perdere peso in modo efficace (e possibilmente senza patire troppo la fame). Se i risultati continuano a essere ignorati dal pubblico e dagli stessi esperti di nutrizione, si deve al fatto che la ricerca fu condotta da due scienziati estranei alla congrega della medicina della nutrizione classica. Si tratta infatti degli entomologi australiani Stephen Simpson e David Raubenheimer. *Entomologi? Veramente?* E uno studio del genere che importanza può avere per la mia dieta? Ne ha, eccome se ne ha.

Ma andiamo per ordine. Nel corso delle loro osservazioni sul campo, Simpson e Raubenheimer fecero una scoperta insolita. Per descrivere il principio scoperto dai due entomologi, userò a mo' d'esempio il comportamento del cosiddetto «grillo mormone», studiato a fondo da Simpson.[20]

Grande come un pollice e di colore marrone scuro, il grillo mormone, a dispetto del nome, in realtà è una cavalletta. E com'è abitudine delle cavallette, in primavera sciami di grilli mormoni composti da milioni di esemplari si fanno largo nella campagna, in questo caso le praterie degli Stati Uniti occidentali, a una velocità di 1-2 chilometri al giorno. Perché diavolo lo fanno? Si chiese Simpson.

Agli entomologi era chiaro che doveva essere la fame a spingerli. C'era però un particolare curioso: a differenza delle altre cavallette, il grillo mormone nei suoi spostamenti non fa piazza pulita della vegetazione che si lascia alle spalle. «Spesso è perfino difficile capire se uno sciame ha attraversato da poco la campagna» osservò Simpson, esterrefatto.[21] Per ragioni misteriose, la massa brulicante di insetti alla ricerca di cibo lascia intatta l'erba solcata. Che storia è mai questa? Che cosa cercano questi insetti?

Simpson aveva visto giusto quando osservò che in realtà durante il loro passaggio i grilli mormoni mangiavano, sia pure in modo molto selettivo, prediligendo per esempio i soffioni e le foglie di leguminose. Mangiavano carogne di animali, escrementi e, infine, si divoravano tra loro!

Il cannibalismo del grillo mormone ha una fama quasi leggendaria tra gli abitanti di stati come lo Utah e l'Idaho, poiché da quelle parti è divenuto un fattore di disturbo garantito per il traffico: se un grillo mormone viene investito mentre attraversa la strada, subito altri grilli, spinti dalla compassione, si precipitano sul compagno morto finendo a loro volta schiacciati sotto uno pneumatico; l'incidente attira una nuova ondata di insetti, e così via, fino a provocare un tamponamento a catena.

Di fronte a questo comportamento, Simpson ebbe un sospetto, e per verificarlo fece un esperimento. Lo scienziato preparò quattro ciotoline contenenti cibo in polvere, composto rispettivamente di proteine, di carboidrati e di una miscela delle due sostanze. L'ultima ciotola, a scopo di controllo, non conteneva carboidrati né proteine ma solo fibre, vitamine e sale. Simpson posizionò le ciotoline lungo l'itinerario seguito dai grilli mormoni e rimase a osservare con curiosità quello che sarebbe successo.

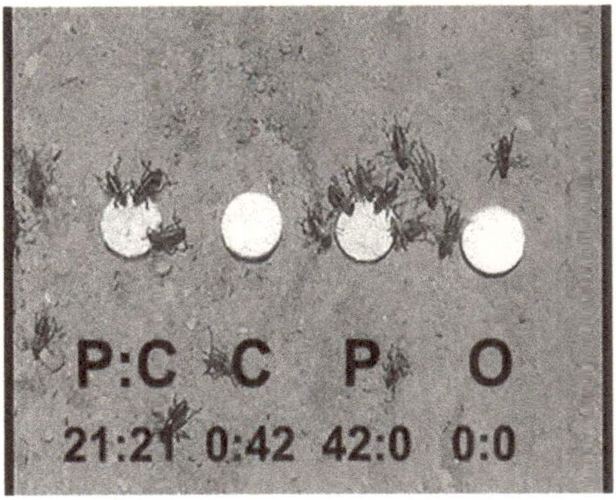

Figura 1.1. Grilli mormoni in cerca di proteine. La ciotolina più a sinistra (P:C) contiene il 21% di proteine e il 21% di carboidrati (il resto è composto di fibre, vitamine e sale). La ciotola C contiene solo carboidrati, la P solo proteine (il 42% in entrambi i casi) e la O solo fibre, vitamine e sale.[22]

Gli insetti non si rivelarono particolarmente interessati ai carboidrati puri, benché in natura si nutrissero in abbondanza anche di carboidrati, ammassandosi invece intorno alla ciotola con i carboidrati arricchiti di proteine, ma ancor di più intorno a quella contenente un'alta percentuale di proteine «non diluite». Tradotto in alimenti umani, potremmo dire che, anziché mangiare le patate, si precipitavano tutti sulla bistecca.

Il risultato confermò l'intuizione di Simpson: i grilli mormoni non avevano solo fame, ma un bisogno specifico di proteine. E qual è la fonte di proteine più allettante all'interno di uno sciame di cavallette? I propri simili, esatto. Ecco perché gli insetti si divoravano con gusto tra loro.

A poco a poco l'entomologo elaborò il seguente quadro. I grilli mormoni si riuniscono in grandi gruppi che danno loro una certa protezione dai predatori (che a loro volta gradiscono molto una barretta proteica strisciante). Data la loro predilezione per le proteine, in primo luogo si gettano in massa sulle fonti proteiche disponibili nel loro habitat, fino a esaurirle. Dopodiché comincia la grande migrazione, alla disperata ricerca di altre proteine. A spingere gli insetti non è solo il richiamo delle fonti proteiche lontane ma anche la fame di proteine dei compagni cannibali che soffiano sul collo. In un modo o nell'altro, la brama di proteine si era rivelata il motore dello spostamento di massa.

Da un lato, Simpson aveva scoperto un fenomeno davvero strano, per non dire macabro. Dall'altro, va detto che il grillo mormone non è così esotico come potrebbe sembrare a prima vista, almeno non per quanto riguarda il suo vorace appetito per le proteine. Non appena si approfondisce la materia, balza agli occhi che molti animali si comportano in modo simile. In altri termini, è possibile parlare di un «effetto proteina» interspecie, quasi universale. Tale effetto può essere così descritto: un animale non è alla ricerca indiscriminata di energia, dunque di pure calorie, ma continua a essere affamato e a cercare cibo finché non ha coperto il proprio fabbisogno specifico di proteine.

Nella nostra alimentazione ci sono tre tipi di sostanze che ci forniscono energia, ovvero calorie: carboidrati, grassi e proteine (in realtà andrebbe considerato anche l'alcol, che fornisce energia a sua volta; altre sostanze come l'acqua, i sali o le vitamine, benché di vitale importanza, non contengono calorie da bruciare). I carboidrati in particolare, ma anche i grassi, servono in prima istanza a questo: a fornire energia. (Più avanti vedremo che per alcuni grassi la questione è un po' più complessa.)

Le proteine, invece, sono un caso particolare, degno di attenzione. Pur fornendo anch'esse energia, infatti, sono usate principalmente per «costruire» il corpo, dai tessuti muscolari al sistema immunitario. Ciò spiega un verso dell'effetto proteina: la ricerca esasperante di questo specialissimo materiale da costruzione (chi rinuncia alle proteine a lungo, è condannato a morte certa). Vediamo di descriverlo con una metafora. Per costruire una casa ovviamente avete bisogno di energia per le vostre macchine, dunque di elettricità. In linea di principio, per ottenerla potreste anche bruciare le travi di legno per il tetto o le assi per il parquet, usando il calore come fonte di energia, il che tuttavia non sarebbe molto conveniente, dal momento che avete bisogno di quei materiali anche come elementi strutturali per la casa in costruzione. Le proteine sono gli elementi strutturali necessari per il nostro organismo. Senza questo materiale fondamentale, non è possibile costruire il corpo né provvedere alla sua manutenzione (in questo esempio semplificato, carboidrati e grassi sarebbero due fonti di energia grossomodo intercambiabili). Un certo quantitativo minimo di proteine è dunque essenziale. Questo da un lato.

Poi ci sarebbe anche l'altro lato. Con le proteine vale infatti anche il rapporto inverso, e questo dona loro uno status particolare in più: non appena un animale ha coperto il suo fabbisogno proteico, tende a smettere di mangiare, cosa che accade assai meno con i carboidrati e i grassi. Pertanto è molto più facile abbuffarsi di carboidrati e di grassi. Riprendendo la metafora precedente: non appena c'è abbastanza materiale da costruzione a disposizione, non si riempie il cantiere con materiale superfluo. L'elettricità invece non è mai troppa.

Sul piano metabolico, ciò dipende dal fatto che il corpo non riesce a immagazzinare le proteine con la stessa efficienza con cui accumula i carboidrati e i grassi. Gli ultimi due possono essere immagazzinati e conservati nel nostro corpo in forme speciali, denominate rispettivamente «glicogeno» (carboidrati immagazzinati) e «trigliceridi» (grassi immagazzinati). In senso lato potremmo considerare anche i muscoli i magazzini delle proteine conservate nel corpo, ma è evidente che il nostro muscolo cardiaco non è ansioso di farsi «bruciare» per fornirci energia, benché questo accada in caso d'emergenza, ovvero quando si sta morendo di fame. Normalmente però un organismo non vuole certo «consumare» i suoi preziosi muscoli. È meglio usare prima le riserve di grassi e di carboidrati come fonti di energia.

In sintesi, nell'organismo di molti animali, l'apporto proteico viene regolato in modo rigido. Essi non vogliono mangiare troppe proteine né troppo poche. Gli altri due nutrienti principali – carboidrati e grassi – sono di secondaria importanza nella regolazione del loro comportamento alimentare, dunque per la fame. Ovviamente anch'essi fanno la loro parte, ma è l'effetto proteina ad avere il ruolo preponderante. Quest'ultimo sembra esteso ad ampi settori del regno animale: si manifesta nei topi e nei ratti, così come nei ragni, nei pesci, negli uccelli, nei maiali e perfino nei primati non umani come i babbuini e gli oranghi. E, chissà, forse tormenta anche noi primati umani. È così? Anche noi siamo caratterizzati da uno specifico desiderio di proteine che influenza la nostra fame e dunque il nostro comportamento alimentare?

Quando si trovarono di fronte a questa domanda, Simpson e Raubenheim erano già da tempo in Inghilterra, all'Università di Oxford. Lì il team di ricercatori un giorno si imbatté in una studentessa di zoologia molto sveglia chiamata Rachel Batley. E il caso volle che i genitori di Batley possedessero il mezzo perfetto per indagare a fondo sull'effetto proteina nella specie *Homo sapiens*: uno chalet nelle Alpi svizzere.

Smettiamo di mangiare solo quando si placa la nostra fame di proteine

Il buffet apparecchiato nello chalet, almeno nei primi due giorni, comprendeva tutto quello che un affamato avrebbe potuto desiderare. A colazione c'erano muesli, baguette, croissant, prosciutto, melone, prugne e altra frutta. A pranzo, l'offerta spaziava dal pane con Camembert fino al tonno, all'insalata e allo yogurt. Anche a cena non mancava niente: i presenti potevano scegliere tra pesce, pollo, cuscus, patate e fagioli; ognuno poteva servirsi a piacere di maiale, riso e verdura, e tra i dessert spiccava un'allettante torta alle mandorle. Le cavie – erano in tutto dieci; come si è detto, parliamo di un primo esperimento ristretto – potevano mangiare tutto quello che volevano. Prima però dovevano farsi pesare da Rachel Batley le porzioni e gli assaggini agognati, e non potevano scambiarsi il cibo. In tal modo, Batley era in grado di annotare con precisione quanto e cosa mangiasse ognuno dei soggetti.

Solo il terzo e il quarto giorno ebbe inizio l'esperimento vero e proprio. A questo punto i partecipanti vennero suddivisi in due gruppi. Metà di loro fu assegnata al gruppo «iperproteico» e l'altra metà al gruppo «ipoproteico». Nei due giorni seguenti, cioè, vennero approntati due buffet molto diversi: sul tavolo 1, al quale poteva servirsi solo il gruppo iperproteico, il clou era rappresentato da pollo, filetto di maiale, prosciutto, salmone e altri tipi di pesce, yogurt, formaggio, latte e ulteriori alimenti che contenevano proteine. Il buffet del tavolo 2 consisteva invece di una selezione di cibi poveri di proteine: croissant, waffel, pasta, patate, cuscus, frutta, verdura, succo d'arancia e acqua (l'acqua era sempre a disposizione di tutti). Di nuovo, i soggetti potevano mangiare quanto volevano finché non erano sazi.

Seguirono poi altri due giorni in cui i tavoli vennero di nuovo uniti, e tutti potevano attingere al buffet nella sua totalità. Dopodiché l'esperimento terminò.

Quando Simpson e Raubenheimer, durante un soggiorno di studio a Berlino, analizzarono i dati meticolosamente registrati dalla studentessa, ebbero la prima prova sperimentale sul fatto che gli esseri umani, entro certi limiti, si comportavano come i grilli mormoni, anche se in modo un po' più civile, di solito. Anche noi infatti siamo soggetti all'effetto proteina universale: anche noi mangiamo finché la nostra fame di proteine non si placa.

Sul piano strettamente energetico, noi esseri umani – a seconda del sesso, della statura, dell'età ecc. – abbiamo un fabbisogno calorico che va da circa 2000 (donna) a 2500 (uomo) calorie[23] al giorno. Come è noto, molti di noi mangiano di più, e questo, secondo un dogma centrale della scienza della nutrizione, causa il sovrappeso. In base a questa visione, una caloria è una caloria, a prescindere dall'alimento di provenienza. Se mangiamo più di quanto consumiamo, ingrassiamo. Punto. Di conseguenza, chi vuole dimagrire deve semplicemente mangiare meno, per esempio la metà di tutto (come sostiene la dieta chiamata, appunto, «Mangia la metà»). Così stabilisce il dogma.

L'esperimento dello chalet, tuttavia, rivelò che noi esseri umani in realtà ci comportiamo in modo sostanzialmente diverso, con ampie conseguenze pratiche, per esempio se vogliamo dimagrire. Lo studio chiarisce in modo lampante perché facciamo così fatica a mangiare la metà di tutto e perché questo approccio tanto lodato alla lunga è condannato al fallimento. Benché il puro apporto energetico sia importante, infatti, l'alimentazione è molto più che un semplice rifornimento di energia, e una caloria, almeno in questo senso, non è sempre una caloria.

Così, nei giorni in cui il menu fu differenziato, le cavie del gruppo *iperproteico* mangiarono decisamente meno rispetto ai giorni in cui avevano l'intero buffet a disposizione, assumendo il 38% di calorie *in meno*. E si comportarono così in modo del tutto spontaneo, senza che nessuno li costringesse. Nessuno aveva chiesto loro, e neppure suggerito, di mangiare di meno.

Particolarmente significativa è l'analisi delle sostanze nutritive consumate: la riduzione di calorie era dovuto al fatto che le cavie inconsapevolmente avevano mantenuto *costante* l'apporto proteico. In altre parole, chi si serviva dal buffet iperproteico non si ingozzava senza freni ma smetteva di mangiare relativamente presto. Grazie al cibo proteico, i soggetti placavano la loro fame di proteine insolitamente in fretta. In apparenza, il buffet iperproteico era così soddisfacente che le cavie si sottoponevano a una dieta «volontaria» a loro insaputa.

Le cavie del gruppo *ipoproteico*, invece, manifestarono un

comportamento opposto e si riempirono di cibo, assumendo il 35% di calorie *in più*. Tale esito mi sembra assai significativo poiché aiuta a spiegare come mai, specialmente al giorno d'oggi, abbiamo così tanti problemi di sovrappeso. Abbuffandosi in quel modo, i soggetti del gruppo ipoproteico, a un livello più profondo, si comportavano allo stesso modo degli amici dell'altro gruppo: come suggeriscono i dati, anche loro cercavano semplicemente di mantenere il consumo di proteine allo stesso livello di prima. Per riuscirci, però, avevano dovuto darci dentro. Il loro buffet era così ipoproteico che erano stati costretti loro malgrado a mangiare molto più del solito per placare la fame di proteine. In altri termini, per raggiungere il minimo necessario di proteine di cui il corpo ha bisogno per funzionare avevano dovuto assumere per forza grandi quantità di carboidrati e di grassi.

Dal punto di vista del dogma calorico classico, i due gruppi di cavie si erano comportati in modo inspiegabilmente anomalo, addirittura opposto. Solo alla luce dell'effetto proteina è possibile sciogliere la contraddizione. Il comportamento di entrambi i gruppi diventa così spiegabile e prevedibile: come molti animali, noi esseri umani non siamo alla cieca ricerca di energia o calorie, ma siamo spinti anche dalla necessità di assumere una certa quantità di proteine e ci dimostriamo estremamente adattabili quando ne va del nostro fabbisogno proteico. Se ci viene messo a disposizione cibo ricco di proteine e il fabbisogno viene coperto rapidamente, ci sentiamo sazi e smettiamo spontaneamente di mangiare. Se il nostro nutrimento è scarsamente proteico, mangiamo istintivamente di più fino a quando il nostro organismo non ha ricevuto quello che richiede, ovvero ci rimpinziamo e ingrassiamo.[4]

D'accordo, ma che c'entra questo con l'aumento del sovrappeso al giorno d'oggi? E cosa significa, in concreto, per una dieta efficiente?

La moderna diluizione delle proteine ci spinge a mangiare troppo

All'atto pratico, l'«effetto proteina» cela una buona notizia e una cattiva notizia. Partiamo dalla cattiva notizia.

Secondo gli studi ufficiali sui consumi dei tedeschi, in Germania le principali fonti di proteine sono la carne, i salumi, il latte, il formaggio, le minestre e il pesce. Gli uomini assumono in media 85 grammi di proteine, le donne 64 grammi. In entrambi i casi si tratta di una quota pari al 14% dell'apporto energetico (molto simile, fra l'altro, a quella dei partecipanti all'esperimento svoltosi nello chalet svizzero, che in tutte le fasi avevano assunto una quota di proteine variabile tra il 12 e il 14%).[25]

Per quanto mi riguarda, una delle mie fonti proteiche preferite è il salmone. E proprio questo alimento ci permette di esporre in maniera esemplare la cattiva notizia: il normale filetto di salmone che si trova al supermercato o in pescheria ha quel tipico colore arancione intenso. Altrettanto vistose sono le venature bianche, ovvero le strisce di grasso che solcano la carne. Se il filetto di salmone che acquistate ha questo aspetto, potete stare certi che si tratta di salmone d'allevamento.

Se ne avete l'occasione, la prossima volta che andate a comprare il pesce, a mo' di confronto date un'occhiata a un trancio di salmone selvaggio. Non è detto che ci riusciate poiché il salmone selvaggio è notevolmente più raro. Fresco, è quasi impossibile trovarlo. La sua carne tipicamente ha un colore che varia dal rosa al rosso carico, e le strisce di grasso sono lievi, spesso non si riescono neanche a distinguere.

Siamo così arrivati al punto cruciale: una porzione di filetto di salmone da 100 grammi contiene 20 grammi di proteine, selvaggio o di allevamento che sia. Il trancio di salmone d'allevamento però contiene 15 grammi, ovvero *quindici volte tanto* grasso rispetto al trancio di salmone selvaggio dello stesso peso, che ha solo 1 grammo di grasso (vedi figura 1.2).

	salmone d'allevamento		salmone selvaggio	
	peso	calorie	peso	calorie
proteine	20 g	80 (20 × 4)	21 g	84 (21 × 4)
grassi	15 g	135 (15 × 9)	1 g	9 (1 × 9)
carboidrati	0 g	0 (0 × 4)	0 g	0 (0 × 4)
totale		**215**		**93**

Figura 1.2. Il salmone d'allevamento e quello selvaggio contengono pressappoco la stessa quantità di proteine, ma il salmone d'allevamento è molto più grasso e dunque fornisce meno proteine in proporzione alle sue calorie. Si potrebbe dire perciò che nel salmone d'allevamento le proteine sono relativamente più diluite. Le informazioni nutrizionali provengono da due filetti di salmone in vendita nel mio supermercato e si riferiscono a 100 grammi di filetto.

È chiaro che in certe preparazioni, come il sushi, il grasso intenso e «succulento» del salmone d'allevamento dà una sensazione particolarmente gradevole al palato. Anch'io mangio volentieri il sushi, preferibilmente fatto da me, e non c'è ragione di rinunciarvi del tutto per puri motivi salutistici. Una cosa però è bene saperla: il salmone d'allevamento, in rapporto al suo contenuto calorico, è relativamente povero di proteine. Rispetto a quello selvaggio, è così impregnato di grasso che, a parità di calorie, contiene molte meno proteine di un salmone selvaggio (ovvero di un salmone naturale, «normale»). Di conseguenza, per soddisfare il vostro fabbisogno proteico vi tocca assumere più calorie. Il vostro organismo vi induce a mangiare di più in modo quasi impercettibile. Non potete farci niente. Il corpo non fa altro che il suo lavoro: si preoccupa di sopravvivere.

Qui è importante precisare che il grasso, in quanto tale, non va affatto demonizzato. I grassi omega-3 del salmone, al contrario, sono addirittura assai salutari (al pari di molti altri alimenti ricchi di grassi come l'olio d'oliva, l'avocado e le noci; di tutto questo tratteremo più avanti, nei capitoli dedicati ai grassi). Il punto è che un salmone d'allevamento, con il suo contenuto proteico diluito, è una sorta di cavallo di Troia che introduce dentro di noi più grassi, e dunque molte più calorie, di quanto non pensiamo. Il nostro corpo, avido di proteine, addenta un trancio di salmone pensando di placare la propria fame proteica, e che cosa ne ricava? Un concentrato di calorie in forma di grassi a mo' di bonus!

Il grasso fornisce 9 calorie per grammo, più del doppio rispetto alle proteine e ai carboidrati, che apportano appena 4 calorie per grammo. A ogni boccone di salmone d'allevamento, dunque, assumiamo un bel po' di calorie in più in confronto al salmone selvaggio, senza ricavarne una sola proteina in più.

Naturalmente anche il grasso sazia, e una dieta ricca di grassi, come vedremo, può addirittura aiutare alcune persone a perdere peso, se abbinata alla rinuncia ad altri alimenti. Nel complesso possiamo dire che se la diluizione delle proteine si limitasse al salmone e ad altri alimenti ricchi di grassi salutari, il problema non sarebbe grave come è in realtà. Il grasso del salmone però è solo un esempio fra i tanti di questo fenomeno, così comune nella nostra alimentazione odierna.

Purtroppo, infatti, la diluizione delle proteine è assai diffusa nel panorama alimentare contemporaneo. Allo stesso modo del salmone d'allevamento, anche la carne e specialmente i salumi sono molto «ingrassati». È noto che la selvaggina è molto più magra rispetto alla carne d'allevamento che mangiamo abitualmente (per 100 grammi, contiene grossomodo 4 grammi di grasso rispetto ai 20 della carne d'allevamento[26]). I salumi sono una categoria a sé: una forma di carne trasformata che non esiste in natura. Più che proteine, i salumi contengono soprattutto grassi. Non sono nemmeno carne, in senso stretto, ma un prodotto industriale ricco di grassi con residui di proteine.

Il problema della diluizione delle proteine però è ancor più esteso e va ben oltre la questione dei grassi. Potreste obiettare che oggi come oggi è facile nutrirsi assumendo pochi grassi. E avreste perfettamente ragione. I supermercati pullulano di prodotti «light»: yogurt alla frutta con lo 0,1% di grassi, biscotti senza grassi ecc. Il movimento *low fat* ha addirittura creato ghiotte specialità come pizze pronte e maionese a basso contenuto di grassi! Nutrendoci di questo genere di prodotti industriali, possiamo dunque soddisfare il nostro fabbisogno proteico senza riempirci di grassi?

Possiamo, certo. Ma *povero di grassi* non vuol dire automaticamente *povero di calorie*. Per compensare il grasso mancante – ovvero per rendere mangiabile il cibo sgrassato e dunque reso insipido – spesso i prodotti «light» sono così arricchiti di zucchero che le proteine eventualmente presenti sono anche qui molto diluite. E in questo caso non vengono diluite con i grassi ma con i carboidrati. La situazione però non migliora, anzi, sul piano strettamente salutistico, gli zuccheri e i carboidrati che si digeriscono velocemente sono ben più dannosi della maggior parte dei grassi. Il problema – di nuovo – non è il grasso in sé ma l'onnipresente diluizione delle proteine.

In un certo senso abbiamo a che fare con un esperimento globale su vasta scala in cui tutti ci serviamo a un enorme buffet che non è ipoproteico in assoluto, ma lo è in proporzione alle calorie. Spinti dall'esigenza di coprire il nostro fabbisogno di proteine, assumiamo una quantità eccessiva di grassi e carboidrati come i soggetti del gruppo ipoproteico nello chalet svizzero. Di conseguenza, mangiamo troppo senza volerlo. Ci rimpinziamo di grassi e carboidrati alla ricerca di proteine.

Considerato il fatto che questa abbuffata, in fin dei conti, è dettata dall'istinto di sopravvivenza profondamente radicato dentro di noi (come abbiamo già detto, chi mangia troppo poche proteine, muore), risulta evidente la serietà dello squilibrio in cui ci siamo andati a cacciare. Se rarefacessi l'ossigeno nell'aria, voi cosa fareste? Vi iperventilereste per forza di cose. Che altro potreste fare in una situazione d'emergenza? Per sopravvivere, il vostro organismo ha bisogno di un minimo di ossigeno, per cui non avete altra scelta che respirare di più. E cosa succede se ora arricchisco l'aria povera d'ossigeno (le proteine) di calorie (carboidrati e grassi)? Succede che ingrassate, guarda un po'! Ingrassate perché desiderate rimanere in vita.

E a questo punto, senz'altro arriverà qualcuno a darvi una dritta formidabile: se volete dimagrire, d'ora in poi dovete *respirare un po' meno*! Di fronte al problema del sovrappeso, spesso si sente dire che dimagrire e mantenere la linea sono solo una questione di autodisciplina. È necessario metterci un po' d'impegno. Che cosa vi sembra più realistico? Che l'umanità negli ultimi decenni di punto in bianco abbia perso la propria capacità di autocontrollo a livello mondiale, o che qualcosa nel nostro ambiente possa aver provocato uno squilibrio che inganna i nostri istinti naturali? Non so perché, ma la seconda ipotesi mi sembra più plausibile. E un elemento fondamentale – non certo l'unico – di questo squilibrio è la diluizione delle proteine.

Questo fenomeno nel frattempo ha assunto un carattere universale. Non si limita al pesce e alla carne d'allevamento, ai salumi e agli alimenti arricchiti di zucchero. In linea di massima, possiamo dire che quando acquistate un alimento trasformato, dovete mettere in conto una certa diluizione delle proteine (i prodotti vengono arricchiti di grassi, di zucchero o di entrambi).

Alcuni degli «alimenti» che affollano gli scaffali dei supermercati si potrebbero definire delle vere e proprie *esche proteiche*: hanno l'odore e il sapore delle proteine senza però fornircene in misura apprezzabile.[27] A questo punto occorre dare una breve spiegazione.

Lo studio condotto nello chalet svizzero era, come si è detto, su scala molto ridotta, provvisorio, nient'altro che un primo approccio. Nel frattempo però l'effetto proteina è stato confermato più volte sulla base di nuovi dati e di esperimenti più estesi e meglio controllati.[28] In uno di questi è emerso che i soggetti del gruppo ipoproteico, che come sempre assumevano più calorie, si procuravano le calorie extra consumando abbondanti quantità di snack salati fuori pasto. Anche in questo caso le cavie non avevano semplicemente fame, ma una specifica fame di proteine.[29] Di conseguenza, facevano ricorso agli snack. Questi alimenti – arachidi, mandorle e pistacchi, per esempio – sono infatti delle piccole bombe proteiche. Una volta che la nostra fame di proteine si placa, smettiamo di mangiare. Già per questo motivo, le noci sono uno snack eccellente. Non per niente aiutano a mantenere il peso (vedi lo studio di Harvard citato nell'Introduzione).

In molti snack industriali, tuttavia, la faccenda cambia. Questi prodotti ingannano la nostra brama di proteine in modo geniale e al tempo stesso diabolico. Naturalmente non attribuirei mai cattive intenzioni a un settore onesto come l'industria alimentare, che senza dubbio è semplicemente molto abile nell'«ottimizzare» i suoi prodotti in modo tale da espanderne l'*aura* proteica, anche se in verità di proteine ne contengono ben poche. Un esempio sono i celebri *nuggets* di pollo. D'accordo, è fast food, ma la maggior parte di noi è convinta che siano se non altro una buona fonte proteica. In realtà le «pepite» di pollo fritte consistono principalmente (fino a quasi il 60%!) di grasso. Un quarto delle calorie viene dai carboidrati e infine, all'ultimo posto, questo prodotto industriale a base di carne contiene, ebbene sì, pure qualche traccia di proteine.[30]

Oppure prendiamo le patatine, di cui un tempo ero ghiotto. Particolarmente nefaste sono quelle al gusto barbecue, che promettono al nostro cervello un concentrato di proteine della carne direttamente dalla griglia, ma che in realtà ci forniscono quasi esclusivamente carboidrati e grassi (figura 1.3). E noi mangiamo e mangiamo nella speranza inconscia di placare la nostra fame di proteine, assumendo tuttavia solo una dose omeopatica di proteine diluite. E così continuiamo a mangiarne.

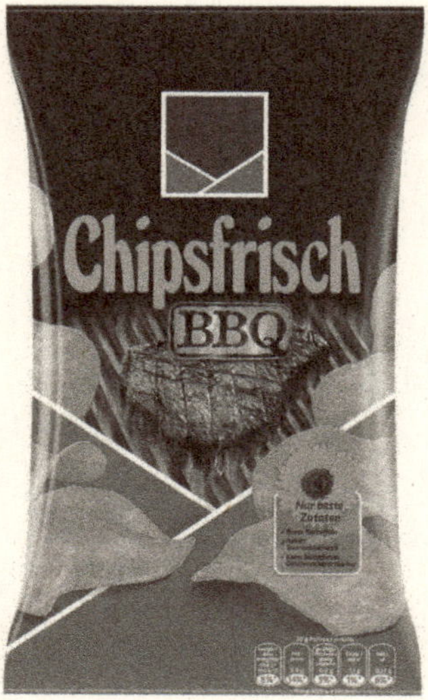

Valori nutrizionali	100 g contengono in media
Energia	2255 kJ /541 kcal
Proteine	5,6 g
Carboidrati:	49 g
di cui zuccheri	4,4 g
Grassi:	35 g
di cui acidi grassi saturi	3,2 g
Fibre	4,0 g
Sale	0,5 g

Figura 1.3. La stagione delle grigliate è aperta! Con il loro aroma di bistecche marinate, le patatine al barbecue promettono ai nostri sensi e al nostro cervello un concentrato di proteine, per poi introdurre di straforo nel nostro organismo quasi esclusivamente grassi e carboidrati (la quantità di proteine in questo caso è pari appena al 4% delle calorie complessive). Le esche proteiche di questo genere ci inducono a non smettere mai di mangiare perché passa un sacco di tempo prima che la promessa di placare la nostra fame di proteine venga effettivamente mantenuta.

Breve conclusione provvisoria: state alla larga da tutte queste esche proteiche e soprattutto dagli alimenti che sono stati ideati apposta per ingannare il vostro istinto. All'atto pratico, ciò si può riassumere con una prima, semplice formula: evitate ogni genere di cibo industriale. Anche se non si tratta sempre di esche proteiche, gli alimenti trasformati industrialmente subiscono regolarmente una diluizione sistematica delle proteine (figura 1.4). Mangiate cibo vero, naturale. Più è naturale, meglio è. Oppure, per usare un'espressione felice coniata dal giornalista americano Michael Pollan: «Non mangiate niente che la vostra bisnonna non riconoscerebbe come cibo».[31]

Alimenti poco o per niente trasformati	% di proteine (calorie)
pesce e frutti di mare	68,3 %
carne	52,5 %
uova	36,6 %
latte e yogurt	28,4 %
legumi (fagioli, lenticchie, piselli)	25,6 %
verdura (broccoli ecc.)	24,9 %
pasta	14,2 %
patate	10,8 %
in media:	**27,6 %**

Alimenti fortemente trasformati	% di proteine (calorie)
zuppe pronte	32,3 %
prodotti a base di carne trasformata (salumi ecc.)	31,7 %
pizza pronta	16,6 %
pane	13,6 %
torte, biscotti ecc.	5,8 %
succhi di frutta e bibite analcoliche	5,4 %
patatine fritte, patatine in sacchetto	5,1 %
dessert pronti (p. es. budini)	2,7 %
in media:	**9,5 %**

Figura 1.4. I cibi industriali fortemente trasformati si caratterizzano per una drastica diluizione delle proteine rispetto a quelli naturali. Il trucco geniale e allo stesso tempo diabolico dell'industria alimentare fa sì che, pur ingozzandoci, continuiamo ad avere fame. Produrre un cibo che sazia finirebbe per nuocere agli affari. Con «percentuale di proteine» si intende la percentuale di calorie (cioè di energia) provenienti dalle proteine. Le categorie sono molto approssimative (in questa analisi, per esempio, per la carne e il pesce non si tiene conto della variante selvaggio/d'allevamento che, come abbiamo visto, comporta una notevole differenza; anche qui vale la regola: più è naturale, meno sono diluite le proteine). Può apparire sorprendente che la verdura, in proporzione, contenga molte calorie: i broccoli, per esempio, sul piano calorico, si compongono principalmente di proteine.[32]

Con quali diete mangiamo *spontaneamente* di meno?

Fin qui abbiamo visto le cattive notizie. Passiamo ora a quelle buone. Perché ovviamente potete sfruttare l'effetto proteina anche a vostro vantaggio. Molte diete e piani nutritivi popolari si basano su questo fenomeno, ci flirtano, a volte senza nemmeno saperlo.

Alla luce di questo principio, per esempio, la predilezione per le bistecche e la carne di animali selvatici che si nutrono d'erba tipica dei seguaci della «dieta paleolitica» (di cui tratteremo più diffusamente nel prossimo capitolo) assume un significato più profondo: a prescindere dal fatto che questa carne «naturale» è comunque più salutare, essa ci offre più proteine in rapporto alle calorie, essendo meno grassa.[33] In una vera dieta paleolitica il cibo industriale è bandito, e in tal modo non c'è rischio di diluizione delle proteine, anzi, chi segue questo regime alimentare assume in genere più proteine del necessario e, di conseguenza, si sazia più in fretta.

I sostenitori del *low fat*, dal canto loro, affrontano il problema da una prospettiva completamente diversa, cercando di ridurre il contenuto di grassi della nostra dieta complessiva. Alla fine però il risultato, almeno in parte, è simile. Riducendo in modo mirato solo la percentuale di grassi della dieta, la quota di proteine tende a salire e dunque ci saziamo più rapidamente.

Il partito del *low carb* invece non si concentra in primo luogo sui grassi, ma sull'altra fonte di energia con cui ci rimpinziamo facilmente andando a caccia di proteine: i carboidrati, per l'appunto. Molte famose diete a basso tenore di carboidrati (Atkins, South Beach, Zona ecc.) possono tuttavia essere considerate anche diete ad alto contenuto proteico, poiché i carboidrati vengono sostituiti in larga misura con proteine. Questo espediente consente di placare la fame ed è uno dei motivi della popolarità del movimento *low carb*.

Una dieta a basso tenore proteico, per contro, non esiste, e qualora esistesse (poiché ormai sono state ideate tutte le diete possibili e immaginabili), non deve avere avuto troppo successo. Adesso sapete perché. (Il cibo industriale, come si è detto, rappresenta una perversa eccezione. Potrebbe essere definito una dieta a basso contenuto proteico, il che dal punto di vista dell'industria rappresenta la «dieta» ideale, poiché ci lascia con una fame perenne, inducendoci a mangiare ancora...)

Ovviamente la dieta migliore, in definitiva, è quella che è possibile seguire nella vita quotidiana. In tal senso, il principio ispiratore della dieta «Mangia la metà», malgrado le buone intenzioni, è tanto giusto quanto improduttivo. Come se una persona in sovrappeso non sapesse che forse sta esagerando col cibo, che mangiare di meno potrebbe essere una buona idea. Come se non ci avesse già provato mille volte! La vera questione è come riuscire a mangiare di meno senza soffrire troppo. In che modo si può mettere in pratica quello che è così facile a dirsi? *Che cosa* dobbiamo mangiare per non avere più il desiderio di mangiare così tanto? L'effetto proteina ci fornisce un solido punto di partenza. In base a questo principio, quando facciamo una dieta, la prima cosa di cui dobbiamo accertarci è che il fabbisogno proteico sia ben coperto. Una dieta ricca di proteine placa la fame.

Negli ultimi anni, decine di ricerche hanno dato un fondamento scientifico a questo principio. Per chiarezza va detto però che le proteine, di per sé, non sono una panacea, e come tutte le questioni complesse, sovrappeso e dimagrimento non sono fenomeni unidimensionali. Numerosi altri aspetti hanno un ruolo importante, dalle abitudini culturali fino ai batteri presenti nell'intestino, come vedremo poi. Tuttavia, se dagli studi spesso contraddittori sul tema è emerso un risultato univoco, è proprio questo: le «diete proteiche» sono particolarmente efficaci poiché in pratica sono le uniche che ci inducono a mangiare di meno *spontaneamente*. Ecco due esempi.

In uno studio, due ricercatori danesi hanno sottoposto 50 soggetti in sovrappeso a due diverse diete con un tenore di grassi leggermente ridotto (la percentuale di grassi nell'apporto energetico ammontava a poco meno del 30%). Nessuno doveva patire la fame e tutti potevano mangiare quanto volevano. In occasione del test, nel centro di ricerca era stato allestito un supermercato al quale i soggetti potevano rifornirsi gratuitamente.

Oltre alla regola del 30% di grassi, c'era solo un'altra condizione da rispettare che veniva verificata insieme al resto da un nutrizionista nel supermercato: le persone del gruppo 1 dovevano limitare al 12% il consumo di proteine, mentre per quelle del gruppo 2 le proteine dovevano costituire il 25% del consumo complessivo, ovvero una quota piuttosto elevata.

L'esperimento durò sei mesi. Al termine, le cavie avevano effettivamente perso diversi chili, come si sperava. Tuttavia, emerse una notevole differenza tra i due gruppi: mentre i soggetti del gruppo che assumeva una quantità moderata di proteine erano dimagriti in media «solo» di 5,9 chili, quelli che avevano seguito una dieta iperproteica avevano perso mediamente ben 9,4 chili. In sei mesi, alcuni avevano perso addirittura più di dieci chili. Ma se nel primo gruppo solo il 9% dei partecipanti ce l'aveva fatta, nel secondo gruppo il traguardo era stato raggiunto dal 35% delle persone. In breve: mangiando più proteine, si dimagrisce più facilmente.

Chi dimagrisce in misura crescente, ne guadagna anche sul piano della salute. Così, nei soggetti del gruppo iperproteico la circonferenza addominale si era ridotta in media di 10 centimetri (nell'altro gruppo la riduzione era stata di 4 centimetri), e gli stessi avevano perso il doppio del «grasso addominale interno» rispetto a coloro che avevano assunto una dose moderata di proteine. Il grasso addominale interno è costituito da depositi di grasso nascosti che circondano gli organi interni come il fegato, i reni ecc. Quando un uomo ha una pancia simile a quella di una donna al terzo trimestre di gravidanza, si presume che abbia una bella provvista di grasso addominale interno. Tale grasso, molto attivo metabolicamente, è assai più nocivo del grasso sottocutaneo che possiamo stringere tra le dita (per lo più innocuo).[34]

In un altro studio più recente, eseguito da alcuni studiosi della University of Washington di Seattle, i soggetti, riuniti in un solo gruppo, furono sottoposti a diete diverse, una di seguito all'altra. Nelle prime due settimane si partì con una dieta standard con il 15% di proteine, il 35% di grassi e il 50% di carboidrati.

Nelle due settimane successive, i ricercatori sostituirono una parte dei grassi con proteine (30% di proteine, 20% di grassi, 50% di carboidrati), assicurandosi però che i soggetti assumessero la stessa quantità di calorie della dieta precedente. Come ci si aspettava, nessuno perse peso con il nuovo regime, ma in questa fase i partecipanti affermarono di avere sensibilmente meno fame: benché assumessero la *stessa* quantità di calorie, con la dieta iperproteica si sentivano più sazi. Una volta di più fu appurato che per quanto riguarda il senso di sazietà, una caloria non vale sempre una caloria. Se le calorie vengono assunte sotto forma di proteine, ci saziamo più in fretta.

Si passò poi all'ultima fase dell'esperimento, quella decisiva. Tutti i soggetti continuarono a seguire la dieta iperproteica come prima, ma nelle dodici settimane seguenti ognuno poteva mangiare quanto voleva. Sorprendentemente, nel giro di ventiquattr'ore i partecipanti ridussero spontaneamente di cinquecento calorie la loro razione energetica giornaliera. A causa dell'eccesso di proteine, si sentivano così sazi che presero a mangiare di meno senza alcuna sollecitazione esterna non appena ne ebbero la possibilità.

Il senso di sazietà causato dalle proteine si mantenne anche nelle settimane successive, fino al termine dell'esperimento. Non stupisce che le cavie abbiano perso in media quasi 5 chili (per la maggior parte in forma di massa grassa). Sbalorditi dall'esito dello studio, i ricercatori arrivarono a parlare addirittura di un «effetto anoressico» delle proteine.[35]

Ho citato qui a mo' d'esempio due studi che colpiscono in modo particolare, ma i loro risultati, lungi dall'essere un'eccezione, si inseriscono a pieno titolo nella situazione attuale della ricerca sull'obesità. Recentemente, un team internazionale di studiosi ha raccolto in uno studio d'insieme i risultati di 38 studi di questo tipo con i dati di più di 2300 soggetti partecipanti. La conclusione è stata che le diete iperproteiche provocano una perdita di peso più marcata rispetto a quelle povere di proteine.[36]

Alla luce di questi risultati univoci e incoraggianti ci si potrebbe chiedere: che cosa stiamo aspettando? Se le proteine ci saziano in modo così efficace, buttiamoci sulle bistecche e i petti di pollo! Avanti con le omelette, il latte, le uova e tutte le altre bombe proteiche!

E in effetti ci sono persone che hanno risolto i loro problemi di peso – non di rado dopo anni di tentativi di dieta miseramente falliti – con strategie del genere. È probabile che alcuni si siano addirittura salvati la vita in questo modo, anche se una simile alimentazione «oggettivamente» (cioè per la maggioranza delle persone) non è tra le più raccomandabili. Quali siano esattamente i suoi punti deboli, lo vedremo in modo più dettagliato in seguito.

Per il momento restiamo al quadro generale. Se non consideriamo solo il tema della perdita di peso ma anche quello della salute a lungo termine e il fenomeno dell'invecchiamento, la questione purtroppo è un po' più complicata. Il problema di fondo è che certe proteine accelerano il processo di invecchiamento. Se consumate in eccesso, queste proteine aumentano il rischio di contrarre diverse malattie della vecchiaia. Di quali proteine si tratti, e come si possa trovare il giusto equilibrio tra peso e salute, lo vedremo nel prossimo capitolo, alla fine del quale troverete anche la «bussola alimentare» dedicata alle proteine, che offre un colpo d'occhio su quali proteine dovreste mangiare di più, e quali invece di meno.

- 2 -

Proteine II Motore dello sviluppo e dell'invecchiamento

Atkins morì di dieta Atkins?

All'inizio del 2004, al «Wall Street Journal» pervenne un rapporto strettamente riservato del medico legale cittadino di New York che non era destinato al pubblico. Il documento, con tanto di timbro CONFIDENTIAL in alto, era datato 17 aprile 2003, e l'uomo deceduto quel giorno di cui trattava si chiamava Robert Atkins, ideatore della dieta omonima.[37]

Fino ad allora si era sempre pensato che Atkins fosse morto all'età di 72 anni per le conseguenze di un trauma cranico dopo aver sbattuto la testa scivolando su un marciapiede ghiacciato mentre si recava al lavoro la mattina. Uno stupido incidente mortale, apparentemente.

Il rapporto del medico legale però lasciava intendere che la storia dell'incidente non rappresentasse tutta la verità. In ogni caso, diede adito a speculazioni di ogni genere. Scritto a mano nella grafia criptica dei medici, era infarcito di sigle come MI, CHF e HTN. MI sta per *myocardial infarction* (infarto cardiaco), CHF per *congestive heart failure* (insufficienza cardiaca[38]), mentre HTN è l'abbreviazione di *hypertension* (ipertensione). Qualunque fosse stata la causa diretta della caduta (un marciapiede ghiacciato? un collasso cardiocircolatorio? un infarto?), il dr. Robert Atkins doveva essere gravemente malato di cuore. È certo, inoltre, che già nel 2002, l'anno precedente alla morte, Atkins aveva avuto un arresto cardiaco, benché dovuto, pare, a un'infezione virale.[39]

Si riaccese così un'antica disputa tra gli ardenti sostenitori di Atkins e i suoi accaniti critici. Mente i seguaci continuavano a difendere con veemenza la dieta del loro guru, gli avversari non avevano alcun dubbio: Atkins era stato ucciso dalla dieta da lui stesso ideata!

A parte il fatto che in un caso del genere diventa difficile stabilire la verità, si potrebbe obiettare che l'anamnesi di Atkins è in ogni caso una sua questione privata che non ci riguarda. A sfavore di questa tesi depone il fatto che la sua dieta è una delle più famose a livello mondiale e spicca come poche altre.

Robert Atkins, che battezzò la sua dieta con il proprio nome – scusate la modestia – sostenne sempre a spada tratta il suo regime alimentare. Vi sono foto che lo ritraggono mentre mostra all'obiettivo padelle colme di pancetta e uova fritte, oppure sorride voluttuosamente davanti a un enorme arrosto brandendo grandi posate da carne. Atkins non si limitava a predicare la sua dieta ma la viveva.

Inoltre, da medico qual era, il dr. Atkins prometteva ai suoi pazienti non solo che avrebbero perso peso senza patire la fame, ma che avrebbero pure acquistato una nuova energia vitale, benessere e soprattutto salute. «La dieta Atkins è probabilmente l'unica dieta che ha un occhio di riguardo per la vostra salute» si vantava Atkins nel 1992 nel suo libro *Dr. Atkins' New Diet Revolution*, affermando esplicitamente che la sua dieta era in grado di prevenire le malattie di cui – come si scoprì poi – egli stesso soffriva:

> [La dieta Atkins] è una dieta ad alto contenuto energetico. Essa [...] offre una soluzione duratura a molti dei disturbi più comuni: stanchezza, irritabilità, depressione, difficoltà di concentrazione, mal di testa, insonnia, capogiri, numerose forme di dolori muscolari e articolari, bruciori di stomaco, colite, ritenzione idrica, sindrome premestruale e persino dipendenza dalla nicotina. [...] Inoltre, anche l'ipertensione, il diabete

> e la maggior parte delle malattie cardiocircolatorie reagiscono a questa dieta con straordinaria rapidità. Poiché esercitavo come cardiologo quando prescrivevo la dieta, e ancora oggi il 30-40% dei miei pazienti vengono da me per problemi cardiocircolatori, potete senz'altro immaginare quanto il mio successo si basi sui vantaggi della dieta per il cuore.

Atkins era l'incarnazione del guru *low carb*. In base al suo programma, chi vuole dimagrire può farsi scorpacciate di carne, pesce, formaggio, salsicce, pancetta, burro, panna e uova, ma deve rinunciare a carboidrati come zucchero, pane, patate, pasta e riso. Nella dieta Atkins, l'apporto energetico ha una percentuale elevata di grassi, ma le proteine – in prevalenza animali – non sono da meno, costituendo circa il 30% delle calorie assunte,[40] una quota di gran lunga superiore al 14% che assumiamo normalmente. Dopo aver letto il capitolo 1, non dovrebbe sorprendervi troppo che una quantità simile di proteine produca una certa sazietà.

Non per niente la dieta Atkins (assolutamente *low carb*) gode ancora di una grande popolarità. E in effetti, per quanto riguarda la perdita di peso, specialmente a breve termine, se la cava alla grande nei test. Le diete sono una faccenda estremamente personale, ma nel complesso ci sono poche diete che permettono di smaltire così tanti chili così velocemente come la dieta Atkins.

Qualche anno fa, un team di ricercatori della Stanford University della California ha messo a confronto i risultati di 48 rigorosi test sulle diete. L'esito, pubblicato sulla rivista medica statunitense «JAMA», può essere così riassunto: dopo sei mesi di dieta Atkins si perdono in media dieci chili, anche se, come si è detto, vi sono notevoli differenze da persona a persona.[41] Non è un risultato rivoluzionario rispetto ai programmi dietetici concorrenti, ma è pur vero che nella dieta Atkins si può mangiare a volontà, cosa che, com'è noto, non si può certo dire di tutte le diete. Pertanto il confronto non è del tutto equo e va comunque a vantaggio della dieta Atkins.

I dati però ci dicono pure che questo «bonus Atkins» col tempo si perde. In genere i soggetti dei test, dopo circa sei mesi di dieta – di *qualunque* dieta – riprendono a ingrassare. Trasgrediscono sempre di più, tornando alle loro vecchie abitudini alimentari. Dopo un anno, la perdita di peso media è di «soli» sei chili. A questo punto, le differenze tra la Atkins e le altre diete sono in buona parte svanite, e ci sono perfino diete a basso contenuto di grassi che ottengono risultati migliori, benché di poco.[42]

Ovviamente, ogni ricercatore vorrebbe eseguire i suoi test su soggetti obbedienti e scrupolosi. La realtà però ci dice che solo un numero minimo di partecipanti segue al 100% le regole della dieta assegnata (il che è comprensibile, se si pensa che in un esperimento scientifico un soggetto viene assegnato a un determinato gruppo in modo casuale – in base alla cosiddetta «randomizzazione» – e quindi non ha nemmeno la possibilità di scegliersi la dieta che dovrà seguire giorno dopo giorno; se non gli piace, peggio per lui). La maggior parte delle persone finisce per barare o per essere approssimativa, chi più chi meno, e col passare delle settimane e dei mesi, immancabilmente la negligenza cresce. Tale fenomeno, comune a pressoché tutte le diete, è particolarmente accentuato nei programmi di dimagrimento estremi, dei quali la dieta Atkins secondo molti fa parte.[43]

Anche questa è una cosa che fa riflettere: proprio la dieta Atkins, che all'inizio sembra così gradevole, per non dire una festa del palato, per molti alla lunga non è più allettante come nei primi tempi. Parecchi non resistono.

E proprio questa, ironicamente, è la buona notizia, perché certe diete iperproteiche – per quanto efficienti siano per chi desidera dimagrire – a lungo andare non fanno bene, e dire che «non fanno bene» è un eufemismo. In questo capitolo cercheremo di capire come si possono sfruttare i vantaggi di un regime alimentare ad alto contenuto proteico evitando i danni per la salute provocati dalla classica dieta Atkins.

Nella mezza età necessitiamo di meno proteine

I primi indizi sull'effetto nocivo di un eccesso di proteine erano stati osservati già da decenni, e anche Atkins avrebbe potuto prenderne atto, se avesse voluto. Già negli anni Settanta, per esempio, uno studio pubblicato sulla prestigiosa rivista scientifica «Nature» aveva rivelato che c'era un modo molto semplice di trasformare un ratto in un malato di cuore e di reni: bastava alzare la percentuale di proteine della sua alimentazione al livello della dieta di Atkins (figura 2.1).[44] Negli ultimi anni, il sospetto, da lungo tempo nutrito, che qualcosa di simile possa valere anche per noi esseri umani, ha trovato conferme.[45]

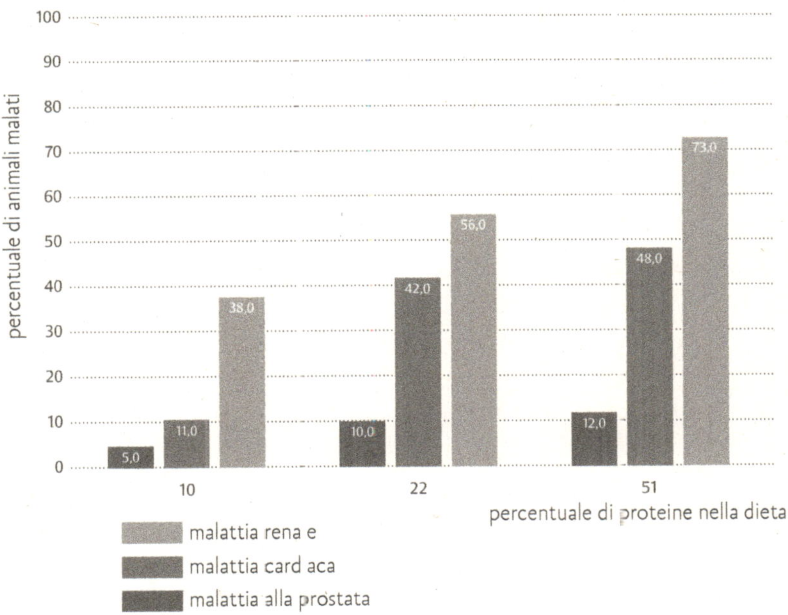

Figura 2.1. Con l'aumentare della percentuale di proteine nella dieta, cresce il numero di ratti affetti da malattie di ogni sorta.[46]

Le proteine dunque avevano già una certa fama negativa quando nel 2014 una serie di studi svoltisi in vari laboratori di tutto il mondo appurò che certe diete iperproteiche potevano persino accelerare il processo di invecchiamento, accorciando la vita. Anche in questo caso, uno degli scienziati che offrirono un contributo decisivo a questi studi, Valter Longo della University of Southern California, non era un nutrizionista ma un gerontologo. Direttore dell'Istituto di Longevità dell'ateneo, Longo riassume così i risultati delle sue minuziose ricerche durate anni:

> Studiando organismi semplici, topi ed esseri umani, abbiamo dimostrato in modo convincente che le diete iperproteiche – specie se le proteine sono di derivazione animale – sono nocive per la salute quasi quanto il fumo.[47]

Nocive quanto il fumo! Che storia è mai questa? Come può uno scienziato arrivare a una conclusione tanto drastica? È giustificata? Analizzando i dati relativi all'alimentazione di quasi 6400 individui dai 50 anni in su, Valter Longo e la sua équipe hanno scoperto che le persone di mezza età tra i 50 e i 65 anni che mangiano proteine in abbondanza (pari al 20% o più delle calorie assunte, rispetto a meno del 10%) incorrono in una mortalità più elevata.

Molto brevemente: la nostra mortalità, com'è noto, è ancora del 100%, e tutte le ricerche sulla longevità finora eseguite non hanno prodotto alcun cambiamento al riguardo. Perciò, quando leggete che la mortalità è aumentata o diminuita, ci si riferisce sempre al periodo (limitato) di osservazione di una ricerca. In altre parole, all'interno del periodo di osservazione, in questo caso di 18 anni, ovviamente non sono morti tutti i 6400 soggetti, ma solo una parte di essi. Drammaticamente, per coloro che mangiavano molte proteine la mortalità aumentava del 74%, mentre il rischio di contrarre un tumore addirittura quadruplicava – un ordine di grandezza piuttosto insolito nella ricerca nutrizionale, che in genere si incontra semmai in caso di fumo o di abuso di alcol.[48]

Ma per quanto chiaro sia l'abbinamento, una semplice correlazione non è sufficiente a dimostrare che l'abbondanza di proteine sia anche la causa del cancro e di altre malattie. Come si dice in gergo scientifico: «Una correlazione non è prova di causalità». È possibile che gli amanti delle proteine, per qualche motivo, facciano una vita complessivamente meno sana di coloro che evitano i cibi proteici, e che sia questo, non le proteine, a far schizzare alle stelle la mortalità e il rischio di cancro.

Il dilemma tra correlazione e causalità è un problema fondamentale di numerosi studi sull'alimentazione che ha già destato molto scompiglio e provocato danni. Non di rado è da qui che hanno origine i miti alimentari. La confusione tra correlazione e causalità è il motivo, per esempio, della cattiva fama immeritata del caffè. Si sospettava infatti che il consumo di caffè aumentasse il rischio di morte, finché non si scoprì che in realtà lo abbassa. Qual era il problema? Semplice: tra i bevitori di caffè ci sono tendenzialmente più fumatori. Una volta tenuto conto di questo fattore di disturbo, il caffè *in sé* si è rivelato addirittura benefico.[49]

La questione decisiva è dunque la seguente: un'alimentazione iperproteica causa davvero il cancro? Per dimostrarlo, Longo e i suoi collaboratori hanno impiantato 20.000 cellule di carcinoma mammario a femmine di topo – un esperimento ai limiti dell'etica, a mio giudizio – e quindi le hanno sottoposte a diete diverse. Poiché, negli animali come nell'uomo, si formano sempre spontaneamente cellule cancerose e tumori microscopici, il criterio determinante per la comparsa della malattia vera e propria è la forza con cui il tumore si sviluppa (da una certa età in poi, molti di noi convivono con mini-tumori nascosti all'interno del proprio corpo che per fortuna non crescono in modo così incontrollato da ucciderci).[50]

A questo punto l'alimentazione ha un ruolo decisivo. Essa, infatti, in ultima analisi nutre anche il cancro. Così, dopo 18 giorni tutti i topi alimentati con una dieta iperproteica hanno sviluppato un tumore. Nel gruppo ipoproteico invece l'«incidenza del tumore» era solo del 70%. Ciò vuol dire che la dieta a ridotto contenuto di proteine ha impedito lo sviluppo di un numero consistente di tumori, malgrado sotto la pelle vi fossero già 20.000 cellule tumorali![51]

Se pensiamo a qual è la funzione delle proteine, tale esito assume anche un senso biologico. Le proteine servono allo sviluppo del corpo. Sono il materiale da costruzione primario per la crescita cellulare. Le cellule che compongono il nostro organismo hanno al loro interno molecole apposite che registrano se le cellule possono crescere o no. Una molecola fondamentale da questo punto di vista si chiama «mTOR» (*mechanistic target of rapamycin*).[52] Appostate nelle nostre cellule, le molecole di mTOR controllano la situazione del nutrimento e dell'energia. Se l'approvvigionamento è buono, la mTOR dà il segnale di crescita alla cellula. A questo punto le nostre cellule possono ingrossarsi e scindersi, ovvero moltiplicarsi. È così che cresce il tessuto, per esempio quello muscolare.

La mTOR sostanzialmente viene risvegliata dalle proteine. Senza di esse, non c'è alcuna attività della mTOR. Dunque le proteine costituiscono il segnale di crescita decisivo per le nostre cellule, il che non è troppo sorprendente, dato che queste ultime sono composte in prevalenza di proteine.[53] Non per niente gli appassionati di body building amano i frullati proteici. Possiamo usare questa formula semplificata (dove le frecce stanno per «attivazione»):

proteine → mTOR → crescita cellulare

Durante lo sviluppo ovviamente è auspicabile una crescita dei tessuti costante. Prima o poi tuttavia lo sviluppo raggiunge il suo limite. È pur vero che anche da adulti abbiamo bisogno di crescere in qualche misura, se non altro per sostituire le cellule logore, come quelle della pelle, e altri tessuti e materiali. La crescita però non deve più essere intensa come durante la giovinezza. Chi si abbuffa di proteine, attiva la mTOR a pieno ritmo stimolando così il proprio organismo a crescere incessantemente, anche se in realtà le cellule preferirebbero battere un po' la fiacca. Spronata da tutte quelle proteine e dalla mTOR, la cellula lavora senza sosta, ma questa smania di costruire è slegata dalle necessità reali. Il materiale prodotto, a sua volta composto da proteine, si accumula (anziché essere *demolito*) e si «raggruma» distruggendo le cellule, per esempio quelle cerebrali, come accade nel morbo di Alzheimer. Volendo, potremmo dire che la crescita si trasforma in invecchiamento cellulare.

proteine → mTOR → invecchiamento cellulare

Sottoponendo i topi a cicli dietetici a contenuto ridotto di proteine (una settimana di dieta ipoproteica, la successiva di alimentazione normale, poi di nuovo ipoproteica ecc.) si rallenta lo sviluppo dell'Alzheimer negli animali che ne sono soggetti. Uno dei motivi del rallentamento è che si accumulano meno proteine nocive nelle cellule nervose.[54]

A scanso di equivoci: né le proteine né la mTOR sono «cattivi», anzi, senza di esse non potremmo vivere. A lungo andare, anche un'attività molto limitata della mTOR è svantaggiosa, soprattutto nelle cellule muscolari, che finiscono per atrofizzarsi progressivamente. Con la nostra tipica alimentazione occidentale, però, noi esageriamo stimolando l'organismo a crescere troppo in una fase della vita in cui un simile livello di crescita ci porta più danni che benefici. Al posto della crescita continua, le nostre cellule trarrebbero molto più vantaggio da un po' di manutenzione. Per esempio, alle nostre cellule ogni tanto fa molto bene fare una pausa per potersi sbarazzare dei «detriti» accumulati. In seguito ci occuperemo in modo più approfondito di questo processo, noto come «autofagia». Se la mTOR è attiva, questa autodepurazione benefica si blocca.

Spronare costantemente le cellule del nostro organismo alla crescita è pericoloso, anche perché crescere è l'attività preferita dei tumori, e gli elementi costitutivi delle proteine sono la principale materia prima da cui si sviluppano nuove cellule cancerogene.[55] Ecco perché un'alimentazione troppo ricca di proteine e la conseguente iperattività della mTOR sono il terreno di coltura ideale per lo sviluppo dei tumori. (Per inciso, vi sono anche sostanze e alimenti che inibiscono attivamente la mTOR, come il già citato caffè[56] – non a caso probabilmente in grado di allungare la vita – ma pure sostanze presenti nel tè verde[57] e nell'olio d'oliva, per esempio, come vedremo in seguito.)

In breve, la mTOR è una specie di interruttore generale del processo di invecchiamento. Le proteine tuttavia non stimolano solo la mTOR ma anche altre sostanze, chiamate «fattori di crescita», le quali a loro volta trasmettono segnali che inducono la crescita. Per esempio, le proteine vanno a stimolare un fattore di crescita determinante simile all'insulina la cui sigla è IGF-1 (*insulin-like growth factor 1*), ma anche l'insulina stessa, altro ormone che stimola la crescita.

Verso i 65 anni di età, i nostri livelli di IGF-1 calano vistosamente.[58] Anche l'attivazione della mTOR diminuisce, almeno nelle cellule muscolari.[59] Come tutte le altre cellule dell'organismo, anche quelle muscolari invecchiano: si atrofizzano e muoiono sempre più spesso senza essere rigenerate e sostituite in quantità adeguata. A causa di tutto ciò, spesso l'invecchiamento si accompagna a una lenta atrofia muscolare, il cui nome scientifico è «sarcopenia», e le braccia e le gambe si assottigliano e si indeboliscono. (Dai quarant'anni in poi, il nostro corpo perde massa muscolare giorno dopo giorno, e questo fa sì che in tarda età non ci resti che la metà della massa muscolare che avevamo da giovani. A scopo preventivo, a partire da quarant'anni al più tardi bisognerebbe sollevare pesi più volte alla settimana. Io, fra le altre cose, ho comprato un peso con maniglia, un cosiddetto *kettlebell*, che ora faccio oscillare regolarmente.[60])

Alla luce di quanto detto sopra, si spiega forse un fenomeno sorprendente in cui si imbatterono Longo e la sua équipe analizzando i dati: all'età di circa 65 anni, gli effetti nocivi di una dieta iperproteica sembrano scomparire, e in parte la situazione si inverte. Sebbene un'alimentazione ricca di proteine continui a elevare il rischio di contrarre *certe* malattie come il diabete, dopo i 65 anni nel complesso sembra conveniente mangiare più proteine, poiché con un alimentazione iperproteica il rischio di morte *globale* diminuisce.

E questo non è l'unico spiraglio per una riabilitazione delle proteine. L'équipe di Longo accertò anche un altro fenomeno degno di nota: se si limitava l'analisi alle proteine *vegetali*, gli effetti nocivi svanivano di colpo a qualsiasi età.[61] Altre ricerche condotte da altri team di scienziati hanno confermato questo risultato. Secondo analisi più recenti, il consumo di proteine vegetali si associa addirittura a un abbassamento della mortalità![62]

Per cause misteriose, per il nostro organismo fa molta differenza (e in parte produce effetti opposti) se le proteine che mangiamo provengono da un animale o da una pianta. Com'è possibile? E cosa comporta, in concreto, per la nostra alimentazione? Davvero non esistono proteine animali di cui abbiamo bisogno, che potrebbero farci bene? Non è forse vero che già gli uomini primitivi mangiavano un sacco di carne?

Vantaggi e dubbi della dieta paleolitica

Se un animale, diciamo una mosca o un ratto, ha la possibilità di scegliere liberamente tra diverse «diete» con percentuali variabili di proteine e di carboidrati, non sceglierà la composizione di cibo che gli permetterebbe di vivere di più bensì quella che ne massimizza il successo riproduttivo. In altre parole, l'animale sceglie l'alimentazione che dovrebbe consentirgli di avere il maggior numero possibile di discendenti.

Un ratto, per esempio, istintivamente è spinto ad assumere molte proteine in modo da crescere in fretta e riprodursi presto. Il fatto poi che quello stesso ratto da vecchio – sempre che abbia il raro privilegio di invecchiare – sia poi afflitto da tumori e malattie cardiache, dal punto di vista della natura è del tutto secondario. L'importante è che i suoi geni si siano trasmessi.[63]

Una femmina di moscerino della frutta raggiunge la massima longevità con una dieta che ha un rapporto proteine/carboidrati di 1 a 16 (una porzione di proteine per 16 porzioni di carboidrati). Se tale rapporto è di 1 a 4, però, è in grado di deporre la quantità massima di uova. Per quale dieta opterà la femmina di moscerino, se ha la possibilità di scegliere tra mezza dozzina di soluzioni di proteine e carboidrati diverse? Esatto: sceglierà quella con un rapporto di 1 a 4. In tal modo massimizza la produzione di uova, rinunciando in cambio a una vita più lunga.[64]

In sostanza – potremmo dire semplificando – chi si ingozza di proteine si mette al servizio dell'evoluzione. Esegue il compito che la natura gli ha dato privilegiando la trasmissione dei propri geni, anche se a lungo andare potrebbe pagarla cara in termini di salute!

Questa prospettiva a mio avviso fa luce sulla dieta paleolitica (detta anche «dieta paleo»), oggi tanto in voga, che in linea di principio, per certi versi, sembrerebbe consigliabile. Secondo i sostenitori di questa dieta, il sovrappeso e le malattie dipendono dal fatto che ci siamo allontanati troppo dall'alimentazione degli uomini primitivi, quella «per la quale siamo fatti». Viceversa, chi si nutre come i nostri lontani progenitori sarebbe destinato a rimanere magro e in salute (il Paleolitico è il periodo preistorico che ebbe inizio circa 2,5 milioni fa con la realizzazione dei primi strumenti in pietra e arriva fino ai primordi dell'agricoltura, circa 10.000 anni fa).[65]

La dieta paleo ha alcuni evidenti vantaggi, come la scelta del tipo di carne, a cui già si è accennato. Poiché nell'età della pietra non c'era ancora il junk food industriale (patatine alla paprica, bibite gassate), questo genere di «alimenti» è di conseguenza bandito, il che naturalmente giova sia alla salute che alla linea. Dunque, sotto questo aspetto, la dieta paleo può essere molto sana.

Il problema sorge però se per dieta paleo si intende soprattutto mangiare bistecche alla griglia a tutto spiano, partendo dal presupposto che l'alimentazione degli uomini paleolitici si basava in prevalenza sulla carne. Innanzitutto, non sapremo mai esattamente quanta carne consumassero davvero i nostri antenati un milione di anni fa. Ma c'è un'altra cosa ancor più importante da tener presente: non è detto che l'alimentazione dell'uomo dell'età della pietra medio fosse l'ideale per vivere a lungo, dal momento che non è questo lo «scopo» primario dell'evoluzione. A questo riguardo, la natura ha interessi completamente diversi dai nostri. All'evoluzione non importa che un ratto o un moscerino della frutta invecchi in buona salute. Le è indifferente che un uomo arrivi a festeggiare il suo ottantesimo compleanno facendo una partita a tennis con i nipoti. Quello che le interessa davvero è che noi trasmettiamo i nostri geni, una faccenda che sbrighiamo quasi sempre molto prima di compiere ottant'anni. Se il consumo smodato di carne e di proteine (animali) ci rende sani, muscolosi e fertili in gioventù pur facendoci ammalare a lungo termine, ciò non è affatto in contrasto con l'evoluzione![66]

Sono d'accordo con i sostenitori della dieta paleo: molto probabilmente la carne fa parte della nostra alimentazione naturale. Purtroppo, però, questo non ci dice se ci faccia bene a lunga scadenza, né quanta dovremmo mangiarne. Seguendo una dieta ricca di carne, è possibile che rendiamo un buon servizio ai nostri geni e allo stesso tempo un pessimo servizio a noi stessi, considerata l'aspettativa di vita che abbiamo al giorno d'oggi.

In effetti, i risultati della maggior parte delle ricerche effettuate confermano che un consumo elevato di carne alla lunga non è salutare. Dunque dovremmo evitare la carne rossa (manzo, maiale) e ancor di più i prodotti industriali a base di carne trasformata (prosciutto, salame, würstel ecc.). Proprio questi ultimi sono le fonti proteiche meno salutari in assoluto. Se dunque volete rinunciare a una sola fonte di carne, è bene che lasciate perdere questo genere di cibo modificato artificialmente.[67]

Per dare un'idea delle proporzioni, chi consuma 60 grammi di carne trasformata (pari a un würstel) al giorno ha un rischio di morte maggiore del 22% rispetto a una persona che si accontenta di 10 grammi (grossomodo un würstel *alla settimana*). Per quanto riguarda la carne rossa, un consumo quotidiano di 120 grammi, quindi una bistecchina, aumenta il rischio di morte del 29% rispetto a chi ne mangia 20 grammi al giorno.[68]

Io in passato mangiavo carne praticamente ogni giorno. Una cena senza carne per me era una specie di scherzo di cattivo gusto, un pasto «incompleto», nonché un buon metodo per guastarmi l'umore. Ci ho messo un bel po' per adeguarmi. Poi, per parecchio tempo cucinare un piatto davvero appetitoso senza carne mi sembrava un'impresa culinaria. Eppure è possibile! E con un po' di pratica, riesce sempre meglio.

Oggi mi concedo giusto un paio di volte all'anno della selvaggina particolare o una bistecca di manzo nutrito con erba. Nel complesso, mangio carne una o due volte al mese, preferibilmente polli ruspanti. Sto alla larga dalla «carne industriale», sia quella trasformata sia quella proveniente da allevamenti di massa. Nel secondo caso, anche per motivi etici ed emotivi, poiché adesso mi è difficile gustare la carne di animali che hanno patito sofferenze. (Non intendo giudicare le scelte altrui; voglio dire semplicemente che *io* faccio fatica, dopo anni in cui non avevo mai riflettuto su questo problema. Non mi sfiorava nemmeno il pensiero che la carne che avevo appena assaporato per qualche minuto aveva alle spalle una vita intera di sofferenze...)[69]

In poche parole, non ho rinunciato del tutto alla carne, e per motivi di salute non è necessario farlo. Considero però una cattiva abitudine il fatto che da noi sia diventato normale mangiare carne tutti i giorni. Mi piace l'espressione «arrosto della domenica». A ogni buon conto, a casa mia la carne si mangia nelle occasioni speciali. Per esempio, quando la famiglia al gran completo si riunisce intorno al tavolo di legno allungato, a volte faccio volentieri un arrosto comprando la carne in una fattoria vicino a casa mia dove gli animali vivono all'aria aperta in un ambiente adatto a loro e non vengono ingrassati a forza di mangimi concentrati.[70] Nel momento in cui scrivo queste righe, mi stupisco io stesso all'idea di non sentire più la mancanza della carne.

La differenza fra proteine animali e proteine vegetali

Domanda: mangiando così poca carne, da dove si prendono le proteine? Dalle piante, è ovvio! Quando pensiamo alle proteine, le associamo automaticamente alla carne, ma anche molte piante e funghi contengono notevoli quantità di proteine. Elefanti, ippopotami e gorilla mangiano solo piante (erba, foglie), eppure non sembra che la loro corporatura e i loro muscoli ne risentano. Buone fonti proteiche sono: fagioli, lenticchie, ceci, germe di grano, fiocchi d'avena, bulgur, quinoa, amaranto, semi come quelli di lino, di chia, di girasole e di zucca, e poi naturalmente noci varie e burro di arachidi o di mandorle. Anche le verdure (per esempio i broccoli, gli spinaci e gli asparagi) hanno un contenuto proteico relativamente alto.[71]

Come si è già detto, le proteine vegetali, oltre a non essere nocive, possono addirittura proteggerci dalle malattie. Se, per esempio, le proteine animali sono legate all'ipertensione e al rischio di diabete, quelle vegetali si abbinano a un abbassamento della pressione e un rischio inferiore di diabete.[72] Secondo uno studio molto esteso dell'Università di Harvard, chi aumenta il consumo di proteine vegetali può addirittura contare su una vita più lunga.[73]

Non è ancora ben chiaro perché le proteine vegetali siano più salutari di quelle animali. Le cause prese in considerazione sono almeno due. Le proteine sono costituite da elementi detti amminoacidi. Ce ne sono in tutto venti tipi diversi. Alcuni amminoacidi come l'arginina e la glutammina possono essere prodotti direttamente dall'organismo (amminoacidi non essenziali). Altri, come metionina, leucina, isoleucina, valina e triptofano, li dobbiamo assumere col cibo che mangiamo (amminoacidi essenziali). Le proteine animali e vegetali sono caratterizzate da profili amminoacidici diversi. Questo potrebbe spiegare una parte della differenza.

A grandi linee, le proteine animali contengono più amminoacidi essenziali, come la metionina, mentre quelle vegetali contengono più amminoacidi non essenziali come l'arginina.[74] E proprio l'eccesso di amminoacidi essenziali sembra essere la causa degli effetti nocivi per la salute e dell'accelerazione del processo di invecchiamento. Nello studio citato in precedenza sui topi affetti da Alzheimer, per esempio, i ricercatori in determinate fasi privarono gli animali degli amminoacidi essenziali. In cambio, la loro dieta fu integrata con amminoacidi non essenziali, e ciò nonostante il morbo di Alzheimer si arrestò.[75]

Un importante amminoacido essenziale è la metionina. Essa costituisce addirittura un caso particolare poiché tutte le proteine – le quali non sono altro che catene di amminoacidi legati l'uno all'altro – cominciano con la metionina. Se la metionina scarseggia, la produzione di proteine da parte dell'organismo si arresta. La «foga costruttiva» viene meno.

Un metodo sperimentato da tempo per prolungare la vita di animali come moscerini da frutta, topi e ratti consiste nel sottoporli a una dieta ipocalorica. Solo negli ultimi anni si è scoperto che questi regimi draconiani non sono affatto necessari: spesso basta diminuire le proteine. (Viceversa, è possibile annientare gli effetti benefici sulla longevità di una dieta ipocalorica arricchendola di amminoacidi essenziali.) Nei moscerini della frutta, così come nei topi e nei ratti, è sufficiente limitare la metionina per renderli più longevi.[76]

Tali risultati, benché ancora provvisori, hanno spinto alcuni ottimisti a promuovere solennemente una dieta a ridotto contenuto di metionina nella speranza di gabbare l'invecchiamento. Una simile dieta, fra l'altro, è attuabile solo con un'alimentazione vegana molto elaborata: non basta rinunciare a ogni tipo di prodotto di origine animale ma anche, per esempio, a noci del Brasile, fagioli rossi e molte altre cose ancora.[77] Per diluire ulteriormente l'apporto proteico, in compenso – sostengono gli autori di uno «studio» al riguardo – si possono consumare «grandi quantità di frutta, vino e/o birra».[78] Davvero una proposta originale per una dieta che allunga la vita!

Tornando seri: sono curioso di vedere quali altre scoperte si faranno al riguardo. Ci sono indizi sul fatto che alcuni tipi di tumore siano legati alla metionina: in tal caso una dieta a ridotto contenuto di metionina potrebbe coadiuvare certe terapie oncologiche.[79]

Nel complesso, però, l'idea che il nostro destino dipenda unicamente da un amminoacido mi sembra un po' troppo semplice per essere vera. E qui ne approfitto per fare un'anticipazione: sì, una dieta vegana, con o senza metionina, *può* essere molto salutare. Se intesa nel modo giusto, e dunque non a base di Coca-Cola e patatine, l'alimentazione vegana può essere tra le più sane in assoluto, come vedremo presto (è importante però non dimenticarsi di assumere vitamina B_{12}! Il tema sarà trattato in modo più approfondito nel capitolo 11, dedicato alle vitamine). Sul piano strettamente salutistico, tuttavia, non è indispensabile adottare uno stile di vita vegano, e alcuni studi fanno pensare che si possa fare un passetto in più verso un'alimentazione sana: vi sono infatti alcune proteine animali che sembrano fare piuttosto bene. Vediamo un po' di quali si tratta.

Lo yogurt previene il sovrappeso e ringiovanisce il corpo

Le proteine animali e vegetali non si differenziano solo per la composizione amminoacidica. Almeno altrettanto importante è il fatto che esse si presentano all'interno di «pacchetti tutto compreso». Non possiamo tagliar via le proteine dalla nostra cotoletta o dal nostro piatto di lenticchie con un coltello, per quanto sia affilato.

Insieme alle proteine, la carne ci fornisce, per lo più inevitabilmente, un sacco di acidi grassi pressoché assenti nelle piante. Inoltre, la carne contiene più sali, e forse anche più ferro e altre sostanze, di quanto non ci giovi (oggi come oggi, in verità, non si sa esattamente che cosa sia nocivo della carne rossa o trasformata). Le piante, dal canto loro, insieme alle proteine spesso ci forniscono parecchie fibre e altre sostanze che in parte hanno effetti antitumorali e possono frenare l'invecchiamento.

Questo «principio del pacchetto completo» ha un ruolo importante anche per entrambe le fonti di proteine animali di cui ora prenderò le difese, dal momento che hanno effetti benefici sulla salute e forse addirittura ringiovaniscono: lo yogurt e il pesce.

Cominciamo dal primo. Lo yogurt non è semplicemente un latte più denso. È una forma di latte «fermentato», ovvero predigerito, dai batteri. Questi ultimi trasformano una parte del lattosio in acido lattico rendendo così lo yogurt un alimento quasi unico (il kefir è simile, e probabilmente ha effetti benefici paragonabili).[80]

In una serie di esperimenti, ricercatori del Massachusetts Institute of Technology (MIT) hanno sottoposto dei topi a una dieta ricca di grassi e di zuccheri che li ha fatti ingrassare, e non solo esternamente: anche il grasso addominale interno si è gonfiato come un pallone. Come abbiamo visto, quest'ultimo è un grasso dannoso per il metabolismo che si deposita all'interno della zona addominale emettendo sostanze infiammatorie come una ghiandola, il che provoca diverse complicanze di salute.

Sorprendentemente, però, era possibile evitare del tutto l'adiposi somministrando ai topi un po' di yogurt insieme al «fast food».[81] In questo caso l'effetto benefico sembra dipendere primariamente non dalle proteine o da altre sostanze nutritive come il calcio, bensì dai batteri lattici.

Gli esperimenti eseguiti al MIT hanno dimostrato infatti che per ottenere questo «effetto dimagrante» non era necessario dare yogurt ai topi sottoposti alla dieta a base di fast food: bastava arricchire l'acqua che bevevano di *Lactobacillus reuteri* (un batterio lattico presente nello yogurt). Sebbene mangiassero *la stes-*

sa quantità di fast food rispetto al gruppo di controllo, i topi a cui veniva somministrato il lattobacillo non ingrassavano, a differenza degli altri. Un risultato sbalorditivo. È un'altra prova a conferma del fatto che ingrassare o restare in forma non è solo una questione di calorie ingerite, ma dipende anche in modo determinante da *quello* che si mangia.[82]

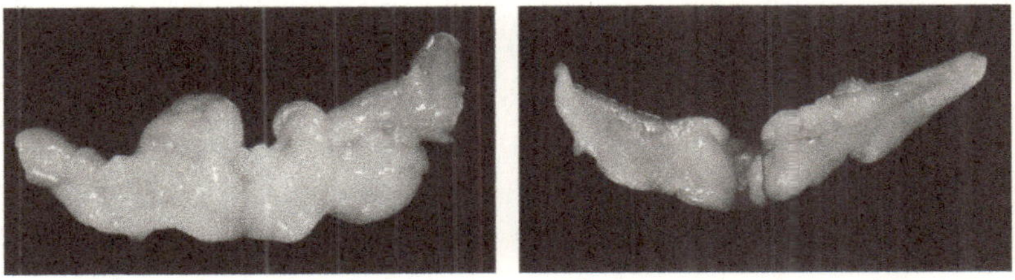

Figura 2.2. A sinistra, il grasso addominale di un topo ingrassato a forza di fast food. A destra, il grasso addominale di un topo alimentato con la stessa quantità di fast food a cui però è stato somministrato, insieme all'acqua, il batterio lattico *Lactobacillus reuteri*.[83]

Che cosa succede allo yogurt, quando lo mangiamo? Attraversa lo stomaco per poi raggiungere l'intestino tenue e infine l'intestino crasso, dove certi batteri lattici esercitano un effetto benefico sul sistema immunitario e sui processi infiammatori da esso scatenati non solo nell'intestino ma anche nel resto del corpo. La conseguenza concreta è che il nostro sistema immunitario viene tenuto a freno e le infiammazioni si riducono: un processo favorevole, in particolare in caso di sovrappeso e in tarda età. Per difenderci dalle infezioni abbiamo bisogno di un sistema immunitario vigile. A lungo termine, tuttavia, un sistema immunitario troppo solerte finisce per distruggere anche i tessuti dell'organismo.

Si tratta di una questione complessa e non ancora del tutto studiata. Sappiamo però che nel corso della vita il nostro sistema immunitario si danneggia. Ciò comporta, da un lato, che da vecchi siamo più soggetti a infezioni e privi di difese per contrastarle; in queste condizioni, un'influenza o una polmonite possono diventare mortali.

D'altro lato, un sistema immunitario efficace, non appena portato a termine il proprio compito di sconfiggere gli invasori, dà il segnale di ritirata all'aggressiva «armata dell'organismo». Con l'avanzare dell'età però questo controllo sul sistema immunitario sembra venire gradualmente meno: è come se un esercito che prima obbediva disciplinatamente agli ordini cadesse nell'anarchia. Esagerando, potremmo dire che quando siamo vecchi, il nostro corpo è sempre leggermente infiammato.

Probabilmente, l'accumulo di cellule morte o morenti e di altri scarti molecolari nel corso della vita contribuisce al fatto che il nostro sistema immunitario venga chiamato in campo ripetutamente nel disperato tentativo di eliminare i «rifiuti dell'età».

Ma nella vecchiaia aumenta anche il sovrappeso, che scatena a sua volta processi infiammatori. Quando ingrassiamo, non solo si moltiplicano le cellule adipose, ma anche le singole cellule ingrassano, finché un certo punto non si gonfiano al punto da intralciarsi a vicenda, impedendo l'afflusso di sangue. Alla lunga, alcune di queste cellule adipose possono morire asfissiate, nel vero senso della parola (anche le cellule adipose hanno bisogno di ossigeno per sopravvivere). Allora, come nel caso di una ferita, il sistema immunitario si attiva per smaltire i detriti.[84]

Qualunque sia la causa precisa, è frequente che nelle persone in sovrappeso e, in genere, negli anziani, siano sempre presenti sostanze infiammatorie nell'organismo, anche quando non sono in corso infezioni come un raffreddore. Il punto è che i processi infiammatori favoriscono l'insorgere di ogni genere di malattie della vecchiaia fra cui il diabete, l'arteriosclerosi, il cancro e l'Alzheimer. È probabile che anche l'invecchiamento venga accelerato da questi processi infiammatori:

processi infiammatori cronici → invecchiamento/ malattie della vecchiaia

Da tutto ciò emerge una regola empirica: gli alimenti che attenuano i processi infiammatori sono benefici per la salute e potrebbero persino frenare l'invecchiamento. Inoltre, aiutano a combattere il sovrappeso. Molte sostanze vegetali come la curcumina presente nella radice di curcuma o speciali sostanze contenute nell'olio d'oliva, così come gli acidi grassi omega-3, hanno un'azione antinfiammatoria (ne riparleremo più avanti). Lo stesso vale per certi batteri lattici.

In un esperimento, i ricercatori del MIT hanno somministrato yogurt a femmine di topo anziane. Il risultato è stato che il loro pelo aveva un aspetto più lucido e giovane rispetto a quello delle femmine anziane che non avevano assunto yogurt, forse a causa dell'attenuazione dei processi infiammatori della pelle. Nei topi maschi, i batteri lattici hanno arrestato la normale riduzione dei testicoli, e i livelli di testosterone sono rimasti alti come negli esemplari giovani. I maschi erano più magri e attivi, avevano una maggiore massa muscolare e il pelo più folto.[85] (No, questi studi *non* sono stati finanziati dalla Danone.)

I batteri lattici dello yogurt hanno effetti positivi anche sugli esseri umani. Come si è accennato nell'introduzione, in un ampio studio dell'Università di Harvard sulle abitudini alimentari di oltre 120.000 persone nell'arco di decenni, lo yogurt si è rivelato un «prodotto dimagrante» di prima qualità: più se ne mangia, più esiguo è l'aumento di peso da cui in genere siamo colpiti nella mezza età. Inoltre, questo non vale solo per lo yogurt magro. Secondo uno studio spagnolo, è proprio il consumo assiduo di yogurt dal contenuto *normale* di grassi a essere associato a una taglia inferiore.[86] Nel complesso, nei latticini il contenuto di grassi non ha un ruolo determinante (né per il peso né per la salute). È più importante la fermentazione.

Il fatto che i batteri lattici aiutino a dimagrire è confermato anche da vari esperimenti. In una ricerca, un gruppo di 125 uomini e donne in sovrappeso è stato sottoposto per dodici settimane a una dieta integrata da batteri lattici solo per la metà dei soggetti. Dopo la dieta, per altre dodici settimane tutti hanno potuto di nuovo mangiare quantità di cibo normali. Come prima, però, la metà dei partecipanti ha continuato ad assumere lattobacilli, mentre agli altri è stato somministrato un placebo.

Cominciamo dalla cattiva notizia: negli uomini, i lattobacilli non sembrano aver provocato alcuna differenza tra i due gruppi. Al contrario, le donne sottoposte alla dieta integrata con i batteri lattici non solo hanno perso più peso e più massa grassa del gruppo di controllo, ma la perdita di peso si è mantenuta anche dopo la dieta, mentre i soggetti del gruppo di controllo hanno ripreso lentamente a ingrassare (figura 2.3).[87]

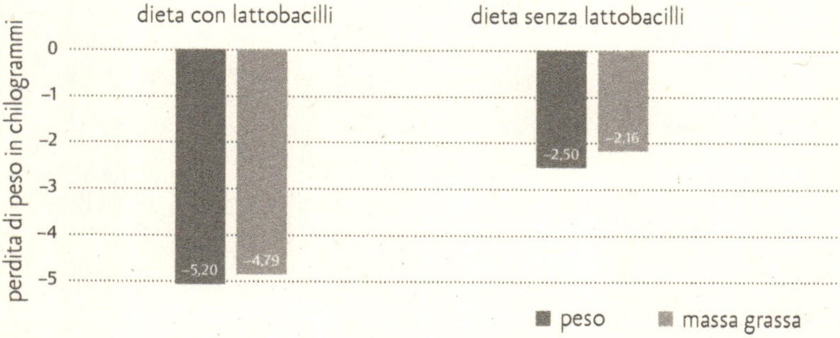

Figura 2.3. Almeno nelle donne, i batteri lattici possono aiutare a dimagrire e a mantenere il peso: chi assume lattobacilli durante una dieta perde più peso e più massa grassa.[88]

Anche sul «ringiovanimento» della pelle, i primi risultati concordano con l'esito degli esperimenti sui topi. In uno studio, a 110 donne di età compresa tra i 41 e i 59 anni è stato somministrato quotidianamente un placebo o un «trattamento» con lattobacilli per dodici settimane. A quanto pare, non solo la pelle è diventata più lucida ed elastica, ma anche la profondità delle rughe si è (lievemente) ridotta.[89]

Non voglio dare un valore eccessivo a questo singolo studio. In linea di principio, però, mi sembra più produttivo, in prima battuta, affrontare l'invecchiamento alla radice con l'aiuto dell'alimentazione, piuttosto che occultarla con presunte creme anti-aging o addirittura con il botox, neurotossina che provoca una paralisi. Se freniamo il processo di invecchiamento dall'interno, perlomeno facciamo qualcosa di buono per il nostro corpo anziché «limitarci» ad armeggiare con il nostro involucro esterno.

Io faccio così: quasi tutti i giorni – a volte la mattina, ma ancor meglio dopo cena, come dessert – mangio una piccola scodella di yogurt naturale non zuccherato con frutta. In genere ci metto una manciata di mirtilli, fragole e/o lamponi, e anche un cucchiaino di semi di lino e/o di chia, germe di grano e a volte un po' di fiocchi d'avena, tritello d'avena o muesli senza zucchero, eventualmente con noci.

I «pescetariani» vivono più a lungo!

Fra i popoli più longevi della terra ci sono i giapponesi di Okinawa, anche se questo vale solo per la generazione più anziana che, almeno a grandi linee, si nutre ancora secondo la tradizione. (I giovani preferiscono rimpinzarsi di fast food, e si delinea già in modo chiaro che l'eccezionale longevità dei giapponesi di Okinawa sarà presto un ricordo del passato.)

Okinawa è un arcipelago a circa tre ore d'aereo dalle isole principali del Giappone, in direzione sud-ovest. L'alimentazione dei più anziani abitanti di Okinawa era ed è ancor oggi in prevalenza vegetariana; solo di tanto in tanto si mangia un po' di carne di maiale. Alcuni decenni fa, la dieta tipica di Okinawa non solo era complessivamente ipocalorica, ma comprendeva anche pochissimi grassi e proteine. Per un certo periodo, i giapponesi di Okinawa vissero addirittura quasi esclusivamente di carboidrati sotto forma di patate dolci, molto apprezzate in loco. L'eccezionale longevità tuttavia cominciò a evidenziarsi solo dopo la seconda guerra mondiale, quando l'alimentazione venne arricchita con pesce, fagioli di soia e piccole porzioni di carne e latticini.[90]

E proprio negli USA, la mecca del fast food, si trovano le persone con la speranza di vita forse più lunga, al momento. Il gruppo a cui mi riferisco, però, fa parte di una comunità religiosa chiamata Chiesa Cristiana Avventista del Settimo Giorno. Un avventista del settimo giorno difficilmente entrerebbe in un ristorante McDonald. I fedeli di questa Chiesa considerano il corpo come la «casa di Dio» e di conseguenza lo trattano con il dovuto rispetto. (Gli avventisti del settimo giorno sono presenti in tutto il mondo, anche in Europa, ed è possibile che vivano a lungo pure qui, ma non ci sono dati al riguardo.) Fanno movimento regolarmente, quasi nessuno di loro beve o fuma, la maggior parte si alimenta in modo assai consapevole, molti – non tutti – sono vegetariani. Tutto ciò fa sì che gli avventisti non solo si ammalino di meno ma siano anche notevolmente più longevi rispetto all'americano medio: secondo alcuni studi, vivono fino a dieci anni in più.[91]

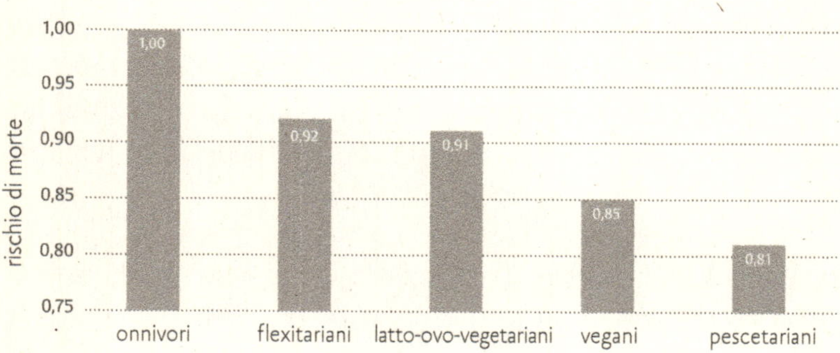

Figura 2.4. Tra gli avventisti vegetariani la mortalità è più bassa rispetto ai compagni di fede non vegetariani. I flexitariani sono semivegetariani; in questo caso, è stato assegnato a questo gruppo chi mangia carne almeno una volta al mese ma non più di una volta alla settimana, e uova e latte senza limitazioni. I latto-ovo-vegetariani comprendono coloro che consumano uova e latte almeno una volta al mese e carne meno di una volta al mese (pesce compreso). È considerato vegano chi consuma ogni tipo di prodotto animale meno di una volta al mese e pescetariano chi mangia carne meno di una volta al mese ma pesce almeno una volta al mese, oltre a uova e latte senza limitazioni.[92]

Studi durati anni su oltre 70.000 avventisti californiani hanno mostrato una sorta di graduatoria di longevità: i vegetariani vivono più a lungo dei non vegetariani, e tra i primi se la cavano piuttosto bene i vegani. I più longevi però sono i «pescetariani», ovvero i vegetariani che di tanto in tanto mangiano pesce. Di nuovo, si tratta solo di una correlazione, tuttavia in questo caso mi sembra significativo il fatto che gli avventisti che ogni tanto mangiano pesce (fra l'altro, prediligendo il salmone[93]) in apparenza non si distinguono in modo sostanziale dagli altri avventisti in quanto a stile di vita.

È un peccato che nessuno abbia mai condotto un esperimento con due gruppi di soggetti sottoposti a due diete simili, di cui una vegetariana e una comprendente anche il pesce, per appurare se vi siano differenze sul piano della salute.

I pochi esperimenti finora eseguiti al riguardo depongono a favore del pesce.[94] Nel complesso però ci affidiamo a studi osservazionali, i quali, presi tutti insieme, ci dicono che il consumo di pesce abbassa sia il rischio di malattia che quello di morte (vedi figura 2.5).[95]

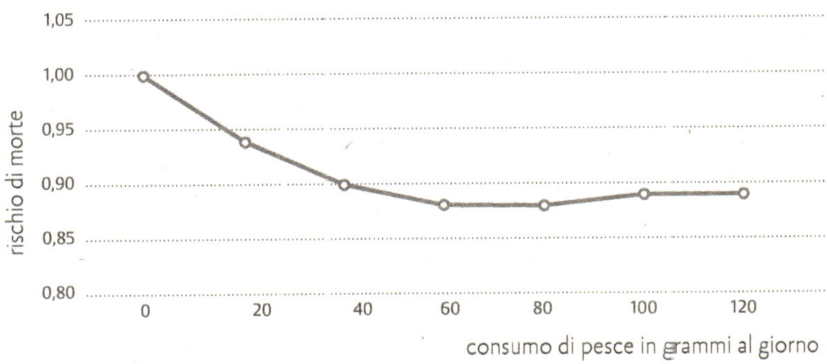

Figura 2.5. Il consumo di pesce va di pari passo con un rischio di morte più basso. Il grafico si basa sui dati di sette studi osservazionali. Ecco una breve spiegazione su come sono stati ricavati questi numeri: si osserva un possibile campione rappresentativo di persone nel corso di un certo periodo (diciamo qualche migliaio di soggetti per alcuni anni o decenni) tenendo conto di quanti non consumatori di pesce muoiono nel corso dell'osservazione. Il rischio di morte è fissato arbitrariamente a 1 (100%). Confrontandolo con il rischio di morte dei soggetti che mangiano pesce, si vede che questi ultimi muoiono meno frequentemente all'interno del periodo di osservazione. Se si hanno dati sulle quantità consumate – come in questo caso – è possibile affinare ulteriormente l'analisi e concludere che un consumo medio quotidiano di 60-80 grammi di pesce è associato al rischio di morte più basso.[96]

Tre importanti restrizioni:

1. Gli effetti benefici *non* valgono per il pesce fritto, che per esempio è abbinato a un rischio di insufficienza cardiaca più alto, laddove lo stesso rischio invece è più basso per chi consuma pesce non fritto.[97]
2. Non è necessario mangiare grandi quantità di pesce. Come si può vedere nel grafico 2.6, 60 grammi al giorno garantiscono i maggiori vantaggi per la salute. Secondo un nuovo studio svedese basato sui dati di 70.000 persone, l'optimum sarebbe una quantità ancora più bassa, ovvero 25 grammi al giorno per le donne e 30 per gli uomini. Nel caso di un consumo maggiore, il rischio di morte si alzerebbe di nuovo, in particolare nelle donne.[98] Dal momento che il pesce contiene anche sostanze nocive, ne limiterei il consumo a una o due porzioni alla settimana. (Personalmente, mangio circa 100 grammi di pesce una o al massimo due volte alla settimana).
3. Dipende dalla scelta del pesce. Tra le sostanze nocive, la più frequente è il metilmercurio che si accumula soprattutto nei grandi predatori longevi come il tonno, il pesce spada e lo squalo, e anche negli sgombri reali. Il pangasio – proveniente soprattutto da allevamenti ittici vietnamiti – contiene quantità particolarmente elevate di mercurio e altre sostanze tossiche (vedi capitolo 10). È meglio limitare il consumo di questi pesci; donne incinte e bambini piccoli, in particolare, dovrebbero evitarli del tutto. Attenzione anche alla sogliola, che può essere contaminata dal piombo. Trota, sgombro comune e soprattutto salmone, aringa, acciughe, cozze, vongole, granchi, gamberetti e ostriche in genere contengono livelli di mercurio molto bassi e possono essere consumati da tutti (le donne incinte dovrebbero evitare ostriche e altri molluschi crudi a scopo preventivo, per il possibile rischio di infezioni).[99]

Nelle autopsie, fra l'altro, sono stati effettivamente riscontrati livelli di mercurio leggermente più alti nel cervello dei consumatori di pesce, un dato che a prima vista non è molto tranquillizzante. Sembra però – almeno secondo uno studio accurato – che i cervelli analizzati non solo non fossero stati danneggiati dal mercurio, ma anzi, che i consumatori di pesce presentassero poche tracce dei depositi di proteine caratteristici del morbo di Alzheimer.[100] Le misurazioni hanno appurato che i consumatori di pesce – così come le persone che non mangiano carne – hanno nel complesso un volume cerebrale maggiore. Poiché la lenta atrofia del cervello è un fenomeno tipico della vecchiaia, si può dire che il cervello dei consumatori di pesce resta giovane più a lungo.[101]

A questo proposito, si è scoperto che in tarda età la memoria dei consumatori di pesce si indebolisce in modo meno marcato. In uno studio a lungo termine su oltre 900 soggetti con un'età media di poco superiore agli ottant'anni è stato osservato che mangiare pesce una volta alla settimana si associava a una perdita di memoria inferiore. Ciò vale soprattutto per le persone con una variante genetica chiamata ApoE4, che aumenta il rischio di sviluppare il morbo di Alzheimer. Secondo un calcolo, il consumo settimanale di pesce ringiovanisce il cervello di quasi quindici anni![102]

Anche nel pesce, l'effetto protettivo con ogni probabilità non dipende dalle proteine, o almeno non in primo luogo, ma dagli acidi grassi omega-3 che – come lo yogurt – hanno proprietà antinfiammatorie (l'argomento sarà approfondito nel capitolo 10). Il pesce contiene poi molte altre sostanze preziose come le vitamine del gruppo B e la vitamina D. Inoltre, è una delle poche fonti naturali di oligoelementi rari ma importanti come lo iodio e il selenio.[103]

Infine, il pesce a mio avviso ha un altro vantaggio insuperabile: non occorre essere dei cuochi provetti per preparare un piatto sopraffino: ci riesco persino io. Prendo per esempio una trota fresca (ancora bella viscida!), la lavo, la salo, la pepo e la metto in una teglia con due rametti di rosmarino, timo e un po' di prezzemolo o altre erbe aromatiche. Se volete, potete aggiungere le vostre verdure preferite. L'importante è che il connubio vi piaccia. A mio avviso, pomodori e zucchine sono particolarmente adatti, e la cipolla pure. Quindi cospargete la trota con un buon olio d'oliva extravergine e un po' di aceto balsamico, aggiungete un paio di spicchi d'aglio e di fettine di limone, eventualmente una foglia d'alloro e una spruzzata vino bianco, e via in forno (a 180 °C al massimo). In soli venti minuti è pronta una cena di gala!

Proteine: un riepilogo e i consigli della «bussola alimentare»

Le proteine non forniscono solo energia ma servono per «costruire» il corpo: tessuto muscolare, sangue, sistema immunitario ecc. Anche certi ormoni e molti altri neurotrasmettitori sono molecole proteiche, e pure la mTOR è una proteina. Per sopravvivere, dunque, ci occorre almeno un minimo di questo «materiale da costruzione»: un minimo che non può essere rimpiazzato dagli altri due fornitori di energia, i grassi e i carboidrati. Alla pari di altri animali, se non assumiamo questo quantitativo minimo continuiamo a mangiare finché non abbiamo placato la nostra fame di proteine.

Viceversa, il nostro corpo non può accumulare proteine con la stessa efficienza con cui accumula grassi e carboidrati. Per questo motivo, l'assunzione di proteine è regolata in modo relativamente rigido. In condizioni normali, non desideriamo né troppe proteine né troppo poche (è il cosiddetto «effetto proteina»). In genere, le proteine costituiscono il 15% circa dell'apporto energetico totale.

Le diete dimagranti efficaci di norma si caratterizzano per una quantità elevata di proteine poiché, fra i tre principali elementi nutritivi, le proteine sono quelle che saziano di più. Non appena la nostra fame di proteine è placata, tendiamo a smettere di mangiare (non si tratta di una legge assoluta: il nostro corpo ovviamente non ha bisogno solo di proteine, ma anche di determinati grassi, di vitamine, minerali ecc.). Chi vuole dimagrire, perciò, dovrebbe tenere presente questo principio delle proteine e sperimentare un'alimentazione iperproteica.

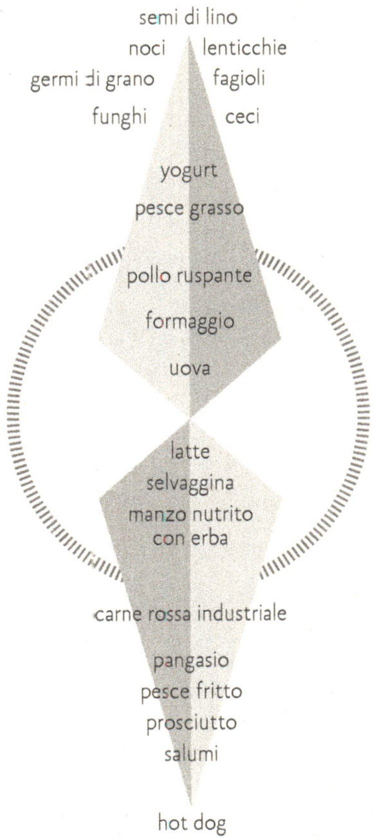

Figura 2.6. Bussola alimentare delle proteine. Le proteine più salutari sono quelle che riceviamo dalle piante e dai funghi. Tra le fonti animali, sono consigliabili soprattutto lo yogurt e il pesce. Per quanto riguarda i legumi come le lenticchie, i fagioli e i ceci, vedi il capitolo 6. Bisognerebbe evitare la carne rossa industriale, il pangasio (capitolo 10), il pesce fritto e i prodotti a base di carne trasformata come il prosciutto, i salumi e gli hot dog.

Se aspiriamo a mantenerci in salute fino a tarda età, tuttavia, la scelta delle proteine è decisiva. Regimi alimentari come la dieta Atkins, basati in larga parte su carne (rossa), prosciutto, salsicce ecc., consentono di perdere peso velocemente, il che è incoraggiante e in alcuni casi specifici può essere molto utile, soprattutto a breve termine. A lungo andare però l'eccesso di proteine animali accelera l'invecchiamento e aumenta il rischio di sviluppare malattie della vecchiaia di ogni sorta.

Vi sono altre fonti proteiche più sane che agiscono in modo simile, se non addirittura più efficace, permettendoci di dimagrire senza patire la fame[104]: pesce, frutti di mare (o eventualmente pollo, ma solo come seconda scelta), yogurt (e anche ricotta, alimento più affine al formaggio che contiene molte proteine), funghi e in generale tutte le proteine vegetali, specialmente lenticchie e fagioli, broccoli e altre verdure, ma anche semi e noci (è consigliabile consumarne due manciate al giorno, anche se personalmente vado pazzo per le noci e ne mangio un po' di più). Per orientarvi meglio, consultate la «bussola delle proteine».[105]

– 3 –
Intermezzo
L'ingrediente decisivo della dieta ideale siamo noi

Sono più salutari i grassi o i carboidrati?

Se, come abbiamo visto, l'ideale per noi è assumere una quantità moderata di proteine (né troppe né troppo poche), per forza di cose dobbiamo attingere di più da altre fonti. Le proteine in genere costituiscono circa il 15% delle calorie che assumiamo, dunque sul piano puramente aritmetico l'85% del nostro piatto è ancora vuoto. Come riempiamo tutto lo spazio che avanza? Da quale sostanza nutriente prendiamo il resto? Dai carboidrati o dai grassi? Quale di questi due nutrienti principali è più salutare?

Sembra una domanda semplice, innocua, ma ponendocela, dobbiamo prepararci al peggio. È come se ci tuffassimo in un Rio delle Amazzoni infestato da banchi di piranha denutriti. Non c'è nessun'altra domanda che divida gli animi più di questa e, a seconda di come si risponde, si finisce per essere arruolati in uno dei due schieramenti profondamente avversi.

Un tempo la risposta era chiara e suonava così: bisogna mangiare molti carboidrati ed evitare i cibi ricchi di grassi. Questa è la posizione del tradizionale partito *low fat*. Secondo i suoi sostenitori, non solo i grassi ci fanno ingrassare, visto che forniscono più calorie per grammo rispetto ai carboidrati, ma gli acidi grassi saturi in particolare sono dannosi per la salute, poiché innalzano i livelli di colesterolo nel sangue. In seguito vedremo in modo approfondito le differenze tra i vari grassi; per il momento ci limitiamo a dire che gli acidi grassi «saturi», presenti soprattutto nei prodotti animali – carne, insaccati, latte intero, formaggio, burro ecc. – innalzano effettivamente i livelli di colesterolo nel sangue, non ultimo il colesterolo LDL, quello «cattivo» (anche su questo torneremo più avanti). Il colesterolo si deposita sulle pareti delle arterie (è la cosiddetta «arteriosclerosi»[106]) aumentando il rischio di infarto cardiaco oppure, quando l'infarto avviene nel cervello, di un ictus:

acidi grassi saturi → livelli di colesterolo più alti → infarto
Soluzione: **DIETA LOW FAT**

Le posizioni low fat sono tuttora predominanti nel mondo della medicina e godono di ampio sostegno «ufficiale», per esempio da parte della Società Tedesca per l'Alimentazione. Di conseguenza, spesso low fat significa attingere a piene mani a cibi ricchi di carboidrati e poveri di grassi come pane, pasta, riso e patate. In fondo questi cibi vengono comunemente considerati «alimenti di base».

Pane, pasta, riso e patate? Stiamo scherzando? Alle orecchie di un seguace della fazione low carb, una lista del genere suona come un misto di veleni selezionati con cura. Secondo i fautori di questa linea e altri critici della posizione ufficiale, sebbene le autorità sanitarie almeno dagli anni Ottanta in poi ci mettano in guardia dai supposti pericoli dell'eccesso di grassi nell'alimentazione, e sebbene tale monito abbia fatto sì che gli scaffali dei supermercati si siano riempiti di prodotti light, la crociata contro i grassi non ci ha resi tutti più magri e più sani. Al contrario, nello stesso periodo sono esplosi l'obesità e il diabete. Né d'altra parte c'è da stupirsi, sostiene la comunità low carb, dato che i grassi, specialmente gli acidi grassi saturi e il colesterolo, sono stati demonizzati del tutto ingiustamente. I veri pericoli si celerebbero da tutt'altra parte.

L'ultima incarnazione del low carb si chiama LCHF, sigla che sta per *Low Carb High Fat*. Nella dieta LCHF sono accolti con favore tutti i grassi «naturali», dunque burro, panna, formaggio, latte intero e oli come l'olio d'oliva e quello di cocco. Non è ammessa invece la margarina, un olio che viene idrogenato industrialmente per renderlo spalmabile.

Ma la più grande minaccia, dal punto di vista della LCHF, sono i carboidrati. In cima alla lista nera c'è lo zucchero, seguito a ruota da patate, riso, pane e pasta. Inoltre, secondo la LCHF, in generale andrebbero evitate le verdure che crescono *sottoterra* anziché *sopra*. Sottoterra equivale ad amido, e l'amido è un carboidrato iperconcentrato, composto da numerose molecole di zucchero (glucosio) legate l'una all'altra, dunque non va bene. Il che significa che oltre alle patate sono bandite anche, per esempio, carote, barbabietole e pastinache. Sono invece ammessi l'insalata, tutti i tipi di cavolo, pomodori, broccoli, zucchine, melanzane ecc.

Perché la comunità low carb ce l'ha tanto con i carboidrati? I fattori decisivi sono tre:

- **Argomento n. 1**. I carboidrati, specie quelli che digeriamo velocemente come lo zucchero e le bibite zuccherate, ma anche pane, patate e riso, inondano il nostro sangue di glucosio, uno zucchero semplice (lo zucchero e le bibite contengono pure il fruttosio, vedi capitolo 4). In seguito a ciò, il pancreas secerne l'ormone dell'insulina che spinge il flusso di zucchero presente nel sangue nelle cellule. Per affrontare lo shock glicemico, tuttavia, in certi casi il pancreas reagisce secernendo una dose eccessiva di insulina che abbassa bruscamente i livelli di zucchero nel sangue provocando un'«ipoglicemia». E a quel punto abbiamo bisogno subito di uno snack, e non di uno snack qualsiasi, ma di uno spuntino in grado di riportare alla normalità i livelli di zucchero nel sangue al più presto possibile. Il che vuol dire, ironia della sorte, che abbiamo bisogno di carboidrati veloci! In questo modo oscilliamo tutto il giorno tra euforia da zucchero e terribili attacchi di fame.

- **Argomento n. 2**. L'insulina non si limita a spingere nelle cellule lo zucchero presente nel sangue, ma favorisce anche l'accumulo di grassi. In altre parole, i carboidrati provocano la secrezione di insulina, che a sua volta induce l'organismo ad accumulare grassi. Se circola molta insulina nel sangue, la combustione dei grassi si blocca, e perdere peso diventa così impossibile per motivi ormonali.
- **Argomento n. 3**. Come se non bastasse, picchi ripetuti di glicemia e di insulina hanno effetti dannosi, accelerando il processo di invecchiamento e dunque l'insorgere di varie malattie della vecchiaia, dal diabete ai tumori.

carboidrati → picchi di glicemia e di insulina → accumulo di grassi / malattie della vecchiaia

Soluzione: DIETA LOW CARB

Queste a grandi linee sono le due posizioni, perché possiate farvi un'idea dello scontro in atto. I dettagli sono così complessi che per forza di cose li esporrò man mano. Ma prima di arrivare ai dettagli, in questo capitolo affronteremo una breve questione complementare: come mai, dopo decenni di studi, la disputa non si è ancora risolta? Non dovrebbe essere così difficile stabilire quale delle due scuole di pensiero abbia ragione! Eppure, non appena si affrontano i pro e i contro dei due punti di vista, dare un giudizio definitivo risulta estremamente arduo, per non dire impossibile. Strano, vero? Non è singolare che due schieramenti così opposti siano entrambi in grado di fornire argomenti e prove ragionevoli a sostegno delle loro tesi, dai processi biochimici agli studi di singoli casi, passando per gli esperimenti sistematici? Da cosa dipende questa contraddizione tanto ostinata?

Potremmo metterla anche così: è mai possibile che tutti i sostenitori della tradizionale posizione low fat si siano sbagliati per decenni? E c'è qualche probabilità, viceversa, che i numerosi critici di questa scuola – fra cui anche l'Università di Harvard – siano solo una manica di idioti e ciarlatani? E se la risposta a entrambe le domande è negativa, da dove nasce questo contrasto? Come lo si può attenuare o risolvere?

Questo interrogativo mi ha perseguitato per mesi. Lo scopo principale di questo libro è proprio quello di passare in rassegna tutti i modelli dietetici e i dati disponibili, in parte contraddittori, senza preconcetti ideologici, per trovare un tipo di alimentazione che combini tutti gli aspetti positivi per la salute. Io stesso per molto tempo ho creduto che dovesse pur esistere un regime alimentare «ideale», un optimum in grado di soddisfare al meglio le esigenze del nostro organismo. Di conseguenza, doveva esserci un optimum anche in relazione alla quantità di grassi e carboidrati da assumere. Cos'è dunque più salutare: una dieta povera di grassi e ricca di carboidrati (PGRC) o una dieta povera di carboidrati e ricca di grassi (PCRG)? PGRC o PCRG, questo è il problema!

Per un certo periodo, queste letterine che si mescolavano nelle varie combinazioni mi hanno portato sull'orlo della pazzia. A poco a poco però, dopo una serie di angosciosi ripensamenti, le cose sono cambiate. Dentro di me si è fatta strada la convinzione che il presupposto da cui partivo era sbagliato. Più approfondivo la materia, più mi appariva chiaro che il tentativo di individuare un'alimentazione *perfetta*, universalmente valida per tutti, non era solo impossibile ma addirittura controproducente, e questo vale in particolar modo per la ripartizione dei grassi e dei carboidrati.

Ci sono due motivi a sostegno di questa mia conclusione. In primo luogo, la questione decisiva non è stabilire se siano più salutari i grassi o i carboidrati: assai più importante è chiedersi che *tipo* di grassi e di carboidrati è meglio assumere. La qualità è più importante della quantità. *Alcuni* carboidrati e alcuni grassi fanno bene, altri meno. La linea divisoria dunque non passa tra i grassi e i carboidrati. Questa demarcazione è artificiosa e improduttiva. Fino a un certo punto, questo principio generale vale per tutti noi.

Vi sono però delle eccezioni importanti: nuove scoperte fanno pensare che non tutti tollerino la stessa quantità di carboidrati. Per un numero di persone apparentemente in forte crescita, i carboidrati sono un problema metabolico. Queste persone manifestano una sorta di «intolleranza ai carboidrati». In tal caso, è indicata una dieta low carb ricca di grassi. Anzi, dirò di più: per questi soggetti, scoprire una dieta del genere dopo anni di frustrazioni ha un effetto liberatorio, è come una rivelazione: cambiando modo di alimentarsi, finalmente riescono a placare la loro fame, si sbarazzano dei chili di troppo e nel giro di poco tempo si sentono molto meglio. Qualora foste tra le persone che non tollerano molti carboidrati, per voi, oltre alla qualità dei carboidrati e dei grassi, ha importanza anche la loro ripartizione quantitativa. Nel vostro caso, per farla breve, una dieta *low carb high fat* rappresenta l'opzione migliore (questo caso specifico verrà descritto in modo dettagliato nel capitolo 5).

Ma per il momento torniamo al quadro generale. Il fatto che l'organismo di alcune persone reagisca solo a una dieta low carb potrebbe aiutarci a fare luce sulla lunga disputa tra le due fazioni contrapposte. Se il movimento low carb combatte la posizione ufficiale (low fat) in modo così ostinato e in veste sempre nuova, è perché pane, pasta, riso e patate possono davvero rappresentare una sorta di miscela tossica. Non per tutti, certo, e probabilmente non per la maggioranza delle persone (il che spiega la posizione tradizionale), ma ciò vale per l'organismo di un certo gruppo di individui, e il problema in determinate condizioni si acuisce. In seguito, come si è detto, vedremo meglio di quali condizioni si tratta e capiremo se anche voi facciate parte di tale gruppo. In questo capitolo approfondirò la situazione generale spiegando perché, in linea di principio, un'alimentazione ricca di carboidrati e una ricca di grassi possono essere entrambe molto sane. Ma lasciamo i grassi per dopo e cominciamo dai carboidrati.

Carboidrati a gogò: da Okinawa agli avventisti

Negli ultimi anni, demonizzare i carboidrati più o meno in blocco è diventato uno sport popolare. Quando qualcuno vi spiega che «i carboidrati fanno male», vi suggerirei di ribattere citando l'alimentazione tradizionale degli anziani di Okinawa. In questo arcipelago giapponese troviamo uno dei popoli più sani del mondo, e cosa mangia la gente del posto? Carboidrati a tutto spiano! Un tempo i carboidrati costituivano almeno l'85 *per cento* delle calorie della loro dieta. Nel corso dei decenni, la situazione è mutata, ma ancora oggi la quota di carboidrati è pari quasi al 60%.

Per contro, nell'alimentazione tradizionale di Okinawa, solo il 6% dell'energia proveniva dai grassi. Provate a pensarci: in genere si parla di low fat quando l'apporto energetico dei grassi è pari o inferiore al 30%. Perciò definire «low fat» la dieta tradizionale di Okinawa sarebbe davvero riduttivo. Si tratta (si trattava) in realtà di una dieta «very low fat».

Eppure, questa dieta estrema non sembra aver danneggiato i giapponesi di Okinawa. Oltra a essere insolitamente longevi, gli abitanti più anziani sono molto meno soggetti alle malattie cardiocircolatorie, al diabete, ai tumori e alla demenza rispetto a noi. Su 100.000 persone, una cinquantina raggiungono i cento anni di età, un tasso più che doppio in confronto a quello della maggior parte dei paesi industrializzati (in Germania ci sono «appena» 22 centenari ogni 100.000 abitanti).[107] In altre parole, i carboidrati *in sé* non possono essere così tossici.

Veniamo ora alla principale obiezione: a un esame più accurato, quello di Okinawa si rivela un caso molto particolare, trasferibile solo in parte alla nostra situazione. Come si è detto, i giapponesi di Okinawa nel complesso mangiavano molto poco. La loro morigeratezza alimentare si ricollega a una dottrina di Confucio detta *hara hachi bu* che prescrive, in sostanza, di smettere di mangiare quando lo stomaco è pieno all'80%. Perciò la buona salute e la longevità degli isolani potrebbe essere l'effetto di questa specie di «restrizione calorica». Il mio primo sospetto è stato questo. In effetti, la limitazione delle calorie è uno dei metodi più efficaci per allungare la vita di diversi organismi e specie animali: lievito, vermi, mosche, pesci, topi e perfino scimmie.[108]

Quale sia però il fattore decisivo che determina la longevità degli anziani di Okinawa, non è chiaro. Lo ignoriamo. A ciò si aggiunge il fatto che la loro cultura e il loro stile di vita sono molto diversi dai nostri, per tacere delle differenze genetiche. È lecito chiedersi, dunque, fino a che punto questo popolo possa costituire un modello concreto per noi. Io credo che possa esserlo solo in parte, almeno per quanto riguarda la ripartizione dei nutrienti principali nella dieta.

Lo stesso vale per molte altre popolazioni particolarmente sane che sono state studiate negli ultimi anni, fra cui un popolo di cacciatori-raccoglitori che vive in Bolivia sulle rive di un affluente del Rio delle Amazzoni. Tra gli tsimane – questo il loro nome – l'arteriosclerosi è inesistente, una circostanza incredibile quanto confortante: ciò potrebbe significare che il fattore decisivo per la prima causa di morte in Germania si deve alle nostre abitudini e quindi evitabile. In altri termini, molto probabilmente l'arteriosclerosi non è una conseguenza inevitabile dell'età, anche se noi in genere la spieghiamo così.

L'alimentazione degli tsimane si compone per il 72% di carboidrati, per il 14% di grassi e per il 14% di proteine. Si tratta di una dieta prevalentemente vegetariana. È quest'ultima a salvaguardare il cuore degli tsimane? È possibile. O forse è il loro stile di vita complessivo. Gli tsimane vivono in modeste capanne dal tetto di paglia, senza acqua corrente né elettricità. Una caccia, in parte ancora con arco e frecce, può durare più di otto ore, durante le quali gli tsimane battono fino a diciotto chilometri di foresta tropicale. La maggior parte della giornata la passano in piedi, mentre trascorrono solo il 10% del tempo seduti.[109] La lezione che se ne trae è che i carboidrati in grande quantità non fanno male, anzi, un'alimentazione naturale composta principalmente di vegetali (fonte di carboidrati) abbinata a tantissimo movimento è assai salutare.

In Germania, la percentuale di carboidrati è inferiore al 50% (ca. 47%), mentre i grassi apportano il 36% delle calorie. La nostra alimentazione, dunque, in confronto a quella dei giapponesi di Okinawa e degli tsimane, comprende molti meno carboidrati ed è piuttosto ricca di grassi.[110] Alla luce di questi dati, potremmo concludere che i tedeschi dovrebbero mangiare meno grassi e più carboidrati, ed è proprio quello che raccomandano vivamente la Società Tedesca per l'Alimentazione e altri fautori del low fat. Secondo la STA, almeno il 50% delle calorie dovrebbe provenire dai carboidrati,[111] ed è chiaro che questo consiglio *può* portare a un'alimentazione sana.

Può, ma non è detto, perché innanzitutto con più carboidrati non si vive automaticamente in modo più sano. È noto che anche lo zucchero è un carboidrato, ma non si può certo dire che sia un toccasana, come vedremo nel prossimo capitolo. In secondo luogo, e cosa più importante (perché ovviamente la STA non consiglia di consumare zucchero, anche se malauguratamente ci sono fan del low fat e guru vegani[112] che ne minimizzano i rischi), esistono diete ricche di grassi che si sono rivelate sane nell'ambito di vari studi importanti. Il regime alimentare che più si distingue in tal senso, fra l'altro, non solo è molto conosciuto, ma per molti illustri nutrizionisti – fra cui Walter Willett dell'Università di Harvard[113] – rappresenta una sorta di *non plus ultra* per un'alimentazione sana. Sto parlando della cosiddetta «dieta mediterranea», in cui i grassi contribuiscono all'apporto calorico per il 40% e anche oltre, a seconda delle varianti (mentre i carboidrati in genere costituiscono meno del 40%).

Dal momento che i grassi sono stati a lungo demonizzati e molti li considerano ancora una specie di veleno, oltre che un eccellente prodotto per ingrassare, mi soffermerò sulla dieta mediterranea, tanto ricca di grassi quanto sana. I dati acquisiti negli ultimi anni su questo tipo di alimentazione ci rivelano che la nostra fobia dei grassi poggia su basi irrazionali. Ne parleremo diffusamente in seguito, ma voglio darvi subito un'anticipazione: così come è possibile invecchiare in modo molto sano con un'alimentazione ricca di carboidrati, lo stesso vale per un'alimentazione ricca di grassi. Riassumo qui sotto quanto esposto in precedenza:[114]

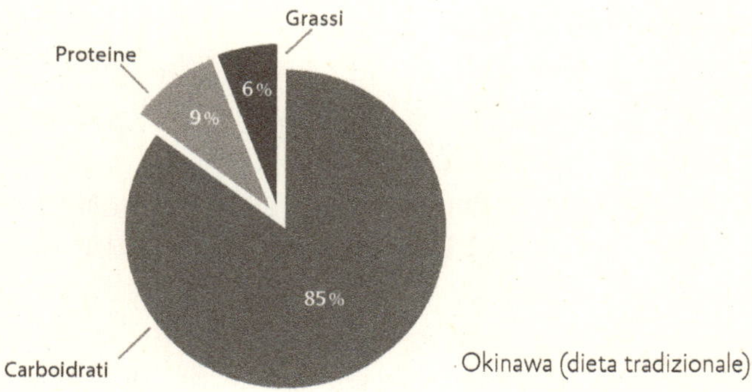

L'alimentazione tradizionale di Okinawa è estremamente ricca di carboidrati, poverissima di grassi e molto salutare.

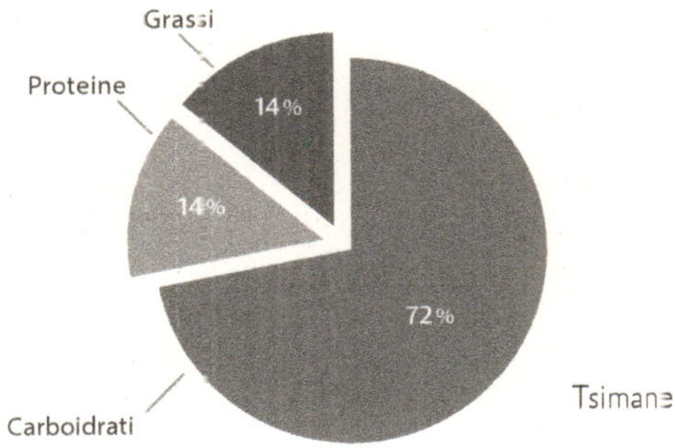

L'alimentazione degli tsimane, che comprende un po' meno carboidrati e un pizzico in più di grassi, è altrettanto sana.

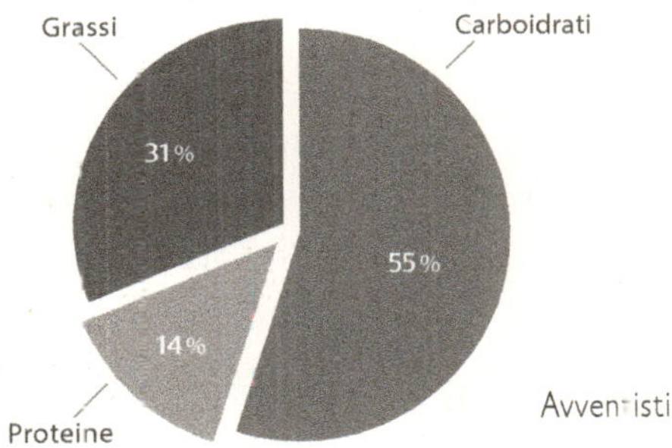

L'alimentazione degli avventisti («pescetariani») ha ancora una componente elevata di carboidrati. Pur avendo una percentuale relativamente bassa di grassi, non può certo essere definita low fat. Ciò nonostante, è anch'essa molto sana.

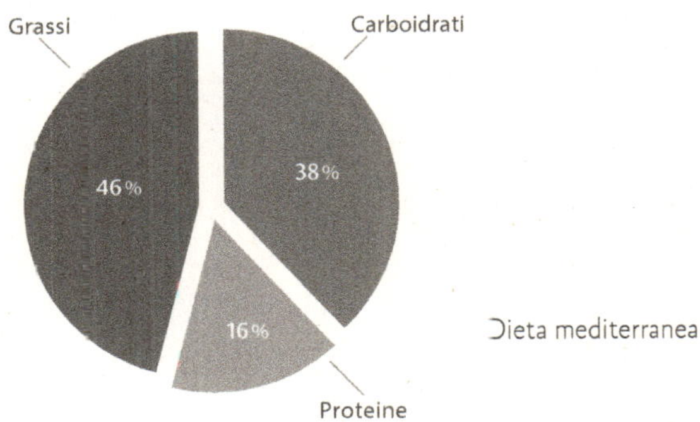

La dieta mediterranea tipicamente comprende più grassi che carboidrati. Anche quest'ultima è molto salutare.

La dieta mediterranea, così grassa e così sana

La *dieta mediterranea* ovviamente si chiama così perché ha come punto di riferimento l'alimentazione originaria delle regioni che si affacciano sul Mediterraneo, soprattutto dell'Italia meridionale e della Grecia, in particolare di Creta. Il termine si presta a fraintendimenti perché in realtà non esiste un'unica dieta mediterranea. Tanto per essere chiari: in un McDonald al porto di Genova non vi serviranno piatti tipici della dieta mediterranea. Con questo voglio dire che le abitudini alimentari odierne di molti abitanti dei paesi mediterranei non sono sempre conformi alla dieta mediterranea che ha in mente il nutrizionista quando comincia a decantarne i pregi.

È un'ovvietà, d'accordo, ma si spinge anche oltre: nemmeno la pizza Margherita o gli spaghetti alla bolognese (uno dei miei piatti preferiti di un tempo) sono specialità che gli esperti includerebbero tra gli esempi tipici di dieta mediterranea. Per i nutrizionisti, la pasta *non* è il cuore di questa dieta, anche se abbiamo la tendenza a pensare che il classico piatto mediterraneo sia rappresentato da una montagna di spaghetti. Si potrebbe pure discutere se «dieta mediterranea» sia una definizione azzeccata. Personalmente, penso che la vita sia troppo breve per infervorarsi a causa di un'etichetta. L'importante è che sia chiaro a cosa mi riferisco quando parlo di dieta mediterranea nell'ambito della scienza nutrizionale odierna. Eccone dunque i componenti principali:

- verdura (locale, di stagione), legumi e frutta in abbondanza
- prodotti di preferenza integrali come il pane integrale
- noci e semi con regolarità

- vino ai pasti
- molto olio extravergine di oliva
- poco latte e latticini (con prevalenza di formaggio e yogurt, quindi latticini fermentati)
- pesce più volte alla settimana
- carne preferibilmente bianca come il pollo; carne rossa (manzo, maiale) poche volte al mese
- fino a sette uova alla settimana
- pochissimi dolci (il dessert tipico è la frutta)
- uso abbondante di aglio e di erbe aromatiche per insaporire; sale in dose moderata.[115]

Grazie a un breve questionario usato negli esperimenti per verificare fino a che punto i partecipanti si attengano alla dieta mediterranea, potete determinare facilmente il vostro «fattore mediterraneo» (figura 3.1): più punti totalizzate, più la vostra alimentazione si può definire mediterranea, nel senso idealizzato dai nutrizionisti. Il «valore mediterraneo» così calcolato è più di un semplice giochino. Più esso è alto, minore è, per esempio, il rischio di ipertensione, diabete e sovrappeso, in particolare nella regione addominale.

È significativo il fatto che in questa dieta i grassi abbiano un ruolo di primo piano. Proprio alcuni degli alimenti più ricchi di grassi, comunemente considerati responsabili dei chili di troppo, possono aiutarci a dimagrire nell'ambito di una dieta mediterranea. Le noci per esempio, come è stato appurato da molti studi, sono associate al *maggior calo* del rischio di sovrappeso. In altre parole, chi mangia noci regolarmente avrà maggiori possibilità di avere un ventre piatto rispetto a chi non ne mangia. Perfino l'olio d'oliva, secondo queste analisi, aiuta a dimagrire! (Viceversa, le bibite gassate, del tutto prive di grassi, sono tra gli alimenti che fanno ingrassare di più, come vedremo nel prossimo capitolo.)[116] Questi risultati ci forniscono già un primo indizio sul fatto che il grasso che mangiamo non viene automaticamente

Trovate il vostro «fattore mediterraneo»

Domanda	1 punto per ogni risposta corrispondente
In cucina usate l'olio d'oliva come fonte di grassi principale?	Sì
Quanto olio d'oliva mangiate al giorno?	Almeno 4 cucchiai
Quante porzioni di verdura mangiate al giorno? (1 porzione = 200 grammi)	Almeno 2 (tra cui almeno una porzione di verdura cruda o insalata)
Quanta frutta mangiate al giorno?	Almeno 3 porzioni
Quante porzioni di carne rossa o trasformata mangiate al giorno? (1 porzione = 100/150 grammi)	Meno di una
Quante porzioni di burro, margarina o panna mangiate al giorno? (1 porzione = 12 grammi)	Meno di una
Quante bibite bevete al giorno?	Meno di una
Quanto vino bevete in una settimana?	Almeno 7 bicchieri (da 10 cl, ovvero circa una bottiglia)
Quante porzioni di legumi (fagioli, lenticchie, ceci) mangiate alla settimana? (1 porzione = 150 grammi)	Almeno 3
Quante porzioni di pesce mangiate alla settimana? (1 porzione = ca. 150 grammi)	Almeno 3
Quante porzioni di dolci mangiate alla settimana? (torte, biscotti ecc.)	Meno di 3
Quante porzioni di noci mangiate alla settimana? (1 porzione = 30 grammi)	Almeno 3
Preferite la carne bianca, come pollo e tacchino, alla carne rossa, come hamburger e salsicce?	Sì
Quante volte alla settimana mangiate salsa di pomodoro (pomodoro, cipolla, aglio, olio d'oliva)?	Almeno 2 volte

Figura 3.1. Il questionario qui sopra è usato negli esperimenti per capire fino a che punto i partecipanti si alimentano secondo la dieta mediterranea idealizzata dai nutrizionisti, rivelatasi assai salutare in molti test. Più punti totalizzate, più le vostre abitudini alimentari sono «mediterranee». Con un totale di 10 o più punti il rischio di avere un serio problema cardiocircolatorio (ictus, infarto) si riduce almeno del 50% rispetto a un risultato pari o inferiore a 7. I tre aspetti della dieta con il maggiore influsso sulla riduzione del rischio sono (in quest'ordine): verdure, noci e vino.[117]

accumulato in forma di grasso dal nostro corpo. Il grasso non fa per forza ingrassare. Per alcuni alimenti ricchi di grassi, come le noci e l'olio d'oliva, vale addirittura l'opposto.

Occorre precisare che tali esiti sono il frutto di meri studi osservazionali in cui, come sempre, non si sa se vi sia un nesso causale, ovvero se le noci o l'olio d'oliva siano davvero la *causa* degli effetti benefici. Nel frattempo però sono stati portati a termine diversi esperimenti che confermano alcune di queste osservazioni in modo convincente.

Qualche anno fa, un team di ricercatori spagnoli condusse uno studio importante sulla dieta mediterranea su poco meno di 7500 soggetti. La metà di questi fu indotta a seguire con costanza una dieta mediterranea ricca di grassi negli anni successivi. Al gruppo di controllo, comprendente l'altra metà dei soggetti, fu chiesto invece di adottare un'alimentazione meno ricca di grassi.

Tutti i partecipanti all'esperimento avevano un elevato rischio di contrarre malattie cardiocircolatorie, e i nutrizionisti volevano appurare se tale rischio si riducesse maggiormente seguendo una dieta ricca di grassi o una dieta moderatamente low fat. «Che domande!» direte voi scuotendo la testa. È ovvio che per salvaguardare il cuore bisogna limitare i grassi.

Per incoraggiare il gruppo che doveva seguire la dieta mediterranea a darci dentro con i grassi, i ricercatori regalarono una bottiglia d'olio d'oliva alla settimana alla metà dei partecipanti, mentre l'altra metà ottenne un rifornimento gratuito di noci (30 grammi al giorno di un misto di noci, nocciole e mandorle). Il gruppo mediterraneo fu così suddiviso in due sottogruppi: quello dell'olio d'oliva e quello delle noci. Il gruppo di controllo low fat invece non ricevette alcun alimento in regalo.

L'esperimento ebbe un esito sensazionale. Andò talmente bene per i soggetti che seguivano la dieta mediterranea e talmente male per il gruppo di controllo che dopo qualche anno una commissione etica suggerì di interromperlo anzitempo. Secondo la commissione, visti i risultati che si profilavano, non era più ammissibile privare i soggetti del gruppo di controllo dell'alimentazione ricca di grassi rivelatasi così salutare.

In particolare, la dieta mediterranea – in confronto a quella seguita dal gruppo di controllo – riduceva drasticamente il rischio di ictus. Nel gruppo dell'olio d'oliva, il rischio era inferiore del 36%, e in quello delle noci, del 46%. Inoltre, come accertarono successive analisi, chi totalizza 8-9 punti nel questionario ha un rischio di sviluppare serie complicazioni cardiocircolatorie, come un ictus o un infarto, inferiore del 28% rispetto alle persone con 7 o meno punti, mentre con 10-14 punti il rischio si riduce addirittura del 53%.[118] In poche parole, più si mangia alla mediterranea, meglio è per il cuore.

Lo studio spagnolo, pubblicato nel 2013 dalla prestigiosa rivista medica «New England Journal of Medicine»,[119] ha fatto apprezzare in tutto il mondo la dieta mediterranea, che aveva già una certa popolarità per via dei risultati positivi raggiunti in ricerche precedenti (anni prima, in Francia, un esperimento analogo era già stato interrotto in seguito agli ottimi risultati[120]).

E la dieta mediterranea continua a riscuotere giudizi favorevoli. Nuovi studi hanno appurato per esempio che questo tipo di alimentazione si accompagna a una minore riduzione del volume cerebrale.[121] In alcuni soggetti ha addirittura un effetto antidepressivo sorprendente.[122]

In virtù di questi e di molti altri risultati positivi (che vedremo più avanti), non solo la dieta mediterranea in quanto tale, ma anche i grassi sono tornati in auge. Si può dire che le diete low fat siano sempre più *out*, mentre i grassi negli ultimi tempi sono sempre più *in*, ed è comprensibile! La dieta mediterranea, in ogni caso, non è solo sana ma anche gustosa, come molti senz'altro mi confermeranno.

L'olio d'oliva chiaramente dà uno spiccato contributo in tal senso, e non solo perché è buono in sé, ma perché esalta il sapore degli altri cibi. Avete mai provato a togliere il grasso da una padella con una spugna senza usare il detersivo, solo con acqua tiepida? Tutti sanno che il grasso si appiccica, unge, è ostinato. Lo stesso accade nella bocca: il grasso non ha solo una consistenza gradevole ma in un certo senso fissa le sostanze aromatiche al palato. Queste aderiscono alla cavità orale come al fondo di una pentola e in tal modo possono sprigionare tutto il loro aroma anziché essere ingoiate subito. Dunque il grasso è una specie di esaltatore di sapidità naturale. Una delizia!

Tutto questo entusiasmo però non deve ingannarci: la dieta mediterranea, generalmente ricca di grassi (ma ne esistono anche varianti low fat), è «solo» una delle molte vie per nutrirsi in modo sano. Fra l'altro, nell'esperimento spagnolo la percentuale di grassi del gruppo mediterraneo alla fine risultò del 41%: una quota alta, certo, ma nel gruppo di controllo, malgrado la raccomandazione di mangiare meno grassi, questi raggiunsero un rispettabile 37%. C'è da supporre, perciò, che una riduzione così marcata del rischio di ictus dipenda più dal tipo di alimentazione che dalla quantità assoluta di grassi. In sostanza, non credo che sia la semplice abbondanza di grassi a rendere così sana la dieta mediterranea, così come non è l'enorme quantità di carboidrati il fattore salutare e di longevità decisivo nell'alimentazione tradizionale di Okinawa e in quella degli tsimane. Probabilmente il segreto delle culture alimentari molto sane, da Okinawa alla foresta pluviale boliviana, fino a certe regioni mediterranee, dipende molto di più dal fatto che in tutte queste culture si mangia cibo vero anziché junk food industriale. L'alimentazione proviene direttamente dalla natura e per lo più, anche se non esclusivamente, da fonti vegetali.[123]

Perché è importante creare la propria dieta da sé

La maggior parte dei libri di diete si schiera apertamente per un determinato orientamento nutrizionale, per un «programma», sia esso vegetariano, vegano, low fat, low carb, a favore della dieta paleo, di quella dell'ananas, o anche di una variante della dieta mediterranea. Dopodiché, sulla base di studi selezionati con cura, gli autori vi «dimostrano» perché quel regime alimentare sia superiore a tutti gli altri.

Da un lato, una visione ridotta di questo tipo, una presa di posizione unilaterale, semplifica la vita. D'altro canto, veniamo così indotti in modo del tutto arbitrario a seguire *solo* quel programma, *solo* quella dottrina dietetica. Se mangerai esattamente così (come un cacciatore tsimane, come un giapponese di Okinawa o come X o Y in quella tale regione montuosa sul Mediterraneo), dimagrirai e vivrai a lungo senza mai ammalarti. A sostegno di questo consiglio, però, non c'è alcuna ragione oggettiva, poiché è dimostrato che è possibile avere una vita lunga e sana seguendo molti orientamenti nutrizionali diversi.

Possiamo dunque affrontare la questione con maggiore apertura, anzi, è bene che ci comportiamo così, dal momento che ogni organismo è diverso. Seguire ciecamente un programma dietetico il più delle volte porta all'insuccesso. Anziché costringere il nostro corpo a una dieta forzata, dovremmo ascoltarlo di più, cogliere i segnali che ci manda, lasciar perdere i dogmi e le ideologie e sperimentare vari tipi di alimentazione per vedere come reagisce il nostro organismo a una determinata dieta. È il modo migliore per stabilire quale sia la via giusta *per noi* nell'ambito dei regimi alimentari consigliabili. Il fatto stesso che ogni corpo abbia la propria specificità dovrebbe farci capire che non esiste una dieta ideale, anche se la maggior parte dei guru dell'alimentazione, e spesso anche le istituzioni «ufficiali», sostengono il contrario.

Dato che ognuno di noi è diverso dagli altri, di primo acchito la faccenda appare un po' più complessa. Non possiamo più contare su prescrizioni ferree, valide per tutti in ogni circostanza. Allo stesso tempo, però, abbiamo la possibilità di creare una dieta su misura per noi. Non diventate schiavi di una dieta; non riducetevi ad ascoltare un'autorità esterna più del vostro organismo. Ricordatevi sempre che anche il vostro corpo è un'autorità.

In genere, quando facciamo una dieta, succede che proviamo a portarla a termine malgrado le resistenze del nostro corpo, ma poi a un cento punto la abbandoniamo, frustrati o nauseati. Non c'è da stupirsi! La dieta è un programma estraneo che cerchiamo di imporre al nostro organismo. A me sembra che il successo iniziale e il fallimento precoce di molte diete siano già impressi in partenza nella loro struttura rigida e riduttiva. In un primo momento la dieta funziona perché siamo molto motivati, ma anche – diciamolo – perché quell'alimentazione insolita non ci va a genio. Non sappiamo bene cosa dobbiamo cucinare, il cibo non è buono, ci provoca flatulenze, nausea ecc. Di conseguenza mangiamo meno e dunque dimagriamo. *Per lo stesso motivo*, prima o poi gettiamo la spugna (a meno che non abbiamo la fortuna di imbatterci in una dieta che per puro caso si rivela su misura per noi.)

Una mia cara amica, quando mangia (da me) troppo olio d'oliva e noci, passa la notte insonne, tormentata da un senso di «costipazione» interna. Evidentemente per lei è più indicata un'alimentazione low fat. Costringerla a seguire una dieta low carb ricca di grassi sarebbe del tutto improduttivo.

Come sappiamo, perché una dieta sia efficace, è fondamentale tenere duro, e ciò alla lunga è possibile solo se non abbiamo sempre l'impressione di dover «resistere». In fondo, anche se all'inizio ci sembra complicato, dovremmo essere contenti che per alimentarsi in modo sano non esista una sola via lastricata d'oro, bensì più strade percorribili, perché così possiamo creare in larga misura da soli la dieta più adatta al nostro organismo, che sarà poi anche più facile da rispettare.

Sulla quantità di proteine da assumere, come abbiamo visto, non c'è molto margine di manovra. Con i grassi e i carboidrati tuttavia si apre un ampio campo d'azione, almeno per quanto riguarda la loro quantità relativa. Per la maggior parte delle persone, infatti, il rapporto tra la loro quantità non ha grande rilievo. Più importante è fare attenzione a mangiare i carboidrati e i grassi sani. Nei prossimi capitoli scopriremo quali sono e quali, invece, andrebbero evitati. Partiremo dai carboidrati, affrontando subito la loro forma più seducente, lo zucchero, la *femme fatale* dei carboidrati.

- 4 -
Carboidrati I
Zucchero, un ibrido seducente e pericoloso

«Lo zucchero mi fa paura»
Lewis C. Cantley, eminente biochimico americano attivo nella ricerca sul cancro[124]

Così dolce, così amaro

Qualcuno conosce il problema per esperienza personale, ma tutti i genitori, senza eccezione, sanno bene che lo zucchero è una sostanza davvero particolare, capace di rendere esasperanti i bambini. Mio figlio di quattro anni, per esempio, è un infallibile detector di zucchero. Lo fiuta con la sensibilità di un contatore Geiger ben tarato, in grado di individuare tracce minime di radioattività. Non sto scherzando: dall'insistenza con cui chiede la salsa di pomodoro bio che oggi va per la maggiore, sono in grado di fare una stima sorprendentemente affidabile della quantità di zuccheri che contiene (con più di dieci grammi di zuccheri per 100 grammi, il contatore impazzisce, e ogni tentativo di dirottare mio figlio su un'alternativa più sana – anche con l'ausilio dei trucchi psicologici più raffinati di un padre disperato – si rivela inutile).

Ma cos'ha lo zucchero di tanto speciale? «Com'è dolce quella ragazza!» Colleghiamo lo zucchero a sensazioni positive, ma anche a una malattia grave come il diabete, a riprova dell'ambivalenza di questa meravigliosa sostanza. Come stanno davvero le cose? Proviamo a svelare i misteri di questo pericoloso seduttore.

Innanzitutto un breve chiarimento terminologico. Spesso i termini «zucchero/i» e «carboidrati» sono usati come sinonimi, il che ingenera una certa confusione. In questo capitolo, quando parlo di zucchero, mi riferisco alla sostanza bianca e luccicante che compriamo al supermercato in pacchetti da un chilo e mettiamo nel caffè o nei dolci che prepariamo. Si tratta dunque di quello che viene definito anche «zucchero semolato». In termini scientifici, questo tipo di zucchero si chiama «saccarosio». Noi in genere lo chiamiamo semplicemente «zucchero».

Il saccarosio tuttavia è solo uno dei tanti zuccheri diversi. In chimica, la famiglia degli zuccheri prende il nome di «glucidi» o «saccaridi», o più comunemente «carboidrati». Ne esistono di ogni genere di forma e dimensioni. Così, ci sono vari «zuccheri semplici» come il glucosio e il fruttosio, che esamineremo presto in modo approfondito. Immaginateli un po' come mattoncini Lego. In questa visione, il glucosio potrebbe essere un mattoncino verde e il fruttosio un mattoncino giallo. Gli zuccheri semplici e gli altri tipi di zucchero composti da pochi mattoncini vengono talora chiamati «carboidrati semplici». Ci sono poi gli «zuccheri complessi», detti anche «carboidrati complessi», che sono composti da numerosi mattoncini. L'esempio paradigmatico è l'amido, composto da migliaia di molecole di glucosio, dunque esclusivamente da mattoncini verdi agganciati l'uno all'altro.

Concentriamoci ora sullo zucchero semolato, che nel resto del capitolo chiamerò semplicemente «zucchero», secondo l'uso comune. Molti si stupiscono quando apprendono che il «normale» zucchero in realtà non è una sostanza unica ma si compone di due diversi mattoncini: glucosio e fruttosio. Un mattoncino verde attaccato a un mattoncino giallo. Ogni molecola di zucchero dunque rappresenta un ibrido, ed è questa la causa principale dei suoi effetti nefasti.

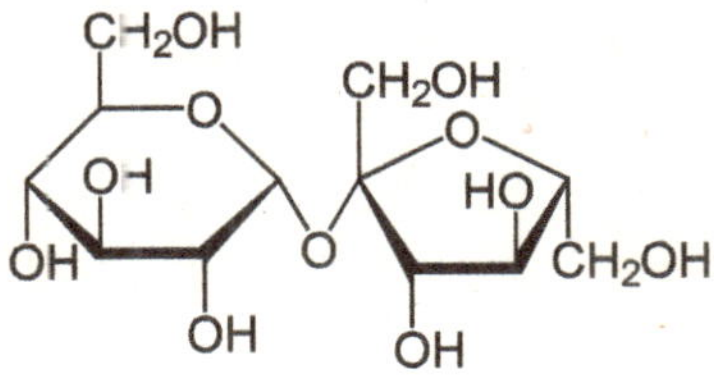

Figura 4.1. Il tradizionale zucchero che teniamo in casa è un «disaccaride», ovvero è composto da due molecole di zuccheri semplici (due «monosaccaridi»): una di glucosio (a sinistra) e una di fruttosio (a destra). Le due molecole sono molto simili ma non identiche: come vedete, il glucosio ha una struttura esagonale mentre quella del fruttosio è pentagonale. Le molecole sono legate dalla O centrale che rappresenta un atomo di ossigeno. In ogni vertice dei «pentagoni» e degli «esagoni» si trova anche un atomo di carbonio (per ragioni di semplicità, in questi punti si tralascia di scrivere la C). Lo zucchero comune è uno dei vari «zuccheri» diversi che in linguaggio scientifico sono detti «carboidrati». A grandi linee, i carboidrati si contraddistinguono per un rapporto di 1:1 tra gli atomi di carbonio e le molecole d'acqua (H_2O), in termini chimici: $C_X(H_2O)_X$. Per esempio, se X è 6, la formula bruta sia del glucosio, sia del fruttosio è $C_6H_{12}O_6$. I carboidrati sono dunque, come indica il nome stesso, atomi di carbonio «idratati».

Il glucosio viene detto anche «zucchero d'uva». Sia questo termine sia il nome «fruttosio» sono fuorvianti poiché la frutta in realtà contiene entrambe le varianti. E l'uva contiene glucosio, certo, ma anche fruttosio, più o meno nella stessa quantità (7 grammi di ognuno dei due zuccheri per 100 grammi di uva). Viceversa, il glucosio non si trova solo nell'uva ma nella frutta in generale e pure nella verdura – in tutto il regno vegetale, insomma – ed è la sostanza di base di alimenti molto diversi dall'uva come pane, pasta, riso e patate.

Forse perché il termine fruttosio evoca un alimento sano come la frutta, molti restano a bocca aperta quando apprendono che proprio la componente di fruttosio dello zucchero, a causa delle sue caratteristiche peculiari, può avere effetti dannosi per il nostro organismo. Come sappiamo, è la dose che fa il veleno, e il principio vale anche in questo caso.

Vale in modo particolare, anzi, poiché la rapidità con cui lo zucchero entra nel nostro corpo ha un ruolo decisivo: più velocemente le molecole di zucchero vengono immesse nel nostro organismo e raggiungono il fegato, peggiori saranno le conseguenze. Sotto questo aspetto, lo zucchero ha un'affinità con l'alcol: scolarsi mezza bottiglia di spumante a stomaco vuoto in un sol colpo, com'è noto, è diverso che bere la stessa quantità di spumante nel corso di una serata per accompagnare un menu di cinque portate.

C'è poi un'altra somiglianza con l'alcol: anche lo zucchero attenua lo stress e ci calma. Ha addirittura un effetto consolatorio ed euforizzante su di noi. Ecco perché, quando siamo frustrati o abbiamo problemi di cuore, diamo fondo alle nostre scorte di gelato e di cioccolata. Sotto stress, alcuni mangiano di più, altri di meno, ma diversi studi hanno appurato che *tutti*, anche quelli che mangiano di meno, prediligono i dolci![125]

Mentre il cervello si gode l'euforia suscitata dallo zucchero, il fegato soffre in silenzio. Quest'ultimo infatti subisce un'aggressione simile se, anziché con lo spumante, plachiamo la nostra sete con mezzo litro di Coca-Cola o di succo di frutta. E la causa, in una parola, è il fruttosio.

Il fruttosio ingrassa ovvero la preparazione a un inverno che non arriva mai

Seguiamo il percorso di una Coca-Cola – o anche di un tè freddo zuccherato, di una limonata, di un succo di frutta – dalla bocca alle viscere. Non dovendo essere sminuzzato, dopo una breve sosta nello stomaco, il liquido scorre nell'intestino tenue dove l'ibrido di nome zucchero viene scomposto nei suoi due elementi (a meno che le molecole di fruttosio non siano già separate in origine nell'alimento, come accade in parte nella frutta o nello sciroppo di mais industriale, detto anche isoglucosio o sciroppo di glucosio-fruttosio, che dall'ottobre 2017 può essere usato liberamente nell'Unione Europea). A questo punto, le molecole legate di fruttosio-glucosio si trasformano in glucosio puro e fruttosio puro.

Così separate, le due molecole sono sufficientemente piccole per penetrare nelle pareti intestinali, confluendo così nella vena porta, attraverso la quale raggiungono il fegato. Lì le strade dei due zuccheri gemelli si dividono: se il glucosio prende una strada del tutto convenzionale, diverso è il destino del suo stravagante gemello, il fruttosio.

Quando ha bisogno di energia, il fegato si concede un po' di glucosio, e una volta «sazio», consente alle molecole di proseguire il loro viaggio. Il glucosio si diffonde così nel resto del corpo attraverso il sangue e può essere assimilato dalle cellule che necessitano di energia, come quelle dei muscoli o del cervello (il cervello adora il glucosio e ne divora grandi quantità). Fin qui, si tratta di un processo relativamente consueto. Molte famigerate «bombe di carboidrati» come pane, pasta, riso e patate non contengono fruttosio (se non in percentuali minime), ma principalmente glucosio sotto forma di amido. Il glucosio può essere usato come fonte di energia da qualsiasi cellula del nostro corpo.

Zucchero, miele, bibite, frutta e succhi di frutta però non sono composti solo di glucosio ma anche – per quanto concerne gli zuccheri – circa per metà di fruttosio, il quale viene sottoposto a un trattamento completamente diverso da parte del nostro organismo. Anche le molecole di fruttosio arrivano al fegato attraverso la vena porta, ma una volta giunte a destinazione, accade una cosa singolare: a prescindere da quanto sia sazio, il fegato assorbe come una spugna quasi tutto il flusso di fruttosio trasformandolo in parte in grasso nelle proprie cellule. Dunque per il nostro fegato il fruttosio non è affatto la stessa cosa del glucosio, anche se entrambi sprigionano lo stesso calore, ovvero la stessa quantità di energia, quando li si brucia in un contenitore metallico conosciuto come «calorimetro» (è con questo metodo che si determinano le calorie: una chilocaloria, per definizione, non è altro che la quantità di energia necessaria per innalzare di un grado Celsius la temperatura di un chilogrammo d'acqua).

Nessuno sa perché il nostro corpo assimili il fruttosio in questo modo singolare. Ciò dev'essere connesso con la nostra storia evolutiva, e probabilmente questo meccanismo un tempo ci ha salvato la vita. Il biologo molecolare Lewis Cantley ha formulato una congettura al riguardo che mi sembra plausibile. Cantley, uno dei più importanti ricercatori sul cancro americani, ha scoperto una molecola proteica che rappresenta una via di segnalazione dell'insulina e dell'mTOR (la fosfoinositide 3-chinasi o PI3K). Per questa scoperta, nel 2013 ha ricevuto un *Breakthrough Prize in Life Sciences* pari a 3 milioni di dollari (una dote assai superiore a quella del premio Nobel). Il premio è istituito fra l'altro da Mark Zuckerberg, l'inventore di Facebook, e dal cofondatore di Google, Sergej Brin. Dice Cantley:

> I frutti maturano alla fine della stagione di crescita, e in quasi tutti gli ambienti questo generalmente significa che nei mesi successivi non ci sarà molto da mangiare. Dunque, la strategia migliore per sopravvivere consiste nel trasformare tutto quello che si mangia in grasso. [...] Ecco perché il fruttosio 10.000 anni fa era una sostanza fantastica per noi: ci permetteva di superare la penuria di cibo che dovevamo affrontare ogni anno. Oggi però non c'è più penuria di cibo, perciò ingrassiamo e basta.[126]

Gli animali in genere regolano il proprio peso con grande rigidità. Il corpo di un animale non «vuole» essere troppo magro né troppo grasso, a meno che l'animale in questione non debba prepararsi a un lungo periodo di magra, o in caso estremo a un letargo: in tal caso, accumula la maggiore quantità possibile di energia. Una riserva preziosa che si accumula nel corpo come grasso.

Secondo un'ipotesi, quando un animale o anche un uomo ingerisce una certa quantità critica di fruttosio, quest'ultimo non viene solo trasformato in grasso, ma è recepito dall'organismo come una specie di campanello d'allarme: l'inverno è alle porte! Cosa fa allora il corpo quando suona l'allarme del fruttosio? Passa in modalità risparmio: qualsiasi cosa mangiamo, non appena può la mette da parte sotto forma di grasso. Il fruttosio in un certo senso aziona l'«interruttore del grasso» dentro di noi attivando un programma di risparmio energetico arcaico.[127] Dunque è questo che ci succede quando tracanniamo tutti i giorni Coca-Cola e succhi di frutta in abbondanza?

Possiamo continuare a speculare con una certa verosimiglianza in questa direzione: in base a un'astuta strategia, l'evoluzione ci avrebbe resi così golosi di fruttosio che ne siamo diventati ingordi. In fondo, visto che i frutti in natura a un certo punto si esauriscono, questa ingordigia – o dipendenza – sarebbe destinata a risolversi da sé nel giro di breve. Con l'arrivo dell'inverno ci ritroveremmo in preda a un'astinenza da zucchero, ma almeno avremmo sviluppato un caldo cuscinetto di grasso. Naturalmente si tratta di pura speculazione.

Se queste ipotesi hanno un fondo di verità, potremmo dire che un tempo, nell'età della pietra, questo saggio comportamento dell'organismo per superare l'inverno – messo in moto dalle scorpacciate di frutti in autunno – ci aiutava nella lotta per la sopravvivenza. In un mondo in cui lo zucchero è onnipresente (bisogna addirittura sforzarsi per *non* mangiarlo), tale comportamento viene scombussolato, rivoltandosi contro di noi: grazie a un'industria alimentare che tende a riempire di zucchero i suoi prodotti, il nostro corpo pensa in continuazione di dover affrontare un'era glaciale siberiana. Per tutto l'anno, l'organismo si prepara a un inverno calorico che non arriva mai.

L'industria alimentare, mi ha detto Lewis Cantley quando gli ho chiesto la sua opinione al riguardo, sfrutta la nostra «dipendenza da zucchero» evolutiva in modo mirato.

«La cosa peggiore è che l'industria alimentare è incentivata ad arricchire di zucchero i suoi prodotti, poiché si tratta di uno degli ingredienti più a buon mercato» afferma il ricercatore. «Essa abusa della nostra dipendenza per promuovere le vendite.»[128]

Il modo singolare in cui il nostro corpo metabolizza lo zucchero ci aiuta a capire meglio l'origine della nostra ingordigia di dolci. Il fatto che il fruttosio – una delle due componenti dello zucchero – venga assimilato quasi interamente dal fegato, ha una grave conseguenza: benché la Coca-Cola e altri dolci siano «alimenti» assai ricchi di energia, metà dell'energia non arriva al cervello, ovvero al nostro centro di controllo. Non ci arriva perché viene intercettata dal fegato e trasformata in grasso. Non stupisce, perciò, che il cervello ci invii il seguente messaggio: *Ehi, bevi ancora un sorso! Mangia un altro dolcetto! Ho bisogno di altro glucosio!* Per soddisfare il cervello occorre *il doppio* di zucchero rispetto al normale amido o al glucosio puro.[129]

Molti di noi conoscono fin troppo bene questo fenomeno: una bibita, un succo o un pacchetto di orsetti gommosi, per quanto siano ricchi di calorie, non ci saziano davvero. È chiaro che a un certo punto smettiamo comunque di bere o di mangiucchiare, ma più per senso di colpa o per nausea che altro, sostiene Gary Taubes, divulgatore scientifico noto per le sue critiche allo zucchero.[130]

Non a caso, fra tutte le proposte dietetiche con un minimo di serietà non ce n'è una che permetta un consumo abbondante di zucchero: a prescindere dal fatto che sia una dieta low carb, low fat, mediterranea o paleo, i dolci sono quasi sempre la prima cosa a essere bandita. Ogni tipo di alimentazione sana comporta una rinuncia allo zucchero più o meno accentuata. A mio parere, le prove raccolte contro lo zucchero sono molto convincenti. Il mio motto è: meno zucchero si mangia, tanto meglio.

Anche se l'ipotesi dell'interruttore del grasso dovesse rivelarsi falsa, infatti, una cosa è certa: lo zucchero non fornisce al nostro corpo nutrienti, ma solo una valanga di calorie. A tale proposito, si parla spesso di calorie «vuote», in riferimento al fatto che lo zucchero in un certo senso è una forma di energia pura. Lo svantaggio, dunque, sarebbe unicamente quello di sostituire con lo zucchero altri alimenti più ricchi di sostanze nutritive, dal momento che ci occorre solo una determinata quantità di nutrimento e di energia.

Alla luce degli effetti negativi dello zucchero sul metabolismo, però, l'aggettivo «vuoto» mi sembra inadeguato per caratterizzare i danni che lo zucchero produce al nostro organismo. Per fare un esempio, anche l'alcol è ricco di energia ed è dunque altrettanto in grado di rimpiazzare alimenti più ricchi di sostanze nutritive, cosa che spesso accade negli alcolisti. Tuttavia, chiunque sia stato all'Oktoberfest non penserebbe mai che «vuoto» sia un termine azzeccato per descrivere le calorie dell'alcol. È l'alcol in sé a essere nocivo in dosi massicce, indipendentemente dal fatto che sostituisca altri alimenti più sani. Quello che voglio dire è che le calorie dello zucchero non sono «neutrali»; non sono dannose semplicemente perché la assumiamo al posto di altre sostanze nutritive, ma lo sono di per sé. Probabilmente, diete come la low fat, la paleo ecc. sono migliori della nostra alimentazione consueta solo per il fatto che contengono molto meno zucchero (questo naturalmente vale anche per la dieta tradizionale di Okinawa[31])

Che cosa implica tutto questo per la nostra vita quotidiana? Alla fin fine, dipende dalla dose. Io la penso così: una fetta di torta ogni tanto, un gelato alla vaniglia in una torrida giornata estiva o un dessert goloso non sono un grande problema, soprattutto se parliamo dell'irresistibile crème brûlée che a volte – fin troppo di rado – mi prepara mia moglie. Anche un cucchiaino di zucchero nel caffè o nel tè non incide molto, se consideriamo che mezzo litro di Coca-Cola ne contiene ben quattordici (un cucchiaino di zucchero è pari a circa 4 grammi). E lo so che non ci crederete, ma il succo di mele bio torbido dall'aria così salutare che in questo momento ho in frigorifero (chiunque abbia osato introdurlo in casa a mia insaputa) contiene la stessa quantità di zucchero della Coca-Cola! Il mio consiglio pratico è questo: innanzitutto, state attenti alle bevande zuccherate. Il maggior apporto di zucchero nella nostra alimentazione viene proprio dalle bibite come la Coca-Cola, la Fanta ecc., ma anche dai molti «energy drink» così popolari oggigiorno, nonché dai succhi di frutta 100%. Non solo tutte queste bevande contengono zucchero in quantità esagerata, ma il fatto che siano dei liquidi fa sì che lo zucchero entri in circolazione nel sangue in modo fulmineo, come se ci facessimo una flebo.

Personalmente, evito queste flebo zuccherine. Ogni tanto bevo una spremuta d'arancia fresca, un bicchiere di succo di melagrana o di barbabietola. Il miele (a sua volta una miscela di fruttosio e glucosio) lo uso regolarmente ma con moderazione, in realtà solo nel condimento dell'insalata. Le alternative spesso decantate, come lo sciroppo d'agave tanto amato dai vegani, purtroppo non sono affatto migliori – lo sciroppo d'agave, anzi, è composto quasi esclusivamente da fruttosio, per questo è così dolce: il fruttosio è molto più dolce del glucosio.

Dunque, per addolcirci la vita in pratica non ci restano che i dolcificanti artificiali come l'aspartame, la saccarina e il sucralosio. Come dobbiamo valutarli? Sono una valida alternativa? Cominciamo col dire che in generale questi dolcificanti vengono considerati ampiamente «sicuri». A favore di questa tesi viene portato l'argomento che queste sostanze sintetiche non possono essere metabolizzate dal nostro corpo, il che sostanzialmente è vero, salvo che per un piccolo dettaglio: «noi» non siamo fatti solo di «noi».

Nel profondo dell'intestino, e in particolare nell'intestino crasso, vivono miliardi e miliardi di batteri silenziosi, il cui insieme è chiamato «microbioma».[132] Il microbioma costituisce fino a due chili del nostro peso e, come noi, ha fame. Molta fame. Solo che i poveri batteri sono per così dire, l'ultima ruota del carro e devono adattarsi a mangiare i resti non digeribili che noi (il nostro intestino tenue) gli lasciamo. Può trattarsi di roba molto sana, come le fibre del pane integrale, ma anche di sostanze meno salutari; fra queste, secondo i primi dati provvisori che abbiamo a disposizione, ci sarebbero pure i dolcificanti artificiali. Un'équipe di ricercatori israeliani dell'Istituto Scientifico Weizmann ha scoperto che il consumo di dolcificanti già dopo pochi giorni altera l'equilibrio del microbioma in modo sostanziale. Si propagano ceppi tendenzialmente nocivi mentre altri benèfici (per esempio il *Lactobacillus reuteri*) si riducono. Questa alterazione dell'equilibrio batterico ha conseguenze negative non solo sull'intestino crasso ma sull'intero organismo. Soprattutto, lo squilibrio fa sì che non riusciamo più ad assimilare bene il glucosio nel sangue, il che rappresenta il primo stadio nello sviluppo del diabete. Inoltre, sembra che i dolcificanti artificiali contribuiscano al sovrappeso (anche se in questo caso i risultati sono contraddittori). Perciò, se sostituiamo lo zucchero con i dolcificanti per non ingrassare ed evitare il diabete, ironicamente questo potrebbe ritorcersi contro di noi. Così riassume la questione lo studioso israeliano sulla rivista scientifica «Nature»:

> I dolcificanti artificiali vennero introdotti allo scopo di ridurre l'apporto calorico e di tenere la glicemia a livelli normali senza che fossimo costretti a rinunciare ai dolci. [...] L'aumento del consumo di dolcificanti va di pari passo con la drastica diffusione dell'epidemia di obesità e di diabete. I nostri risultati fanno supporre che i dolcificanti potrebbero aver contribuito in modo diretto proprio all'epidemia che secondo le intenzioni avrebbero dovuto combattere.[133]

In poche parole, anche i dolcificanti sono sostanze poco raccomandabili! A questo punto viene da chiedersi se sia proprio necessario rinunciare religiosamente a tutti gli zuccheri e dolcificanti. La risposta da un lato è: no, probabilmente no. D'altra parte, anche chi è cauto nel consumo diretto di zucchero, ne mangia lo stesso quasi inevitabilmente in grandi quantità poiché lo zucchero – come ricorda Cantley – viene aggiunto a ogni genere di alimenti: pane, yogurt, prosciutto, würstel, ketchup, salse di pomodoro, corn-flakes, muesli ecc. (lo stesso vale in parte anche per i dolcificanti, soprattutto per quanto riguarda i prodotti «light»). Nel caso singolo, a mio avviso non dobbiamo rinunciare con cieca intransigenza a un alimento molto sano solo perché contiene qualche grammo di zucchero. Per esempio, il cavolo rosso in barattolo di vetro, a cui viene aggiunto *un po'* di zucchero, è comunque una buona scelta rispetto alla maggior parte delle alternative. Bisognerebbe però essere consapevoli della quantità di zucchero che viene riversata in molti prodotti alimentari industriali.

Il fatto è questo: chi mette due cucchiaini di zucchero nel caffè o fa una torta al limone con le proprie mani, se non altro sa di mangiare zucchero e quanto ne mangia, e volendo può usare un po' meno zucchero. Gli alimenti industriali, invece, introducono nel nostro corpo il loro carico zuccherino di straforo, e questo accade a ogni pasto che consumiamo. Non ho niente contro un dessert, ma quando ogni piatto si trasforma clandestinamente in un dessert, c'è qualcosa che non va. Fateci caso, la prossima volta che andate a fare la spesa. È un altro motivo per cucinare il più possibile da sé quello che si mangia con ingredienti freschi di origine naturale anziché industriale.

Per il tè e il caffè, fra l'altro, ho trovato un'alternativa che non solo è più sana, ma è anche più gustosa, a mio parere: prendo sempre il caffè con un pezzettino di cioccolato extra fondente che contiene relativamente poco zucchero: l'intera tavoletta da 100 grammi del mio cioccolato al 90% di cacao ne contiene 7 grammi pari a «soli» due cucchiaini. Il cioccolato al latte invece contiene circa 50 grammi di zucchero, ovvero sette volte tanto. Ma soprattutto, nel cioccolato fondente sono presenti sostanze bioattive chiamate flavonoidi che rilassano i vasi, abbassano la pressione e aumentano la sensibilità all'insulina (argomento che approfondiremo presto).[134] Il cioccolato fondente è – con le noci – il mio snack preferito in assoluto!

Il tè lo prendo spesso con un po' di frutta (il sencha uchiyama[135] con una mela è delizioso: provatelo!). Frutta? Ma non contiene fruttosio? Certo, ma in quantità limitata. E poi non conosco nessuno che mangi spontaneamente cinque o sei mele una dopo l'altra, o divori due chili d'uva in un sol colpo (anche se a qualche uomo dell'età della pietra affamato sarà capitato, in autunno). Se la stessa quantità di frutta però è in forma di succo, trangugiarla in pochi secondi è un gioco da ragazzi. Chi mangia tre o quattro porzioni di frutta al giorno non deve preoccuparsi per lo zucchero. Per quanto mi riguarda, i miei preferiti sono i frutti di bosco come i mirtilli, le fragole, i lamponi e le more, che contengono poco zucchero e sono pieni di sostanze benefiche che, fra le altre cose, rallentano l'assimilazione dello zucchero nell'intestino tenue impedendo così lo shock glicemico.[136] Dunque, niente paura dei frutti interi.

Inoltre, nella frutta lo zucchero è legato alle fibre in una struttura integra. Le molecole di zucchero vengono rilasciate a poco a poco dal frutto ed entrano in circolo nel sangue gradualmente. Il fegato non viene inondato di colpo da uno tsunami zuccherino. Spremendo la frutta, buon parte delle fibre e delle altre sostanze benefiche si perdono per strada: quel che resta consiste in massima parte d'acqua… e zucchero. I frullati sono un po' meglio, ma frullando la frutta se ne distrugge la struttura e a quel punto non c'è più molto che possa intralciare una digestione rapida, e lo zucchero concentrato si precipita nel nostro corpo. Anche se le sostanze nutritive in quanto tali si conservano, un frutto intero è più della somma dei propri nutrienti.[137] Un tempo bevevo una quantità di succhi di frutta e di frullati, anche perché ero convinto che mi facessero bene. Oggi non bevo (quasi) più la frutta: preferisco mangiarmela.

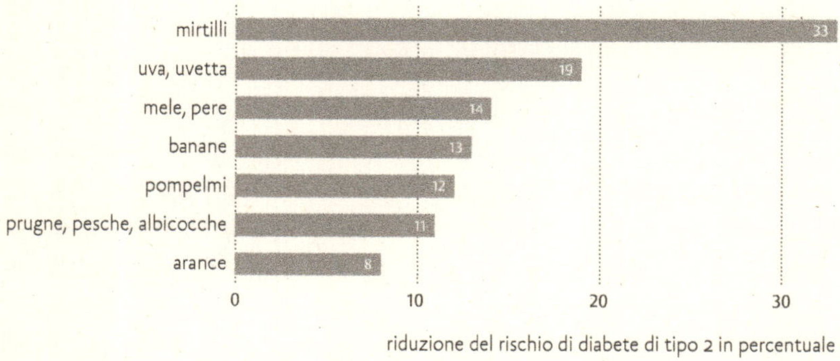

Figura 4.2. Chi mangia frutta intera può contare su una riduzione del rischio di diabete. I succhi di frutta invece ne aumentano il rischio. Il grafico mostra cosa accade se si sostituiscono 3 bicchieri di succo di frutta alla settimana con una quantità simile di vari frutti interi. Se per esempio al posto del succo si mangiano mirtilli, il rischio di diabete si riduce di oltre il 30%. I calcoli si basano su un campione di più di 150.000 donne e 36.000 uomini.[138]

Dal fegato grasso all'invecchiamento cellulare

L'ibrido chiamato zucchero non solo ci fa ingrassare ma – alla lunga e in quantità adeguata – ci fa pure ammalare, anche se naturalmente le due cose non sempre si distinguono in modo netto. Se il fegato si impregna di fruttosio, come si è detto, quest'ultimo viene trasformato in grasso. Fra l'altro, più ci imbottiamo di fruttosio, più il fegato diventa abile a digerirlo, comincia ad adattarsi, ovvero perfeziona la trasformazione del fruttosio in grasso attivando determinati geni.

Come tutti gli altri organi del corpo, però, il fegato non è fatto per immagazzinare grasso: per quello c'è – in primo luogo – il tessuto adiposo, che si trova direttamente sotto la pelle. Quando il grasso si accumula in quantità eccessiva in punti del nostro corpo in cui non dovrebbe stare, si parla in modo appropriato di grasso «ectopico». (Dal greco *ektós* = «fuori» e *tópos* = «luogo», dunque: grasso nel posto sbagliato. Il grasso addominale interno che si accumula *intorno* agli organi è una forma di grasso ectopico in senso lato; in senso stretto, invece, con questo termine si intende l'eccesso di grasso *nelle* cellule del fegato, del pancreas, dei muscoli ecc.) Il grasso ectopico è dannoso poiché disturba le cellule nell'esercizio delle loro normali funzioni.

La disfunzione più grave, di cui parlerò più volte in questo libro, anche perché si presenta molto spesso, si chiama «insulinoresistenza». Accumulando grasso al loro interno, le cellule del fegato diventano meno sensibili all'ormone dell'insulina. La via di segnalazione dell'insulina dentro la cellula è intralciata. Per compensare tale sensibilità ridotta, il pancreas è costretto a secernere più insulina. L'insulinoresistenza comporta dunque un aumento del tasso di insulina nel sangue. Poiché, come si è accennato in precedenza, l'insulina è un ormone che favorisce l'accumulo di grasso, a questo punto siamo – innanzitutto – sulla buona strada per ingrassare (soprattutto quando, com'è spesso il caso, la sensibilità all'insulina delle nostre cellule di grasso *non* si è ancora ridotta)[139]. In secondo luogo, siamo a rischio di diabete.

In terzo luogo, gli studiosi dei tumori come Lewis Cantley sono convinti che lo zucchero, mediante l'insulina, aumenti addirittura il rischio di cancro, poiché l'insulina è anche un ormone che stimola la crescita (in modo simile alla mTOR, anzi, in connessione diretta con la mTOR: l'insulina attiva la mTOR attraverso la molecola proteica scoperta da Cantley). Disgraziatamente, l'insulina non attiva solo le cellule sane:

anche la maggior parte delle forme di tumore sono sensibili all'insulina, e l'ormone le sprona a crescere e a moltiplicarsi. «L'insulina non si limita a dire al tumore di assimilare glucosio, ma lo spinge anche ad assorbire amminoacidi e a formare proteine e grassi: tutto ciò di cui un tumore ha bisogno per crescere!» mi ha spiegato Cantley.[140] Fra l'altro, anche il ricercatore americano per questo motivo evita la zucchero il più possibile.

Riassumo di nuovo l'essenziale: flussi regolari di fruttosio provocano un accumulo di grasso nelle cellule epatiche che riduce la sensibilità del fegato all'ormone dell'insulina. Questo porta a un aumento della secrezione di insulina, che a sua volta favorisce l'insorgere di numerosi problemi, dall'obesità al cancro.[141]

Il fegato, come si è detto, non è fatto per immagazzinare grasso. È un organo che ha il compito di fornire energia al corpo sotto forma di glucosio e anche – per l'appunto – di acidi grassi. Il fegato dunque distribuisce il grasso in eccesso al resto del corpo, che in linea di principio ha bisogno di questa energia. Per farlo, procede in modo molto ordinato mettendo il grasso su apposite molecole trasportatrici. Possiamo immaginarle come piccole boe in grado di trasportare un carico – i grassi, appunto – attraverso il sistema circolatorio. (Le boe trasportano contemporaneamente anche colesterolo, una sostanza simile al grasso che fra l'altro è una componente della membrana delle cellule, quindi è anch'essa necessaria al nostro organismo).

Come mai il fegato si prende la briga di costruire dispendiose boe? Semplice: perché non conviene che il nostro sangue si trasformi in brodo di pollo. È noto che acqua e grasso vanno poco d'accordo e non si mescolano. Le molecole di grasso libere si raggrumerebbero nel sangue acquoso come le chiazze di grasso nel brodo. Per evitarlo, il fegato mette le molecole di grasso su piccole boe.

Una volta che le boe sono ben cariche di molecole di grasso (e di colesterolo), il fegato le immette nel sistema circolatorio. Le attende un lungo viaggio nel nostro corpo, durante il quale busseranno alla porta di vari organi e cellule per chiedere se abbiano bisogno di un po' di grasso.

In genere le cellule muscolari rispondono: «Ahhh, energia... ci voleva proprio! Da' qua!» e si fanno una «bevuta» di grassi. Se però l'offerta di grassi è eccessiva, come nel nostro caso, non di rado esse assorbono più grasso di quanto non ne consumino. Di conseguenza, il grasso si accumula anche nelle cellule muscolari, rendendole a loro volta insensibili all'ormone dell'insulina. La diagnosi di diabete si avvicina sempre di più.

Le boe trasportatrici che il fegato produce e mette in circolo sono denominate particelle VLDL (*very low-density lipoprotein*, una struttura proteica provvista di grassi diversi a densità complessivamente molto bassa). Una particella VLDL è una sorta di furgone che trasporta molecole di grasso e di colesterolo agli organi e alle cellule del corpo. Effettuando le consegne di grasso, la particella si rimpicciolisce trasformandosi infine in LDL (*low-density lipoprotein*). La LDL è dunque un residuo di VLDL.

Il fegato però costruisce anche veicoli di trasporto che hanno il compito di riportargli indietro il colesterolo in eccesso. Questa molecola trasportatrice si chiama HDL (*high-density lipoprotein*). Se livelli elevati di LDL non sono un buon segno, alti livelli di HDL sono invece positivi. Un'alimentazione ricca di zuccheri aumenta i livelli di LDL e abbassa quelli di colesterolo HDL. La grande quantità di particelle LDL provviste di colesterolo si concentra sulle pareti delle arterie, ostruendole. In parole povere, non solo il grasso, ma anche lo zucchero può portare all'occlusione delle arterie.

La situazione è particolarmente drammatica quando il fegato viene inondato di colpo di fruttosio (in senso lato, lo stesso vale per tutti i carboidrati che si digeriscono velocemente). In tal caso, com'è facile immaginare, esso produce un numero relativamente elevato di particelle di grasso, dette «trigliceridi». Per smaltire il flusso di grasso, il fegato carica il maggior numero possibile di trigliceridi sui suoi «furgoni». Di conseguenza – e questo è il punto fondamentale – le boe VLDL risultano particolarmente grosse, «obese» nel vero senso della parola.

Come tutte le VLDL, anche queste boe corpulente nel corso del loro viaggio cedono trigliceridi alle cellule rimpicciolendosi sempre di più, come se fossero sottoposte a una cura dimagrante. Benché all'inizio fossero così grasse, dopo la «cura» le megaparticelle VLDL si trasformano in piccolissime particelle LDL che si insinuano come sabbia nelle pareti delle arterie. Proprio queste minuscole particelle LDL (il termine tecnico è «*small*, *dense* LDL» o «sdLDL») si stanno rivelando estremamente nocive: secondo gli ultimi studi, esse aumentano notevolmente il rischio di infarto, più delle particelle LDL di dimensioni maggiori. Se le cose stanno così, lo zucchero dà un contributo decisivo all'occlusione delle arterie e dunque a un possibile infarto.

Un forte consumo di zucchero aumenta il rischio di morte per infarto in modo spaventoso. Secondo una ricerca condotta in collaborazione con l'Università di Harvard, le persone che assumono tra il 10% e il 25% delle calorie complessive sotto forma di zucchero aggiunto agli alimenti, soprattutto bibite, dessert, succhi di frutta zuccherati e dolci, devono mettere in conto un aumento del 30% del rischio di morte per malattie cardiocircolatorie. Se le calorie assunte provenienti dallo zucchero aggiunto sono superiori al 25%, il rischio di morte arriva quasi a triplicarsi![142]

In questi studi, le bibite zuccherate spiccano sempre per i loro effetti negativi. Si può davvero affermare senza esagerazione che le bibite come Coca-Cola, Fanta ecc., oltre a essere i rappresentanti meno sani della categoria dei carboidrati, sono tra gli «alimenti» più insani in assoluto (per quanto riguarda i succhi di frutta al 100%, i risultati sono più discordanti, probabilmente perché contengono sostanze bioattive che contrastano l'effetto dello zucchero).

Le bibite zuccherate, inoltre, sembrano accelerare il processo di invecchiamento. In una nuova analisi a cui fra gli altri ha collaborato la scienziata australiano-statunitense Elizabeth Blackburn, premio Nobel per la Medicina 2009, si è appurato che più bibite si bevono, più corti sono i telomeri.

Chi ha già sentito parlare dei telomeri sa che il loro accorciamento non è una buona notizia. Il nostro patrimonio ereditario è racchiuso nelle cellule, solitamente in pacchetti biochimici chiamati «cromosomi». Essendo molto sensibili, le estremità dei cromosomi sono protette dai telomeri, che hanno un po' la funzione dei cappucci di plastica o metallici delle stringhe delle scarpe. Ogni divisione cellulare provoca l'accorciamento dei cappucci protettivi dei cromosomi. Semplificando, si può dire che più corti sono i telomeri, più la cellula è vecchia. A un certo punto i telomeri «si consumano» e la cellula muore.

Blackburn e i suoi colleghi hanno scoperto che l'invecchiamento cellulare di chi beve ogni giorno un bicchiere di Coca-Cola, Fanta ecc. da circa 235 ml (meno di un quarto di litro), in base alla misurazione dei telomeri è anticipato di 1,9 anni. Le cellule di chi beve mezzo litro abbondante (590 ml) di bibite, invece, invecchiano addirittura con 4,6 anni d'anticipo. Una tale accelerazione dell'accorciamento dei telomeri si riscontra altrimenti solo nei fumatori![143]

Test: che effetto fa un litro di Coca-Cola al giorno sul nostro organismo?

Molti dei processi metabolici che ho descritto sopra sono stati scoperti nel corso dei decenni in modelli animali.[144] Numerosi effetti nocivi di un alto consumo di zucchero sugli esseri umani si basano invece su studi osservazionali, che vanno presi sempre con il beneficio del dubbio: è possibile che i patiti di Coca-Cola e bibite varie nel complesso non siano grandissimi amanti dell'attività fisica, mentre le persone che curano la propria salute tendono a evitare le bibite zuccherate. Come possiamo essere certi che sia proprio lo zucchero, e non lo stile di vita complessivamente poco salutare, a portare all'invecchiamento accelerato e alla morte prematura? Il solito dilemma: causalità o correlazione?

Inoltre, lo zucchero si limita a contribuire all'eccesso di apporto calorico e quindi all'obesità; una parte dei problemi osservati potrebbero essere causati da quest'ultima. È l'argomento prediletto dei produttori di bibite. Non sono *loro* a mettere in commercio prodotti che possono essere nocivi come le sigarette, siamo *noi* i veri colpevoli perché non riusciamo a trattenerci e facciamo troppo poco movimento. In altre parole, siamo ingordi, e pure pigri!

A questo punto solo dei test su esseri umani possono fare chiarezza, benché questo genere di esperimenti confini con le lesioni personali. Tuttavia, solo così è possibile verificare la validità dei modelli metabolici e capire una volta per tutte se lo zucchero – in quantitativi non del tutto irrealistici anche nella vita quotidiana – sia davvero la *causa* dei problemi di salute osservati. Solo negli ultimi anni sono stati eseguiti alcuni esperimenti del genere – esperimenti onerosi, costosi – che in sostanza hanno confermato i timori. Ne citerò qui due che mi sembrano particolarmente rilevanti e allo stesso tempo si distinguono per la loro grande serietà e attendibilità.

Nel primo esperimento, dei ricercatori danesi hanno suddiviso in base al caso quasi cinquanta persone in sovrappeso di età compresa fra i 20 i 50 anni in quattro gruppi. A tutti i partecipanti è stato chiesto di continuare ad alimentarsi come sempre nei sei mesi successivi con un solo piccolo cambiamento: il gruppo 1 doveva bere un litro di Coca-Cola al giorno, il gruppo 2 un litro di latte parzialmente scremato (con l'1,5% di grassi), il gruppo 3 un litro di Coca-Cola light e il gruppo 4 un litro d'acqua.

Ovviamente il confronto con la Coca-Cola light e l'acqua non è equo, dato che queste ultime non contengono calorie. A maggior ragione sarebbero state interessanti le eventuali differenze tra i primi due gruppi (Coca-Cola contro latte) perché la Coca-Cola e il latte parzialmente scremato sul piano puramente calorico sono quasi identici (la Coca-Cola usata nell'esperimento conteneva 440 calorie al litro; il latte addirittura un po' di più: 460).

Ed effettivamente, dopo sei mesi si sono riscontrate notevoli differenze tra i gruppi. Nelle cavie che hanno bevuto Coca-Cola – proprio come prevedevano i modelli metabolici – i trigliceridi nel sangue sono aumentati del 32% e il colesterolo totale dell'11%, mentre negli altri gruppi da questo punto di vista non è cambiato niente. Ancor più netta è risultata la differenza quando si è esaminato il fegato: nei bevitori di Coca-Cola, il grasso accumulato nel fegato è aumentato del 143% rispetto al gruppo a cui era stato assegnato il latte. Benché l'incremento totale di grasso sia stato simile in tutti i gruppi, il litro di Coca-Cola quotidiano ha causato un'espansione specifica di grasso addominale interno. Quando le boe trasportatrici VLDL girano per il corpo con i trigliceridi per distribuire il grasso, a quanto pare sono propense a scaricarlo proprio dove non dovrebbe stare e provoca danni.[145]

In sintesi, i risultati ottenuti testimoniano quanto segue:

1. Un'alimentazione costantemente ricca di zucchero provoca un accumulo di grasso nel fegato, che diventa così insensibile all'insulina.
2. Il fegato cerca di sbarazzarsi del grasso in eccesso con l'aiuto di grosse particelle trasportatrici cariche di trigliceridi (VLDL). Le molecole di grasso prodotte dal fegato vengono così inviate in altre parti del corpo fra cui i muscoli, che immagazzinano grasso a loro volta diventando insulinoresistenti.
3. Come reazione all'insulinoresistenza, il pancreas aumenta la produzione di insulina, che in tal modo circola nel sangue in quantità maggiore del solito. Di conseguenza, aumenta il rischio di contrarre ogni sorta di problema della vecchiaia, dall'obesità al cancro.
4. I grassi in eccesso del fegato vengono distribuiti anche nella regione addominale. Il grasso addominale si infiamma, e le sostanze infiammatorie nocive accelerano l'insulinoresistenza e lo sviluppo delle malattie della vecchiaia.
5. Durante il loro viaggio lungo il corpo, le grosse particelle VLDL si trasformano in minuscole particelle LDL (sdLDL) che in parte si concentrano sulle pareti arteriose, ostruendole. Di nuovo, aumenta il rischio d'infarto.

Parliamo quindi di un vero e proprio fardello di mali che in sostanza comprende: fegato grasso, insulinoresistenza/diabete, sovrappeso e un forte aumento del rischio di infarto.

Che questa avaria metabolica devastante sia riconducibile alla componente di fruttosio dello zucchero sembra confermato da altri esperimenti, in uno dei quali per dieci settimane è stato somministrato a due gruppi di soggetti un bicchiere abbondante di glucosio (primo gruppo) o di fruttosio (secondo gruppo) tre volte al giorno. Allo scadere delle dieci settimane, tutti i partecipanti erano ingrassati, ma a un esame più approfondito sono emerse differenze drastiche tra i due gruppi. In quello del glucosio, le calorie in eccesso si erano depositate in forma di grasso sottocutaneo, ovvero nel posto in cui è opportuno che venga immagazzinato il grasso. Nel gruppo del fruttosio, invece, gran parte delle calorie extra si erano accumulate come grasso addominale interno. Il fruttosio, inoltre, aveva provocato un aumento della formazione di grasso nel fegato e insulinoresistenza, e con il passare delle settimane la «dieta del fruttosio» faceva salire sempre di più i livelli delle pericolose sdLDL (fenomeni, questi, che non si verificavano nel gruppo del glucosio).[146]

Zucchero. Un bilancio conclusivo

Che conclusioni possiamo trarre da tutto quello che abbiamo visto? Forse è bene usare un po' di cautela. In passato, scagliare anatemi nei confronti di un gruppo specifico di nutrienti, come i grassi, si è rivelato controproducente. Per molti anni ci hanno raccontato che per stare bene era sufficiente evitare i grassi, quelli saturi in particolare. E noi che cosa abbiamo fatto? Ci abbiamo creduto. Fra le altre cose, abbiamo puntato sui prodotti «senza grassi», a cui spesso veniva aggiunto zucchero in abbondanza! A posteriori (quando notoriamente è facile giudicare), quel consiglio a fin di bene si è rivelato miope. Un effetto collaterale non trascurabile della fobia per i grassi è stata la fatale rivalutazione dello zucchero e di altri carboidrati trasformati. Ovviamente non era voluta, ma qualcosa bisogna pur mangiare. Vediamo dunque di non cadere in queste demonizzazioni.

Tuttavia, mettere in guardia nei confronti di un consumo eccessivo di zucchero mi sembra una cosa po' diversa. Innanzitutto, in questo caso non si tratta di demonizzare un intero gruppo di nutrienti, bensì una sostanza molto concreta.

Ma neppure lo zucchero o il fruttosio sono «cattivi» in sé: sono piuttosto le quantità innaturali con cui abbiamo a che fare oggi, mai viste prima nella storia dell'umanità, a nuocere a lungo andare al nostro organismo. E la velocità impressionante con cui in certi casi (quando beviamo Coca-Cola, succhi di frutta ecc.) trangugiamo questa montagna di zucchero ne aumenta l'effetto nocivo.

La mia conclusione è questa: se aspiriamo a un'alimentazione sana, evitando le bibite e limitando i dolci e i succhi di frutta probabilmente siamo già a metà dell'opera. Se poi facciamo in modo che la prima colazione non diventi una sagra dello zucchero e che i piatti principali dei nostri pasti non siano dolci mascherati, ci gusteremo ancor di più il dessert che ci concederemo alla fine.

– 5 –
Carboidrati II
Perché l'organismo di alcune persone reagisce solo a una dieta low carb

L'uomo che cercò di uccidersi mangiando... e con grande successo fallì

Nella sua vita passata, Sten Sture Skaldeman era un uomo obeso, e ingrassava sempre di più. Provò a dimagrire attenendosi alle raccomandazioni dietetiche «ufficiali». Rinunciò al burro, mangiò un sacco di pane, pasta e polenta. E ingrassò ancora. A quarant'anni, Skaldeman pesava più di un quintale. Disperato, provò a fare dei digiuni radicali, ma ogni volta recuperava in un lampo i chili persi e nel frattempo il suo peso sfondò la soglia dei 125 chili.

Skaldeman cominciò allora a studiare manuali di diete. «Se non mangi grassi, non ingrasserai», lesse in uno di questi. Seguì questo «principio», ma continuava a ingrassare. A un certo punto, questo svedese altro 1 metro e 75 arrivò a pesare 150 chili. I dolori articolari divennero insopportabili, e a volte aveva bisogno di aiuto per mettere la camicia. Anche il cuore era messo male: la povera pompa sovraccarica stentava a rifornire di sangue quel corpo massiccio. Già spingersi fino alla cassetta della posta era un'impresa. Ogni pochi metri, Skaldeman era costretto a fare una pausa per riprendere fiato.

A una visita medica gli dissero che in quell'ospedale non avevano mai misurato una pressione più alta della sua.[147] Un cardiologo gli diagnosticò un'insufficienza cardiaca. Inoltre –

e il dato è molto importante per questo capitolo – gli furono riscontrati livelli astronomici di insulina a digiuno. In altre parole, le sue cellule avevano accumulato così tanto grasso da essere diventate ormai insensibili all'insulina, e il pancreas cercava di ovviare al problema secernendo insulina a più non posso. «La mia vita era un inferno»: con queste parole Skaldeman mi ha sintetizzato drasticamente la sua condizione di allora.[148]

Un giorno, dopo aver fallito l'ennesima cura dimagrante, ne ebbe abbastanza. Era l'autunno del 1999. Padre di quattro figli, Skaldeman non aveva ancora sessant'anni. Ciò nonostante, avendo esaurito le forze, decise di mandare al diavolo tutte le raccomandazioni dietetiche e si lasciò andare. Da quel momento in poi avrebbe mangiato solo quello che gli piaceva, consapevole che in tal modo si condannava a una morte prematura.

Così lo svedese cambiò completamente la sua dieta da un giorno all'altro. Basta con le prescrizioni e i divieti! Ora a colazione mangiava uova e pancetta, a pranzo si concedeva la carne di cui andava ghiotto e la sera, per cambiare, ancora più carne. Costolette d'agnello e bistecche grondanti di burro e salse a base di panna. Da un lato era una goduria, tanto più che la fame onnipresente di prima aveva lasciato il posto a un piacevole senso di sazietà. Dall'altro, Skaldeman sapeva benissimo che il suo corpo non avrebbe retto a lungo ai suoi peccati di gola.

Poi ebbe una grande sorpresa. Poche settimane dopo, Skaldeman si pesò, e per la prima volta da decenni non sentì l'odiato *beng* a cui era abituato: miracolosamente l'ago della bilancia si era fermato prima dell'arresto forzato. Un anno dopo Skaldeman era dimagrito e si sentiva in forma come una giovane antilope.[149]

«Insulinoresistenza»: il disturbo metabolico del mondo ipernutrito

La maggior parte dei medici e dei nutrizionisti nel migliore dei casi liquiderebbe la metamorfosi di Skaldeman come un «simpatico aneddoto». Interessante, forse, e magari perfino commovente; ma questa storia non dimostra nulla direbbero, e nel complesso è pure fuorviante, visto che questo tipo di dieta Atkins a base di carne è notoriamente poco salutare. Perché ve la racconto, allora? Mi sono già scordato di quello che ho scritto su Atkins e sulle proteine animali?

In realtà, non ho citato il caso di Skaldeman perché consideri la sua conversione alimentare salutare e raccomandabile, anzi, in base alle nostre attuali conoscenze, dobbiamo concludere che non lo è affatto. Per me la nuova dieta di Skaldeman non è certo un modello da seguire, e non lo è per nessuno. Si tratta, direi, di un caso estremo. A volte però un esempio estremo è in gradó di rivelare elementi importanti sulla situazione generale poiché evidenzia il cuore di un fenomeno basilare mettendocelo davanti agli occhi. Se ho raccontato la storia di Skaldeman, è perché la sua esperienza ci insegna una cosa fondamentale. Che cosa, di preciso?

Probabilmente non avrei preso troppo sul serio la metamorfosi dello svedese se negli ultimi anni sempre più ricerche non avessero dato un fondamento scientifico alla sua esperienza. Le nuove scoperte ci dicono che quello di Skaldeman è ben più di un semplice aneddoto. Tutto parte da un'osservazione elementare, quasi ovvia, ma molto importante all'atto pratico: testando l'efficacia di diete diverse (Atkins, Zona, low fat ecc.), ci si accorge che il successo di una determinata dieta è una questione in buona parte individuale. Qualunque dieta si prenda in esame, ci sono sempre dei soggetti che seguendola sono riusciti a dimagrire, arrivando a perdere 10, 20, 30 chili nel giro di un anno, e in casi eccezionali – come quello di Skaldeman – anche molto di più. Il loro organismo reagisce alla nuova dieta in modo sorprendente, quasi fosse fatta su misura per loro. Su altri invece la stessa dieta è assolutamente priva d'effetto; alcuni addirittura finiscono per ingrassare facendola!

Diversi studi della Stanford University della California hanno analizzato questo aspetto nel corso di molti anni.[150] In un primo test, i ricercatori avevano sottoposto più di trecento donne in sovrappeso a varie diete assegnate in modo casuale, dalla Atkins alla low-fat. Dopo un anno si constatò che, sebbene la dieta Atkins *in media* avesse successo, c'erano donne che seguendola non erano dimagrite di un etto. Alcune, dopo un anno di dieta Atkins, erano più grasse di prima. Lo stesso accadeva con la dieta a basso contenuto di grassi. In sostanza, il fenomeno si riscontrava per ogni dieta.

Non è sorprendente? Ma ora viene il bello. Poiché fin dall'inizio a tutte le donne erano stati misurati diversi valori del sangue, i ricercatori riesaminarono i dati confrontando tali valori con il mutamento di peso e fecero una scoperta davvero interessante: le donne con un'alta sensibilità all'insulina reagivano meglio a una dieta low fat piuttosto che a una dieta low carb, un effetto riscontrato anche da altri team di ricerca.[151] Per le donne con una marcata insulinoresistenza, invece, il quadro era completamente diverso, anzi, opposto: il loro organismo sembrava non andare assolutamente d'accordo con un'alimentazione a basso contenuto di grassi. Se erano finite nel gruppo della dieta low fat, le donne con questa caratteristica in pratica non dimagrivano di un etto. Il loro corpo reagiva molto meglio a una dieta low carb. Anche questo fenomeno è stato osservato ripetutamente in varie ricerche eseguite da diverse università (e nel complesso è ancor più evidente e coerente rispetto all'effetto delle diete low fat sulle persone sensibili all'insulina).[152] In sintesi, se è sensibile all'insulina, l'organismo è in grado di assimilare i carboidrati alla perfezione, anche in grandi quantità. Non appena emerge una resistenza all'insulina, però, i carboidrati diventano un problema. L'insulinoresistenza dunque, in parole povere, è una forma di intolleranza ai carboidrati.

Analizzando i risultati, si nota che i soggetti insulinoresistenti sottoposti a una dieta low fat ricca di carboidrati non riescono nemmeno a seguirla. La mollano senza pensarci due volte! È come se questo tipo di alimentazione fosse loro del tutto insopportabile.[153] Quale potrebbe essere la ragione di questo rifiuto secondo voi? Qual è in genere il motivo per cui non si riesce a seguire una dieta? Ovviamente possono esserci molte cause, di solito però la fame ha un ruolo decisivo. È possibile che una dieta low fat per alcune persone sia oltremodo insoddisfacente perché per un motivo o per l'altro non si sentono mai sazie?

Prima di approfondire questo interrogativo, facciamo il punto della situazione: per determinate persone, quindi, una dieta a basso contenuto di grassi è destinata al fallimento. In una dieta del genere per forza di cose la componente principale dell'alimentazione sono i carboidrati. Come sappiamo, secondo le raccomandazioni dietetiche «ufficiali» diffuse negli ultimi decenni, occorre evitare i grassi a vantaggio dei carboidrati, sotto forma di pane, patate, pasta e polenta, fra le altre cose. Dunque, gli individui insulinoresistenti come Sten Sture Skaldeman che si attengono scrupolosamente alle linee nutrizionali correnti, nei loro tentativi di dimagrire – malgrado le buone intenzioni – finiscono per sbattere contro un muro, sottoponendosi a una dieta che, per ragioni che vedremo presto, non è adatta al loro organismo. Solo chi, come Skaldeman, a dispetto delle raccomandazioni osa avventurarsi sulla via «proibita» avvicinandosi alla famigerata e «pericolosa» dieta low carb, vedrà il proprio organismo reagire – e i cuscinetti di grasso liquefarsi.

Per ironia della sorte, proprio le persone obese sono spesso affette da insulinoresistenza.[154] In seguito all'ipernutrizione continua, infatti, i tessuti adiposi a un certo punto non riescono più a immagazzinare grassi (anche se la quantità di grasso tollerabile è soggetta a notevoli differenze individuali). Se tutti gli armadi e le librerie di casa nostra sono stracolmi, ma a causa dello shopping sfrenato su Internet continuiamo ad accumulare beni di consumo, anche il resto dell'appartamento dovrà sacrificarsi per fare posto al flusso di nuovi acquisti, e prima o poi tutte le stanze, salotto compreso, straborderanno di roba. Lo stesso accade al nostro corpo quando il magazzino del grasso (il tessuto adiposo sottopelle) raggiunge il massimo della sua capienza. Da quel momento in poi, le calorie in eccesso in forma di grasso vengono stipate in punti del corpo in cui il grasso non dovrebbe essere presente: nella zona addominale interna e nelle cellule come quelle epatiche e muscolari.

Il grasso addominale interno secerne sostanze infiammatorie che già di per sé possono causare insulinoresistenza. A ciò si aggiunge poi il grasso accumulato nelle cellule epatiche e muscolari di cui si è detto, che disturba le vie di segnalazione all'interno di queste cellule, fra cui quella dell'insulina, altro fattore scatenante dell'insulinoresistenza. (Fino a un certo punto, dunque, l'aumento di peso iniziale in caso di ipernutrizione è il prezzo da pagare per non essere colpiti subito da insulinoresistenza e diabete: le calorie in eccesso vengono «messe via» benignamente dal tessuto adiposo sano. Più i depositi di grasso classici si riempiono perdendo la capacità di assorbire calorie, più incombono l'insulinoresistenza e il diabete.)

In breve, l'accumulo di grasso nel corpo provoca l'insulinoresistenza. Poiché essere in sovrappeso è una condizione sempre più normale, anche l'insulinoresistenza sta diventando una componente fissa di questa nuova normalità: è il disturbo metabolico per eccellenza del mondo ipernutrito. Non si tratta più di un'anomalia esotica, ma rappresenta ormai la regola. Se in questo libro ne parlo di frequente, è perché le conseguenze sono drammatiche.

Riassumendo, più siamo grassi – e in particolare, maggiore è la nostra circonferenza addominale – più in genere siamo insulinoresistenti. Dunque, se siamo in sovrappeso, dobbiamo mettere in conto un certo grado di insulinoresistenza. In altre parole, e arriviamo così al punto decisivo: proprio quando avremmo bisogno più che mai di fare una dieta, il nostro organismo non reagisce alle prescrizioni dietetiche tradizionali, ma solo a una delle varie diete low carb tanto disprezzate dagli esperti! Peccato però che queste ultime ci vengano sconsigliate: ci mettono in guardia proprio dal tipo di alimentazione che sarebbe più efficace nella nostra situazione per suggerirci invece un regime che il nostro corpo purtroppo respinge.

Nella figura 5.1 ho riassunto[155] nuovamente l'interazione: le persone sensibili all'insulina che desiderano perdere peso ci riescono meglio con una dieta a basso contenuto di grassi. A chi è insulinoresistente, invece, si addice di più una dieta a basso contenuto di carboidrati.

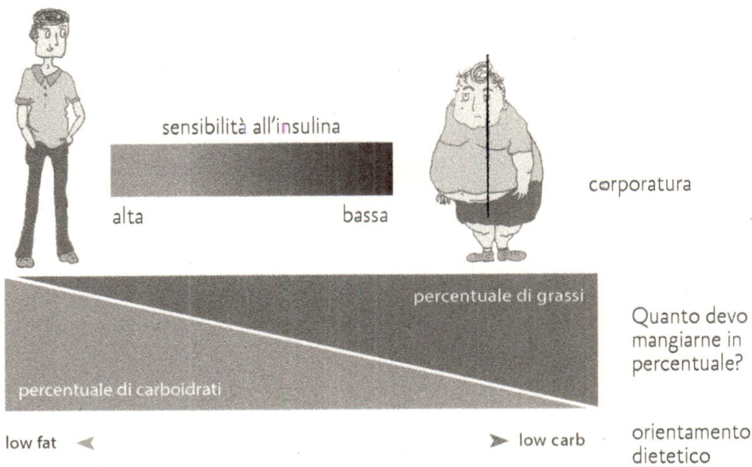

Figura 5.1. Per determinare la sensibilità all'insulina delle nostre cellule, gli indizi esteriori più attendibili sono il peso e il girovita. Con un peso normale e un girovita sotto i 100 centimetri, l'insulinoresistenza è piuttosto rara. Ciò significa che il corpo in genere reagisce bene all'ormone dell'insulina. In tal caso è adatta una dieta povera di grassi e ricca di carboidrati (low fat). Più sono i chili di troppo e più la vita si allarga, maggiore è il rischio di insulinoresistenza. In queste circostanze è opportuna una dieta povera di carboidrati e ricca di grassi (low carb). (Vi chiederete perché mai l'individuo a sinistra debba mettersi a dieta. Avete ragione: non ne ha bisogno. Le due caricature raffigurano semplicemente i due estremi di un *continuum* e non vanno prese alla lettera.)

Chi vuole dimagrire, deve prima porsi questa domanda: come sono messo con l'insulina? Le cellule del mio corpo sono sensibili o resistenti a questo ormone? La risposta definitiva può darla solo uno studio medico o un laboratorio di analisi. Vi sono però alcuni indizi «esteriori» che fanno ipotizzare un'insulinoresitenza. Il rischio è più alto nei seguenti casi:

- Quando siamo sovrappeso e facciamo poco movimento.[156]
- Quando abbiamo un girovita superiore a 100 centimetri (misurato all'altezza dell'ombelico).[157]
- Quando abbiamo parenti (genitori, fratelli, sorelle) affetti da diabete di tipo 2. Il diabete di tipo 2 in genere è la conseguenza diretta dell'insulinoresistenza: in questo stadio, l'organismo non riesce più a produrre insulina in quantità sufficiente a superare l'insulinoresistenza e dunque non è più in grado di regolare la glicemia. Di conseguenza, la concentrazione di glucosio nel sangue è sempre alta.[158]
- Quando soffriamo di ipertensione, in particolar modo in caso di valori ripetuti di 140/90 mmHg e oltre (mmHg sta per «millimetri di mercurio»; Hg è il simbolo del mercurio, derivante dal termine latino *hydrargyrum*). I misuratori di pressione hanno ormai un costo accessibile: vale la pena di controllarla regolarmente.
- Quando il nostro medico accerta che abbiamo una concentrazione elevata di trigliceridi nel sangue (a partire da 150 milligrammi per decilitro o 1,7 millimoli per litro) e il colesterolo HDL è troppo basso (grossomodo sotto i 40 milligrammi per decilitro o 1 millimole per litro).[159]

Un'altra cosa che potete misurarvi da soli è la glicemia. I diabetici se la misurano in continuazione, e oggi anche i misuratori di glicemia sono molto economici. Se avete la glicemia molto alta – a digiuno e/o dopo un pasto ricco di carboidrati – è anche questo un indizio di insulinoresistenza: le vostre cellule non percepiscono bene gli ordini dati dall'insulina e pertanto circola troppo glucosio nel sangue.

Forse vi chiederete come possa essere alta la glicemia al mattino prima di colazione, quando siamo a digiuno da parecchie ore. Be', dobbiamo ringraziare il fegato. Di notte, quando la glicemia scende proprio perché non mangiamo, interviene il fegato pompando glucosio in circolo in modo che il cervello, in particolare, ne sia rifornito ventiquattr'ore su ventiquattro. L'insulina frena la produzione di glucosio da parte del fegato perché non ne venga immessa nel sangue una quantità eccessiva, regolando così la glicemia anche di notte. Se però il fegato ha accumulato troppo grasso ed è diventato insensibile all'insulina, quest'ultima perde la sua azione frenante e di conseguenza la glicemia è (troppo) alta anche a digiuno. Perciò una glicemia elevata al mattino è indice di un fegato resistente all'insulina.

In genere, la mattina prima di colazione la glicemia è tra i 70 e 100 milligrammi per decilitro (tra i 3,9 e i 5,6 millimoli per litro). Sopra i 100 c'è qualcosa che non va. A partire da 126 (= 7 mmol/l) si parla ufficialmente di diabete. Attenzione: per le donne incinte valgono criteri più rigidi, e già con 92-95 milligrammi per decilitro si parla di diabete gestazionale.

Dopo un pasto (ricco di carboidrati) è normale che la glicemia salga, ma quando arriva a 200 mg/dl (11,1 mmol/l) occorre stare all'erta, poiché è segno che i muscoli sono insulinoresistenti e si rifiutano di assimilare glucosio dal sangue. Se misurandovi la glicemia doveste riscontrare un valore alto, vi raccomando di andare dal medico per risalire alla causa e capire cosa fare.

Il grasso come fonte energetica alternativa

Quando siamo giovani, snelli e dinamici, le nostre cellule di solito sono estremamente sensibili all'insulina; ciò significa che il corpo non ha alcun problema a usare i carboidrati che consumiamo e che finiscono nel sangue come fonte d'energia: li «brucia», come si suol dire. Il metabolismo dei carboidrati è intatto.

Con l'avanzare dell'età, tuttavia, la sensibilità all'insulina si riduce, e da anziani finiamo per non tollerare più elevate quantità di carboidrati. La vecchiaia dunque è un altro fattore di rischio per l'insulinoresistenza.

A questo proposito dovete sapere che il vostro sangue, quando siete a digiuno, contiene poco più di un cucchiaino di glucosio (circa 5 grammi). Se consideriamo che nel corpo ce ne sono dai 5 ai 6 litri, è evidente che il sangue non è un liquido particolarmente dolce. (Una precisazione: quando si parla di «zucchero» nel sangue, si intende sempre il glucosio.)

Non appena mangiamo un paio di fette di pane o un piatto di pasta o di patate, però, le cose cambiano: nel giro di breve si riversa nel sistema circolatorio una quantità molto più alta di zucchero. Questi carboidrati si compongono principalmente di amido, ovvero di molecole di glucosio legate tra loro. Nell'intestino, le lunghe catene zuccherine vengono scomposte in singole molecole di glucosio in modo che possano essere assimilate. A questo punto lo zucchero semplice si riversa copioso nel sangue. L'organismo tuttavia non vuole che circoli troppo glucosio, né troppo poco. L'eccesso di glucosio è dannoso, fra l'altro, perché lo zucchero nel sangue tende ad «appiccicarsi» a ogni tipo di struttura del corpo, specialmente a quelle proteiche.

Così, le molecole di glucosio si attaccano per esempio all'emoglobina, la sostanza che colora di rosso le cellule ematiche. La percentuale di emoglobina a cui si è appiccicato il glucosio, detta «emoglobina glicata» può essere individuata con un esame. Tale valore, la cui sigla è HbA_{1c}, è significativo poiché ci fornisce un dato non sulla glicemia in quel momento bensì sulla situazione glicemica nei due o tre mesi precedenti. Un valore alto (dal 6% in su) è indice di una regolazione limitata: la glicemia è costantemente alta e il corpo all'interno diventa «appiccicoso», il che rappresenta una forma di invecchiamento.

Fra l'altro, alcune spezie e sostanze vegetali (come i flavonoidi già citati riguardo al cioccolato fondente) sono in grado di favorire la sensibilità all'insulina delle nostre cellule con effetti positivi sulla glicemia. Un esempio che salta agli occhi è quello della cannella: il consumo regolare di cannella abbassa la glicemia, e ciò determina anche un HbA_{1c} più basso. (Attenzione: è fondamentale scegliere la «vera» cannella di Ceylon, originaria dello Sri Lanka, e non la cannella cinese – o cassia – che contiene cumarina in abbondanza, una sostanza velenosa in dosi elevate.)[160]

Dal momento che le molecole di glucosio, una volta in circolo, si comportano in modo così aggressivo, quando aumentano di numero, l'organismo si mette subito in azione cercando di espellere dal sangue quelle in eccesso per rinchiuderle al sicuro nelle cellule. Se, viceversa, la glicemia scende sotto la soglia critica, il cervello va in panico poiché per funzionare e sopravvivere ha bisogno di un apporto continuo di energia che non può arrivargli direttamente dal grasso. Il funzionamento del cervello dipende dunque da un rifornimento ininterrotto di glucosio.

Per questi motivi, la nostra glicemia è tenuta sotto stretta sorveglianza. L'insulina, come sappiamo, ha un ruolo chiave al riguardo poiché fa sì che la glicemia rimanga sempre a un livello costante. Non appena l'insulina viene secreta dal pancreas e bussa alle cellule dell'organismo, queste aprono le loro paratie per assimilare le molecole di zucchero presenti nel sangue. Ciò accade ogni volta che mangiamo cibi contenenti carboidrati (composti da glucosio).

L'insulina però non provvede solo all'assimilazione del glucosio da parte delle cellule, ma è anche un ormone che favorisce l'accumulo di grasso. La logica biologica di questo comportamento è la seguente: quando nelle nostre vene circola glucosio in abbondanza, in genere vuol dire che abbiamo appena mangiato. Se i livelli di glucosio, e di conseguenza anche quelli di insulina, sono alti, è segno che l'apporto energetico è sufficiente e non abbiamo bisogno di bruciare anche grasso. Ecco perché l'insulina blocca l'uso del grasso come fonte di energia. Poiché l'insulinoresistenza dei muscoli e del fegato si associa a una glicemia alta, il tessuto adiposo, quando siamo insulinoresistenti, si tiene stretto il suo grasso (finché a un certo punto anch'esso non reagisce più all'insulina). In condizioni del genere, perciò, pur avendo abbondanti depositi di grasso non possiamo attingere a queste risorse energetiche, come nel caso di un conto corrente vincolato da cui non possiamo prelevare niente. Ora capirete meglio perché abbiamo fame pur essendo provvisti di spessi cuscinetti di grasso: in seguito all'accumulo di grasso, molte cellule sono diventate insulinoresistenti, il che comporta livelli di insulina elevati, e quest'ultima a sua volta impedisce all'organismo di usare il grasso come fonte energetica.

Il processo esatto come sempre è complicato e non ci è ancora chiaro fino in fondo, ma una cosa è certa: assumendo carboidrati in quantità – pane, patate, una montagna di riso – una persona insulinoresistente versa olio sul fuoco, poiché il profluvio di carboidrati fa salire la glicemia facendo schizzare alle stelle i livelli già alti di insulina.

Anche le proteine che mangiamo provocano, entro certi limiti, un aumento dell'insulina. Fra i nutrienti principali, gli unici a essere meno dipendenti dall'insulina sul piano metabolico sono i grassi.[161] Potrebbe essere per questo motivo che l'organismo dei soggetti insulinoresistenti reagisce meglio a una dieta ricca di grassi: quando si è insulinoresistenti, il corpo brucia in modo più efficiente i grassi dei carboidrati. Questi ultimi dunque equivalgono a una «fonte energetica alternativa» che può essere sfruttata con efficacia anche da chi è insulinoresistente.[162]

Come ci mostrano vari studi, se una persona insulinoresistente rinuncia ai carboidrati e fa dei grassi la sua fonte energetica primaria, il metabolismo nel suo complesso ne ricava dei vantaggi.[163] L'insulina impazzita si placa, i livelli scendono e l'accumulo di grasso provocato dall'insulina – secondo le ipotesi correnti – cessa: il grasso può finalmente essere rilasciato dal tessuto adiposo e messo a disposizione del resto del corpo. È come se il denaro vincolato venisse sbloccato. Benché la persona in questione mangi grassi a volontà, anzi, proprio perché mangia grassi a volontà, i cuscinetti di grasso si sciolgono grazie all'abbassamento dei livelli di insulina liberando l'energia in eccesso, e la fame continua si placa.

Oltretutto, è possibile favorire e accelerare questo processo virtuoso con lo sport. Non appena ci muoviamo, infatti, le nostre cellule cominciano «automaticamente» ad assorbire più glucosio dal sangue *in modo del tutto indipendente dall'insulina*. A seconda dell'intensità, facendo sport le cellule muscolari sono in grado di assorbire una quantità di glucosio fino a cinquanta volte superiore![164] Il movimento inoltre fa sì che il nostro corpo reagisca con maggiore sensibilità ai vari segnali di sazietà alla fine di un pasto (fra i quali l'insulina ha un ruolo determinante). L'attività fisica dunque può senz'altro aiutarci a dimagrire.

Lo sport da solo però non basta![165] E sapete perché? Perché ci fa venire fame, e quindi in genere finiamo per mangiare di più.[166] In uno studio, un team di biopsicologi inglesi ha sottoposto un gruppo di persone a un programma sportivo per alcune settimane. Come ha dimostrato l'esperimento, le persone che hanno avuto un calo di peso significativo facendo sport nel periodo monitorato, hanno anche mangiato più frutta e verdura. I partecipanti che invece, per i motivi più svariati, hanno mangiato *meno* frutta e verdura e più cibo spazzatura non sono dimagriti per niente malgrado lo sport.[167] In altre parole, anche in caso di attività fisica intensa, per dimagrire l'alimentazione è fondamentale.

Anch'io un tempo dicevo sempre che potevo ingurgitare tutto quello che volevo, dal momento che andavo sempre a correre. Si tratta però di un falso mito che non di rado finisce per peggiorare le cose. Chi invece abbina lo sport a una dieta sana può davvero contare su un cambiamento radicale: ci si sente più in equilibrio, più vitali, la pressione cala, lo stress si riduce, si dorme meglio (il che aiuta anche a diminuire lo stress ecc.). Inoltre, o meglio, in combinazione con tutto ciò, lo sport si rivela una medicina molto efficace proprio contro l'insulinoresistenza, e in questo caso «molto efficace» non è un'esagerazione. Secondo studi ben documentati, lo sport, unito alla perdita di peso, ha più efficacia contro l'insulinoresistenza e come protezione contro il diabete della metformina, il farmaco antidiabete attualmente più prescritto.[168]

Il «low carb» al di là di Atkins

Sotto molti aspetti, i sostenitori del low carb hanno ragione: le persone insulinoresistenti manifestano una certa intolleranza ai carboidrati. Oltre a rinunciare allo zucchero, è bene che questi soggetti evitino tutte le «bombe» di carboidrati: pane, pasta, riso, patate. Poiché con l'incremento dell'obesità avanza anche l'insulinoresistenza, si può scommettere senza troppi rischi che il movimento low carb diventerà sempre più popolare.

La maggiore debolezza di questo orientamento dietetico a mio avviso è rappresentata dal fatto che non pochi sostenitori del low carb sono così fissati sull'insulina da diventare ciechi di fronte al quadro generale. L'essenziale è che i livelli di insulina scendano. Peccato che poi si taccia su tutti gli altri fattori importanti per un'alimentazione sana.

Ho conosciuto molti (intelligenti) fautori della dieta low carb che, coerentemente, si rimpinzano di carne, uova e pancetta come Sten Sture Skaldeman. Poiché contengono pochi o zero carboidrati, questi alimenti fanno parte dei «buoni». Punto. Se si fa notare loro con cautela che secondo molti studi un eccesso di proteine animali, specie nel caso dei prodotti a base di carne trasformata, non è del tutto esente da rischi (al di là del fatto che anche le proteine stimolano l'insulina), partono subito le obiezioni, più o meno efficaci. Per molti fan del low carb, i carboidrati sono così pericolosi, così cattivi, che tutto il resto al confronto è innocuo, se non addirittura una medicina salutare. E in casi estremi, questa posizione ha anche una certa fondatezza. Skaldeman oggi è più in salute rispetto a vent'anni fa? Chiaramente sì. Ha fatto bene a modificare la sua alimentazione in modo radicale? Senza dubbio. La sua dieta è l'ideale? No di certo. Una persona insulinoresistente deve per forza seguire il suo esempio? No.

È il momento di tirare le somme. Se volete dimagrire e sospettate di avere una ridotta sensibilità all'insulina, o l'avete appreso dal medico, provate in ogni caso una dieta a basso contenuto di carboidrati. La cosa migliore è sperimentarla per due o tre settimane per vedere come reagisce l'organismo. Io mi regolo così: quando mi lascio andare per qualche settimana (in genere a causa dei viaggi o dello stress), riesco a tornare abbastanza rapidamente al mio peso forma più o meno senza soffrire riducendo i carboidrati con costanza per un certo periodo. In queste occasioni però non mi attengo affatto alla dieta Atkins. Chi vuole provare il low carb, non è costretto a seguire i precetti di Atkins, anzi, idealmente è meglio che non li segua.

Ci sono altre strade più sane:

- Rinunciate alla carne trasformata come würstel, pancetta, prosciutto, salame ecc. Un po' di selvaggina, una bistecca di manzo allevato a erba o un pollo ruspante ogni tanto vanno bene, ma i frutti di mare e soprattutto il pesce grasso sono decisamente meglio.
- Burro, panna e olio di cocco sono ammessi, ma è meglio fare un uso abbondante di olio d'oliva di qualità (più cucchiai al giorno). Due cucchiai di olio d'oliva al giorno non solo aiutano i diabetici di tipo 2 in sovrappeso a dimagrire, ma nel giro di poche settimane fanno scendere la glicemia e l'HbA_{1c}.[169]
- Per migliorare ulteriormente l'apporto lipidico, provate un «olio MCT» (la sigla MCT sta per *medium-chain tryglyceride*, ovvero un acido grasso di media lunghezza – vedi i capitoli sui grassi, più avanti). L'olio di cocco viene spesso definito un olio MCT ma in realtà contiene solo il 15% di questi acidi grassi di media lunghezza preziosi per la salute. Vi sono però anche oli MCT «puri» (in genere estratti dall'olio di cocco) che in base ai primi risultati aiutano a dimagrire e aumentano la sensibilità all'insulina (lo dico con prudenza perché si tratta di studi molto recenti e soprattutto perché è pur sempre un prodotto che ha subito una trasformazione).[170] La dose giornaliera consigliata va da 10 a 20 grammi, pari a due o tre cucchiai circa. Gli oli MCT sono divenuti popolari anche grazie al cosiddetto *bulletproof coffee* con cui è possibile curare la propria fobia per i grassi già al mattino presto. Ecco la ricetta: una tazza di caffè, un cucchiaio di burro (di latte di pascolo), da uno a due cucchiai di olio MCT. Frullate il tutto, e il caffè e pronto. Chi non si sveglia dopo averlo bevuto è un caso disperato!
- Ogni tipo di verdura è benvenuta. Mangiatene il più possibile, con la sola – rigida – eccezione delle patate,

che fanno salire la glicemia in un batter d'occhio (vedi il capitolo seguente).

- Mangiate grandi insalate arricchite di semi in abbondanza. Personalmente, più volte alla settimana a cena mangio «solo» una montagna di insalata (lattuga, valeriana, rucola...), a volte con gamberetti, falafel, funghi porcini o gallinacci. Un consiglio a margine: sia la salsa dell'insalata sia i falafel sono favolosi con un'aggiunta di curcuma, una specie di zenzero di colore giallo-arancione che aumenta la sensibilità all'insulina delle nostre cellule.[171]
- Mangiate fagioli, lenticchie, ceci, noci, olive e avocado, fonti di proteine e grassi sani (pur contenendo molti carboidrati, i legumi fanno molto bene, come vedremo nel prossimo capitolo).
- Tutti i funghi mangerecci (champignon, shiitake ecc.) sono molto indicati.
- Il formaggio è ammesso, le uova pure, in quantità moderata (io compro solo uova biologiche di galline allevate all'aperto; mangiate al massimo sette uova alla settimana, dunque in media non più di una al giorno). Uno dei miei piatti low carb preferiti per il pranzo è la «caprese» (pomodori, mozzarella, foglie di basilico fresco, un po' di aceto balsamico, pepe e un bel po' di olio d'oliva – da mangiare col cucchiaio!).
- Lo yogurt greco – o eventualmente la ricotta – costituisce un ottimo dessert, per esempio con semi di chia e/o di lino (ricchi di grassi, fra l'altro) e/o un po' di frutta. In questo caso sono particolarmente indicati i frutti di bosco. I mirtilli, per esempio, aumentano la sensibilità all'insulina.[172] Le mele, pur contenendo un po' più di zucchero, vanno benissimo: soprattutto la buccia[173] è un concentrato di florizina, una sostanza che riduce

l'assimilazione del glucosio nell'intestino tenue. Di conseguenza, circola meno glucosio nell'organismo e la reazione insulinica si attenua.[174]

- Hanno effetti benefici anche il tè verde[175] e, come abbiamo visto, il cioccolato fondente *molto* scuro (più è scuro, meno zucchero contiene)[176]: è stato dimostrato che entrambi aumentano la sensibilità all'insulina.
- *Last but not least*, la sera a cena è ammesso un bicchierino di vino secco, anzi, è addirittura consigliabile.

Quello del vino non è uno scherzo. In un singolare esperimento, più di duecento diabetici furono divisi in tre gruppi. Al primo gruppo fu regalato del vino rosso, al secondo del vino bianco (entrambi secchi, dunque poveri di zucchero), mentre l'ultimo gruppo fu più sfortunato poiché dovette accontentarsi di acqua minerale. Per i due anni (!) successivi, tutti i partecipanti avrebbero dovuto bere a cena 150 millilitri della bevanda assegnata. Alla scadere dei due anni risultò che la regolazione della glicemia era migliorata solo nelle persone che avevano bevuto vino, e l'effetto maggiore fu fatto registrare dal vino bianco (la glicemia a digiuno era scesa in media di 17 milligrammi per decilitro rispetto al gruppo che aveva bevuto acqua minerale).[177] Torneremo sull'alcol nel capitolo 7, dedicato alle bevande.

Un'ultima osservazione prima di concludere: l'insulinoresistenza e l'intolleranza ai carboidrati che ne deriva non sono fenomeni «o tutto o niente». Non siamo tutti degli Sten Sture Skaldeman, che forse fa davvero bene a ridurre al minimo i carboidrati vita natural durante. Nella maggior parte di noi, l'insulinoresistenza non è altrettanto marcata, il che vuol dire che siamo in grado di tollerare una quantità maggiore di carboidrati.

Inoltre, non appena dimagrite, non si sciolgono solo i classici depositi di grasso, ma si riducono anche il grasso addominale interno con le sue sostanze infiammatorie e il grasso in eccesso che si è accumulato nelle cellule muscolari, epatiche ecc. Ciò significa che le vostre cellule riacquistano la sensibilità all'insulina. Più cuscinetti di grasso smaltite, più il vostro corpo diventa sensibile all'insulina e più dovrebbe ridursi anche l'intolleranza ai carboidrati. L'effetto è così forte che con una dieta rigida (molto ipocalorica) e il sensibile calo di peso che ne consegue, spesso è possibile guarire persino un diabete conclamato.[178]

Così, la maggior parte delle persone dopo qualche settimana o mese può reintrodurre gradualmente i carboidrati nella propria alimentazione. Quale sia la quantità ideale, nessuno lo può stabilire meglio di voi. E lo scoprirete solo facendo esperimenti. Come mi sento quando riprendo a mangiare pane e pasta? Ho più fame di prima? E a ogni cambiamento, tenete gli occhi aperti... I chili persi stanno tornando alla chetichella? Il peso rimane stabile? In questo campo è essenziale osservarsi con attenzione e avere un certo gusto per la sperimentazione. A me, del resto, questi esperimenti sembrano non solo interessanti ma anche formativi: ci si rende conto di non essere impotenti contro le variazioni di peso: con un po' esercizio è possibile acquisire il controllo del proprio corpo. Tuttavia, reintroducendo i carboidrati nella nostra alimentazione, dovremmo privilegiare quelli più salutari. Quali siano, lo vedremo nel prossimo capitolo.

– 6 –
Carboidrati III
Come riconoscere i carboidrati sani

I quattro criteri qualitativi fondamentali

Dal punto di vista salutistico, per la maggior parte di noi non è determinante la quantità relativa bensì il tipo di carboidrati che assumiamo. Che cosa rende i carboidrati più o meno salutari? Ecco i quattro criteri fondamentali.

1. **Solido o liquido.** Dal momento che abbiamo già trattato questo argomento nel capitolo 4, ci limitiamo a un breve riepilogo. Il frutto intero è sempre meglio del suo succo spremuto. Mela e succo di mela sono due cose diverse. Innanzitutto, il frutto intero contiene più sostanze nutritive. In secondo luogo, a causa della struttura intatta con le fibre, lo zucchero entra in circolo meno velocemente (pensate alle sostanze come la florizina, che nel caso della mela si trova soprattutto nella buccia). In terzo luogo, è difficile che una mela o un'arancia intera invogli a un consumo eccessivo, mentre posso bere tranquillamente otto «mele» o «arance» in forma di succo tutto d'un fiato.
2. **Grado di lavorazione.** È sempre meglio assumere un alimento nella sua forma naturale, originaria (un'eccezione è costituita dalle sostanze vegetali benefiche che vengono rilasciate – e dunque sono assimilabili dal nostro organismo – solo tagliando, cuocendo o scaldando le verdure, come nel caso del licopene, il colorante rosso dei pomodori)[179]. Particolarmente rilevante, a questo proposito, è la lavora-

zione dei cereali: come vedremo, c'è una differenza abissale tra un pane con grani interi, un pane integrale macinato fine e il pane bianco.

3. **Fibre.** Un'altra semplice regola per giudicare un alimento ricco di carboidrati consiste nel chiedersi quante fibre fornisce in rapporto ai carboidrati complessivi (le fibre sono una componente delle cellule vegetali; come vedremo nel corso del capitolo, si tratta di carboidrati che non possono essere digeriti dal nostro organismo). È bene assumere molte fibre. Il rapporto tra carboidrati digeribili e fibre dovrebbe essere inferiore a 10:1; 10 grammi di carboidrati, cioè, dovrebbero fornire almeno 1 grammo di fibre.[180] Meglio ancora se è inferiore a 5:1. Spesso – purtroppo non sempre – le tabelle dei valori nutrizionali degli alimenti mostrano la quantità di fibre presenti, e in molti casi la sproporzione balza subito all'occhio. 100 grammi del mio riso Basmati, per esempio, contengono 78 grammi di carboidrati contro solo 1,4 grammi di fibre. 78 diviso 1,4 fa 56, il che significa che per ogni grammo di fibre ci sono 56 grammi di carboidrati. Con le mie lenticchie Beluga le cose vanno decisamente meglio: per 41 grammi di carboidrati ce ne sono 17 di fibre. 41:17 = 2,4: un rapporto molto inferiore a 5 e dunque ideale. Già per questo motivo preferisco di gran lunga le lenticchie al riso (un altro motivo è che il riso spesso è contaminato con l'arsenico).[181]
4. **L'indice glicemico** (IG), ovvero la rapidità con cui i carboidrati vengono digeriti dal nostro organismo. I carboidrati che si digeriscono velocemente danno luogo a picchi glicemici e insulinici dannosi. L'indice glicemico è un criterio da usare solo in caso di dubbio tra due alimenti della stessa categoria, per esempio il riso. Il già citato Basmati, pur essendo povero di fibre, rilascia i suoi carboidrati nel nostro sangue con relativa lentezza in confronto al riso Jasmine, i cui carboidrati si insinuano nel sangue alla velocità della luce.

Dunque il Basmati, pur non essendo l'ideale, è comunque più indicato del Jasmine.

Nelle pagine successive approfondiremo questi quattro criteri in modo che alla fine del capitolo possiate giudicare da soli se un determinato alimento ricco di carboidrati è più o meno sano.

Il pane ci fa ingrassare e ammalare?

Cominciamo dal povero pane. Che ne è oggi della buona reputazione di cui un tempo godeva? È una cosa che addolora, specialmente in un paese che lo venera come la Germania, con le sue oltre mille qualità di pane! (Nel paesino in cui vivo ci sono ben quattro panetterie.) Basta sfogliare libri popolari come *La dieta zero grano* o *La dieta intelligente* (sulla cui copertina spicca una pagnotta cancellata con una vistosa croce rossa) per farsi cogliere dal terrore all'idea di rimettere piede in un panificio, figuriamoci dare un morso a un panino. Il grano, il pane e i cereali in genere, mettono in guardia questi manuali, ci trasformano in individui grassi, letargici, stupidi e molto ma molto malati. Il nemico pubblico numero uno è un complesso proteico di nome «glutine».

La cosa drammatica di questo genere di libri allarmistici è che le critiche espresse non sono *del tutto* campate per aria ma contengono tracce di verità, pur essendo nel complesso fuorvianti. In realtà, la maggior parte di noi può mangiare tranquillamente qualche fetta di pane al giorno, ma dovrebbe scegliere il pane *giusto*. Quello che sconsiglio è il pane bianco (compresi panini, baguette, brezel, croissant ecc.). È squisito, lo so, ma ormai lo considero una sorta di dolce – come del resto è. Il pane bianco, afferma il medico belga Kris Verburgh nel suo eccellente libro *La clessidra alimentare*, «non è un vero e proprio alimento, è ciò che rimane al grano una volta estratti tutti i minerali, tutte le fibre e qualsiasi sostanza nutritiva».[182]

All'origine di ogni tipo di pane c'è il chicco, che può essere di grano, di segale, di farro. I chicchi vengono poi macinati, un procedimento che somiglia un po' alla spremitura dei frutti. Così, è possibile che macinando un chicco la maggior parte delle sostanze nutritive si perdano per strada nella «raffinazione». In tal caso, quello che rimane si compone quasi esclusivamente di amido, ovvero una «bomba di carboidrati» sotto forma di una lunga e monotona catena di glucosio (vedi figura 6.1).

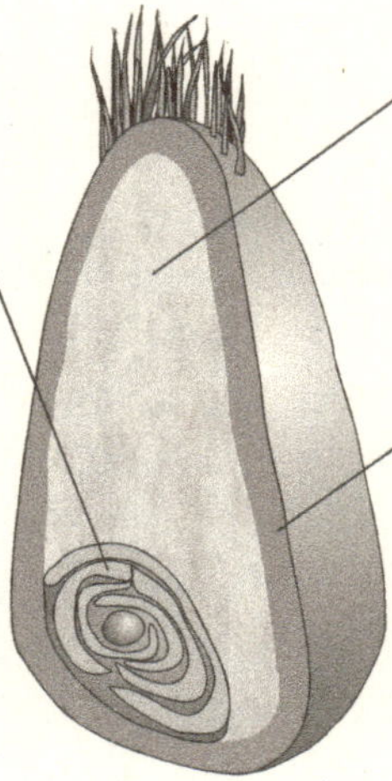

Figura 6.1. L'endosperma all'interno del chicco è ricco di amido (e dunque di energia) e contiene una quantità limitata di vitamine, minerali e altre sostanze. La maggior parte delle sostanze benefiche si trovano nella crusca e nel germe. Nella raffinazione, il germe e i diversi strati di crusca vengono scartati, e nella farina bianca non resta che l'endosperma, povero di fibre e di nutrienti ma ricco d'energia. Ecco qualche cifra: raffinando un chicco di frumento si perdono il 58% di fibre, l'83% di magnesio, il 79% di zinco, il 92% di selenio, il 61% di acido folico e il 79% di vitamina E.[183]

Avete notato che sui pacchi di farina c'è l'indicazione del «tipo»? Tipo 00, tipo 0, tipo 2 ecc. La farina di tipo 00 è bianca come cocaina e ha più o meno lo stesso contenuto di sostanze nutritive. Il chicco viene raffinato completamente e la farina si compone solo dell'endosperma macinato. La farina di tipo 2 ha un colore marroncino chiaro e conserva parti della buccia del chicco (la «crusca»). La farina di tipo integrale, in cui si usa il chicco intero, è quella con il contenuto massimo di vitamine, fibre e minerali. Il pane integrale è composto (in massima parte) di farina integrale, qualunque sia il cereale da cui ha origine (frumento, segale, farro ecc.).

La mia panettiera sostiene cocciutamente che il farro sia «molto più sano» del frumento e degli altri cereali, e ogni volta, da buon fan della segale, mi arrabbio. Non so bene da dove attinga le sue informazioni, ma in ogni caso tra farro e frumento non c'è pressoché differenza. Per quanto mi riguarda, lo considero un mito senza fondamento. Un sacco di studi ci confermano invece che per qualunque tipo di cereale – farro, segale e chi più ne ha più ne metta – il fattore decisivo per la nostra salute è che il chicco venga usato per intero e non raffinato, ovvero privato di buona parte delle sostanze nutritive. (Purtroppo in molte panetterie oggi non sanno più bene cosa significhi «integrale», e spesso neppure cosa ci sia nel pane perché non lo fanno più in negozio. Non lasciatevi disorientare da questi «fornai»! P.S. Io ormai faccio sempre il pane in casa, anche per via dei molti additivi non necessari che mettono nel tipico pane industriale. Fare il pane, tra l'altro, è incredibilmente facile e divertente. In nota trovate la mia ricetta.[184])

Non è però solo un fatto di quantità di sostanze nutritive. Come sappiamo, anche il processo digestivo ha un ruolo importante. Più i chicchi vengono macinati, più fini diventano le particelle, e le particelle fini si digeriscono facilmente e con rapidità. Così polverizzati, i carboidrati affluiscono nel sangue in un lampo. Questo vale anche per il pane integrale fatto con farina macinata fine. L'ideale dunque è il pane fatto con farina grossolana, in grani. La buccia intatta del chicco forma una barriera fisica benefica: avvolge i carboidrati dell'endosperma facendo sì che per i nostri enzimi digestivi non sia troppo facile raggiungerli per scomporli nei singoli mattoncini, ossia nelle molecole di glucosio.

Il pane bianco, per contro, riunisce in sé tutti gli aspetti negativi: è privo di crusca, povero di sostanze nutritive e macinato fine. Esso incarna, se vogliamo, uno dei problemi centrali della nostra «alimentazione del benessere», ovvero il fatto che ci nutriamo troppo e allo stesso tempo troppo poco. Non ci manca certo l'energia, che assumiamo in abbondanza, ma spesso abbiamo carenza di certe sostanze nutritive di cui il nostro corpo ha bisogno per funzionare come si deve e per proteggersi da un decadimento precoce: vitamine come l'acido folico della vitamina B, minerali come il magnesio e il selenio o grassi salutari come gli omega-3 – tutte sostanze che si perdono con la raffinazione. Se mangiamo in prevalenza alimenti ricchi di energia ma poveri di sostanze nutritive (pane bianco, riso e pasta non integrali, zucchero) è possibile che il fabbisogno di queste sostanze essenziali non sia del tutto coperto.

Ciò potrebbe contribuire anche al sovrappeso, poiché il nostro organismo segnala sempre se gli manca qualcosa (malgrado la quantità di cibo che ingurgitiamo!): noi mangiamo e mangiamo, ma dato che la maggior parte delle sostanze nutritive necessarie per il nostro corpo vengono sottratte agli alimenti artificialmente, possiamo continuare ad abbuffarci a lungo prima di soddisfare il nostro bisogno di queste sostanze. Di conseguenza abbiamo sempre la sensazione che ci manchi qualcosa: siamo tormentati da una «fame di sostanze nutritive».[185]

Le sostanze nutritive non sono l'unica ragione per cui i prodotti integrali ci saziano di più. Lo si deve anche alle fibre. Sotto questo aspetto sono eccellenti i fiocchi d'avena e il tritello d'avena. Quest'ultimo è composto di chicchi tritati grossolanamente, e il nostro apparato digestivo deve lavorare molto per scomporli. I fiocchi sono piatti, il che ne facilita un po' la digestione (meno della macinatura, però): la superficie di un fiocco è più ampia, e in tal modo i nostri enzimi digestivi riescono ad «aggredirlo» più facilmente. In entrambi i casi, l'avena contiene notevoli quantità di fibre dette beta-glucani. Non appena entrano in contatto con l'acqua, i beta-glucani formano una pappa collosa. Se avete la pazienza di aspettare potete osservare in diretta questo processo nella scodella del muesli, altrimenti esso avviene in seguito nel vostro corpo. Nell'intestino, questa gelatina vischiosa non solo rallenta l'assorbimento dei carboidrati, ma frena anche quello del colesterolo. I beta-glucani dunque abbassano il tasso di colesterolo.[186]

Il nostro intestino non è in grado di digerire fibre come i beta-glucani, perciò in passato queste sostanze erano considerate una mera zavorra. Solo negli ultimi anni si è scoperto quanto fosse sbagliata quest'idea. Le fibre che non digeriamo costituiscono infatti un pranzo di gala per i già citati ospiti che popolano l'intestino: i batteri intestinali (o «microbioma»). E non c'è niente di meglio che avere dei batteri felici nell'intestino! Se non li nutrite a dovere con le fibre, infatti, quelli per vendetta cominciano a rosicchiare gli strati mucosi interni dell'intestino, che una volta privato di questo rivestimento protettivo è soggetto a infezioni.[187]

Quando sono ben nutriti, inoltre, i batteri intestinali producono sostanze benefiche, i cosiddetti acidi grassi a catena corta, come l'acido butirrico (o butanoico). Quest'ultimo è in primo luogo una buona fonte di energia per le cellule intestinali. In più, sembra essere addirittura una sorta di farmaco che per esempio frena i processi infiammatori e previene, fra le altre cose, i tumori intestinali.[188]

Una piccola parte di questi acidi grassi a catena corta – che i batteri intestinali producono digerendo le fibre – dall'intestino si spingono nel sangue e raggiungono il cervello, dove influenzano le cellule nervose che regolano il senso di sazietà. In tal modo, forse i batteri intestinali comunicano al cervello che sono sazi e che quindi noi possiamo smettere di alimentarci per un po', almeno per quanto li riguarda: un microbioma appagato grazie ai prodotti integrali costituisce dunque un altro modo per evitare il sovrappeso.[189]

In poche parole, non c'è davvero nessun motivo per sconsigliare il consumo di pane integrale e dei prodotti integrali in generale. Di recente, studiosi dell'Imperial College di Londra e dell'Università di Harvard hanno analizzato i dati di 45 studi su questo tema arrivando al seguente risultato: chi mangia 90 grammi di prodotti integrali al giorno (in particolare, sotto forma di due fette di pane integrale e una scodella di fiocchi d'avena) riduce il rischio di pressoché tutte le malattie della vecchiaia, dal diabete al cancro. La probabilità di sviluppare una malattia cardiocircolatoria è più bassa di oltre il 20%, e anche il rischio di morte complessivo è inferiore. In altre parole, chi mangia regolarmente una modesta quantità di prodotti integrali può contare su una vita più sana e più lunga.[190]

Questo vale fra l'altro anche per il frumento, tanto spesso vituperato.[191] Una volta per tutte: il frumento in quanto tale non è «cattivo». Nella prefazione all'edizione tedesca del suo libro *La dieta zero grano*, il cardiologo americano William Davis sostiene che il frumento avrebbe lasciato una «scia di devastazione» in tutto il mondo. Purtroppo, la sua condanna non è circoscritta al pane bianco ma si estende anche ai prodotti integrali che a suo dire sarebbero una catastrofe per la salute. Inoltre, afferma sottilmente il Dr. Davis, tali prodotti ci renderebbero «grassi e affamati, più grassi e affamati che mai nella storia dell'umanità».[192]

Come tutti sappiamo, circolano un sacco di manuali che propongono diete senza capo né coda, e mettersi a discutere tutte le assurdità che propongono sarebbe tempo perso. Non è questo il caso di libri come *La dieta zero grano* e *La dieta intelligente*. I loro autori non sono degli stupidi e conoscono la materia di cui trattano. In parte – ma non sempre! – citano studi seri. Com'è possibile, dunque, che i loro giudizi siano così fuori strada?

A mio avviso, ci sono diverse ragioni. Voglio approfondire la questione poiché ci fa capire bene come mai nel campo della ricerca nutrizionale vi siano così tanta confusione e un tale disorientamento.

In primo luogo, ci sono davvero persone che non tollerano il grano e altri cereali, così come ci sono persone che non tollerano il latte o le arachidi. Esistono per esempio un'allergia al frumento e un'intolleranza al glutine (che nella sua forma intensa è nota come «celiachia»). Anche se gli esami clinici non riscontrassero alcuna intolleranza al glutine, è possibile che il vostro organismo non ami il grano o i cereali in generale. Fate una prova! Eliminate i cereali per qualche giorno, o meglio ancora per qualche settimana, e osservate la reazione del vostro corpo. Solo perché i medici non diagnosticano un disturbo, non vuol dire che questo non esista. In fondo il vostro corpo conosce cose che il vostro medico ignora. In base alle conoscenze attuali, tuttavia, la maggior parte delle persone non ha alcun problema con il glutine.

Il termine «glutine» viene dal latino *gluten* che significa «colla». È la sostanza che ci permette di impastare e stendere bene la pasta della pizza e, con un po' di esercizio, anche da farla roteare su un dito. In caso di intolleranza, l'intestino non è molto felice quando si trova a tu per tu con il glutine. Non è molto felice? Che cosa significa? Vuol dire che, per qualche motivo, il sistema immunitario classifica quelle strutture proteiche come nemiche e sferra un attacco, ovvero un'infiammazione che distrugge soprattutto le povere cellule intestinali. I sintomi vanno dai crampi alla pancia e dalla diarrea all'anemia, fino a problemi neurologici come cefalea o addirittura disturbi motori dovuti a danni cerebrali spaventosi. Circa l'1% delle persone soffre di intolleranza al glutine in forma di celiachia, che si risolve solo smettendo di mangiare glutine. In tal caso occorre rinunciare non solo al grano ma anche a molti altri cereali come la segale e l'orzo.[193]

A scanso di equivoci, una dieta priva di glutine è assolutamente necessaria alle persone affette da celiachia. Oltre a ciò, *può* essere molto sana per tutti, a seconda di cosa uno mangia. Poiché la maggior parte della gente mangia prevalentemente prodotti a base di farina bianca poco salutari (pane bianco, pizza, torte, biscotti ecc.), eliminando i prodotti (*questi* prodotti) a base di cereali molti fanno davvero un favore a sé stessi. Se poi si sostituisce questo cibo spazzatura con verdura, legumi, noci e frutta, la nuova dieta senza glutine sarà davvero sana. Non dobbiamo meravigliarci, perciò, se molte persone si sentono meglio quando passano a un'alimentazione *gluten free*, anche se magari non sono affatto intolleranti a questa sostanza. Dunque una dieta priva di glutine può essere decisamente salutare.

Se però si tratta di dare un consiglio valido *in generale*, ha senso distinguere tra prodotti a base di farina bianca e prodotti integrali. La maggior parte delle persone non ha bisogno di rinunciare a questi ultimi. Sarebbe addirittura improduttivo sostituire i prodotti integrali con altri alimenti meno sani.

Un errore fondamentale commesso dagli autori di libri come *La dieta zero grano* è il seguente: una volta constatato (su di sé e/o sui propri pazienti) che l'eliminazione dei cereali ha effetti positivi sull'organismo, è molto facile cedere alla tentazione di corroborare il sospetto che i cereali siano dannosi per la salute e il benessere con l'aiuto di studi scelti con cura, e si comincia a sfruttarne i risultati in modo selettivo, finché a un certo punto si finisce per vedere solo i dati che confermano i propri sospetti.

Fatalmente, questa tendenza viene favorita anche dalla situazione attuale della ricerca: dal momento che negli ultimi decenni si è accumulata una mole enorme di studi nutrizionali, ormai per quasi tutti gli alimenti è possibile trovarne uno che lo classifichi come un veleno o una panacea. In media, vengono pubblicati oltre duecentocinquanta studi nutrizionali *al giorno*! Sulla scorta di «studi americani» sarei in grado di dimostrarvi che il consumo regolare di broccoli vi porterà alla tomba, e dopo avervi instillato una bella dose di paura (*Cosa? Adesso pure i broccoli? Sul serio?*), vi spaccerei subito la mia sensazionale dieta antibroccoli.

In termini darwiniani, potremmo dire che l'abbondanza di studi in materia ha creato un «ambiente» intellettuale particolarmente favorevole al moltiplicarsi di guru dell'alimentazione a caccia di notorietà (Dr. Davis, Dr. Perlmutter, Dr. Mercola). La loro ricetta è sempre la stessa e – consapevolmente o inconsapevolmente – disonesta: si prende uno studio che sembra confermare la propria teoria sostenendo che è l'unico al mondo ad avere individuato gli alimenti che ci fanno *davvero* ingrassare e ammalare. Del resto, si sa, le principali università come Harvard e Stanford sono piene di babbei che mettono a rischio la nostra salute con le loro raccomandazioni sconsiderate! Ovviamente è lecito mettere in discussione la posizione dominante, anzi, è doveroso, ma occorre avere in mano elementi solidi. Chi sostiene teorie fuori dall'ordinario deve disporre di prove straordinariamente valide.

Come dobbiamo muoverci in mezzo a queste contraddizioni? Una strategia adeguata consiste, mi sembra, nell'osservare il quadro generale con il minor numero possibile di preconcetti anziché buttare l'occhio precipitosamente su un dettaglio individuato in modo soggettivo. Avere una visione obiettiva di tutti risultati disponibili, però, appare un'impresa titanica, praticamente impossibile da portare a termine a causa dell'infinità di studi effettuati. Questa prima impressione tuttavia è ingannevole: proprio negli ultimi anni, una simile visione d'insieme è divenuta possibile grazie ad alcune analisi particolari.

A questo punto occorre dare una breve spiegazione. Le nostre conoscenze sull'alimentazione si basano sugli innumerevoli studi eseguiti che non sempre sono attendibili e spesso si contraddicono a vicenda. Per acquisire un po' più di affidabilità, alcune équipe di ricercatori a intervalli regolari riesaminano gli studi più solidi e ne riassumono i risultati. Tali compendi, chiamati «revisioni» o «meta-analisi»,[194] ci assicurano già una certa visione d'insieme. Negli ultimi anni, inoltre, il metodo di questi metastudi è stato ulteriormente affinato e sono comparsi studi che riassumono *a loro volta* i risultati delle revisioni e delle meta-analisi (potremmo definirli «meta-metastudi»). Questi «superstudi» ci offrono un quadro generale più ampio.

Così, di recente, un'équipe di ricercatori francesi ha analizzato i dati e i risultati di tutte (!) le meta-analisi e le revisioni sul tema «nutrizione e salute/malattia» pubblicati dal 1950 al 2013. Uno studio così completo finora non era mai stato disponibile. I risultati sono assai rivelatori, in particolare sul «controverso» argomento dei prodotti integrali.[195]

La figura 6.2 riassume i risultati principali del meta-metastudio francese. Il grafico mostra il legame tra il consumo frequente di alimenti di un determinato gruppo come la carne rossa, il pesce o le uova, ma anche i prodotti integrali, e il rischio di sviluppare le grandi malattie della vecchiaia, da quelle cardiocircolatorie al diabete, fino al cancro. Prima di esaminare i singoli risultati, è sufficiente una rapida occhiata al grafico per constatare che *nessuno* degli alimenti presi in esame – qualora dovessimo avere a che fare con un rapporto di causa-effetto – si rivela sistematicamente in grado di proteggerci dalle malattie o, viceversa, sistematicamente dannoso. Per ogni alimento vi sono risultati contraddittori.

Questo accade per svariati motivi. Fino a un certo punto, lo si può attribuire alle categorie troppo approssimative (le bibite sono senz'altro più dannose dei succhi di frutta, i «latticini» comprendono yogurt, burro, formaggi, e in questo caso eventualmente anche il latte, ecc.). Su un piano più generale, però, la contraddizione sta nella natura degli esseri umani. La scienza non è una dittatura. I dati possono essere valutati e interpretati in modi diversi. È con il graduale chiarimento delle contraddizioni, con la critica e la discussione, che la scienza si corregge in continuazione e progredisce.

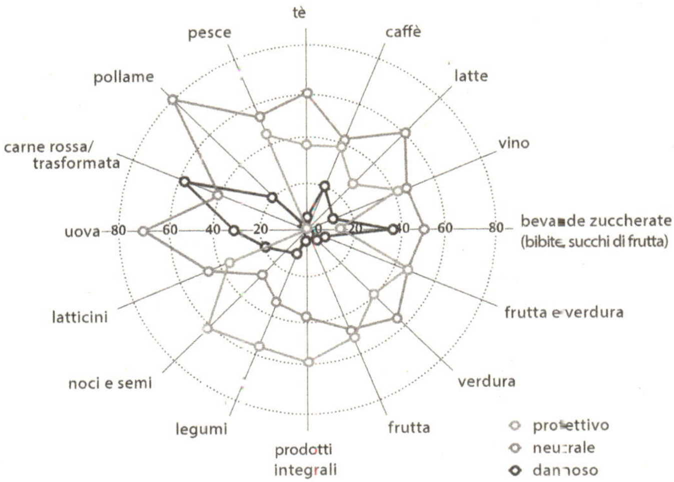

Figura 6.2. Il grafico indica, per ogni gruppo di alimenti, la percentuale di tutte le grandi analisi pubblicate tra il 1950 e il 2013 che gli attribuiscono rispettivamente un effetto protettivo, neutrale o dannoso in riferimento alle dieci malattie fondamentali della vecchiaia (malattie cardiocircolatorie, cancro, diabete di tipo 2, malattie del fegato, dei reni, del tratto digerente e dello scheletro, sarcopenia, malattie neurologiche e sovrappeso/obesità). Prendiamo a mo' d'esempio i prodotti integrali: poco meno del 50% delle grandi analisi eseguite fra il 1950 e il 2013 li classificano come protettivi in relazione ad almeno una malattia della vecchiaia. Quasi il 40% degli studi riassuntivi danno un risultato neutrale (né protettivi, né dannosi). Solo un'esigua percentuale (il 4%) arriva alla conclusione che i prodotti integrali possano essere dannosi. Non sto dicendo che le meta-analisi come questa abbiano l'ultima parola sulle questioni nutrizionali, però ci danno un'idea del giudizio della scienza su un determinato gruppo di alimenti. Inoltre, servono a smascherare i miti dietetici assurdi, per esempio la demonizzazione del pane tanto in voga di questi tempi, sulla falsariga di libri come *La dieta zero grano* e *La dieta intelligente*.[196]

Ogni singolo studio, per quanto condotto in modo scrupoloso, ha i suoi punti di forza e le sue debolezze. Gli studi osservazionali possono avere un campione vasto ed essere a lungo termine – a volte durano perfino decenni – ma spesso è difficile identificare il fattore decisivo (pensate per esempio al motivo per cui il caffè in passato era considerato un veleno). Gli esperimenti con due gruppi sottoposti a diete diverse sono più rigorosi sul piano scientifico ma hanno sempre una durata limitata, il che influisce in modo non irrilevante in un campo come l'alimentazione, dove gli effetti si riscontrano per lo più a lungo termine.

E poi naturalmente anche i ricercatori commettono errori. Alcuni ricevono cospicui finanziamenti da industrie di bibite, del latte o di altri prodotti alimentari, una dipendenza che finisce per influenzare sensibilmente il giudizio in un verso o nell'altro. Per questo e per numerosi altri motivi è sempre possibile arrivare a conclusioni contraddittorie.

Tuttavia, malgrado le inevitabili contraddizioni, per la maggior parte degli alimenti si delinea una chiara tendenza in quanto ai loro effetti sulla salute. Ciò fortunatamente vale anche per le cose che abbiamo già trattato nei capitoli precedenti. Buona parte degli studi di sintesi (56%), per esempio, classifica la carne rossa e trasformata come dannosa. Numerose ricerche al riguardo sono neutrali mentre il 4% ne dà un giudizio positivo. Dunque, concentrandosi sui pochi giudizi favorevoli e ignorando tutti gli altri risultati, sarebbe possibile spacciare la carne rossa e trasformata per un elisir di lunga vita.

Sul pesce, all'opposto, il 44% dei giudizi sono positivi, il 50% neutrali e solo il 2% negativi. Dunque per considerare il pesce un alimento poco sano occorre sforzarsi non poco, ma è pur sempre *possibile* (e in effetti, come vedremo, alcuni pesci sono più salutari di altri).[197] Potrei addirittura mettervi in guardia dai pericoli della frutta se mi concentrassi su quel 2% di studi che la valutano negativamente, passando sotto silenzio il 98% rimanente, ed ecco che la «dieta antibroccoli» ipotizzata sopra diverrebbe realtà…

Nel caso dei prodotti integrali siamo di fronte a una situazione analoga: il giudizio complessivo – come per la frutta – è straordinariamente buono: nientemeno che il 60% di tutti gli studi eseguiti dal dopoguerra in poi arrivano alla conclusione che i prodotti integrali proteggono da numerose malattie della vecchiaia,[198] mentre il resto è neutrale. Per questi alimenti, in fase di meta-meta-analisi, un solo studio è giunto a un risultato negativo. Neppure la verdura può vantare un bilancio così favorevole! Tra l'altro, questo vale anche per il sovrappeso: il 40% di tutti gli studi di sintesi ha riscontrato che i prodotti integrali sono associati a un sovrappeso *inferiore*, mentre il 60%, sotto questo aspetto, dà un giudizio neutrale. E quanti studi, secondo voi, hanno concluso che i prodotti integrali fanno ingrassare? *Neanche uno*, alla faccia di chi vorrebbe propinarci diete a «zero grano».

Non vorrei dare l'impressione che la meta-ricerca francese rappresenti lo studio definitivo in campo nutrizionale (anch'essa ha i suoi punti deboli, come vedremo quando ci occuperemo del latte). A mio avviso, essa ci fornisce una valida sintesi del giudizio globale sugli alimenti nei decenni passati, né più né meno. Tuttavia, alla luce delle contraddizioni disorientanti in cui ci si imbatte in campo nutrizionale e anche delle diete assurde proposte da certi manuali in commercio, una valutazione generale come questa ci permette di smascherare i falsi miti, riportandoci alla realtà.

Anthony Fardet, il ricercatore francese a capo di questo meta-metastudio, mi ha gentilmente messo a disposizione i dati grezzi, che ho riprodotto nel grafico 6.2. Quando gli ho chiesto se i risultati l'abbiano indotto a modificare la sua alimentazione, mi ha detto che d'ora in poi avrebbe mangiato più prodotti integrali e meno alimenti di origine animale, aumentando di conseguenza il consumo di vegetali.[199]

L'indice glicemico

Acquistando un apposito misuratore potrete verificare su voi stessi quanto sale la glicemia dopo che avete mangiato diversi tipi di cibo. I risultati vi lasceranno a bocca aperta! Alcuni alimenti che consideriamo estremamente sani, «alimenti di base», inondano a tal punto il nostro sangue di zucchero che al loro posto potremmo bere glucosio concentrato. L'esempio più significativo sono le patate.

A questo proposito si parla di «indice glicemico» o «IG». Per determinare l'IG di un alimento, per prima cosa dobbiamo misurare la nostra glicemia dopo aver consumato una determinata quantità di glucosio puro. Dato che la glicemia non è altro che la concentrazione di glucosio nel sangue, in tal modo si fissa un solido valore orientativo.

Supponiamo che beviate un bicchier d'acqua in cui sono disciolti 50 grammi di glucosio. Se vi misurate la glicemia, nella mezz'ora successiva la vedrete impennarsi fino a raggiungere il suo picco e infine scendere di nuovo per effetto dell'insulina. La figura 6.3 ne riporta la curva.

A questo punto si determina l'ampiezza della superficie sotto la curva, che ci fornisce informazioni sull'aumento della glicemia nel lasso di tempo successivo al consumo di glucosio (in genere si prendono in considerazione le due ore dopo il consumo): più la superficie è ampia, maggiore è l'aumento della glicemia medio. Dato che il nostro valore di riferimento è 50 grammi di glucosio, stabiliamo che l'ampiezza della superficie è pari a 100. L'IG del glucosio puro è dunque 100 per definizione.

Tutti gli alimenti che contengono una quantità sufficiente di carboidrati hanno la propria curva glicemica. L'IG di un alimento si determina comparando l'ampiezza della superficie sotto la relativa curva con quella del glucosio.

Nel caso delle patate, per esempio, l'ampiezza della superficie è pari all'85% di quella del glucosio, dunque l'IG delle patate è 85. (Una precisazione importante: quando si parla di IG, ci si riferisce sempre a valori medi, calcolati in genere su una decina di soggetti. Anche in questo caso emergono notevoli differenze tre le singole persone, e questa è un'ulteriore conferma del fatto che non esiste un'alimentazione *ottimale*, valida per tutti. Anziché affrontare la questione in modo dogmatico, è più saggio sperimentare varie diete osservando attentamente la reazione del proprio organismo.)[200] In sostanza, 50 grammi di carboidrati sotto forma di patate arrosto provocano un drastico aumento della glicemia, pari quasi a quello determinato dal glucosio puro. Nella maggior parte delle persone, l'indice glicemico delle patate è incredibilmente alto, il che non depone esattamente a favore dell'inclusione delle patate negli «alimenti di base».

Nel corso degli ultimi anni sono state determinate le curve glicemiche di oltre mille alimenti.[201] Confrontandole, salta all'occhio che le patate non spiccano solo per il loro IG, ma in molte persone provocano una risposta insulinica così elevata che due ore dopo il consumo sopraggiunge una vera e propria ipoglicemia – un fenomeno, questo, che si riscontra in pochi altri alimenti, in particolare quelli ad alto contenuto di zucchero come le bibite e i succhi di frutta (si veda la figura 6.3). Ciò provoca una fame acuta, specialmente di carboidrati veloci, poiché il nostro organismo vuole riportare la glicemia a livelli normali il più presto possibile.

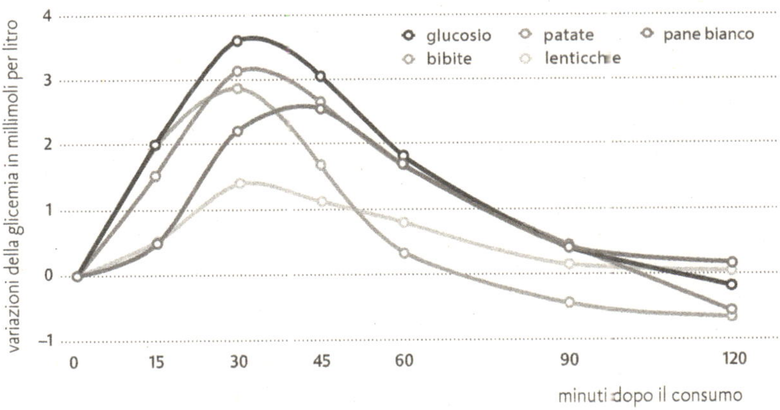

Figura 6.3. Il grafico dell'indice glicemico mostra l'effetto assai diverso dei vari alimenti sulla glicemia, a pari quantità di carboidrati digeribili (50 g di carboidrati del relativo alimento, escluse le eventuali fibre presenti). Per semplicità, la glicemia prima del consumo è fissata a zero; il grafico indica dunque la variazione della glicemia. Spicca la notevole differenza tra le patate e le lenticchie. L'IG relativamente basso delle bibite si deve al fatto che lo zucchero si compone per metà circa di fruttosio, che viene intercettato dal fegato e quindi non entra in circolo.[202]

Tutto questo potrebbe spiegare perché si dice che le patate fanno ingrassare: un giudizio che sembra essere qualcosa di più di un mito alimentare, confermato in ogni caso da studi osservazionali condotti fra l'altro dall'Università di Harvard (vedi la figura 0.1 dell'Introduzione). Un recente studio di Harvard ha rilevato addirittura che un forte consumo di patate si accompagna a un rischio di diabete leggermente più elevato, probabilmente per via dell'alto IG. Sostituendo tre porzioni di patate alla settimana con la stessa quantità di prodotti integrali, invece, il rischio di diabete diminuisce.[203]

Alimenti	Indice glicemico (IG)
glucosio	100
Prima colazione/pane	
fiocchi d'avena	55
Kellog's corn flakes	86
croissant	67
pane integrale di segale granuloso	55
pane con lievito madre	58
pane integrale di frumento macinato fine	74
pane bianco	71
brezel	80
uova	-
pancake fatti in casa	66
pancake senza glutine (miscela pronta)	102
Frutta	
mele	38
banane	52
mirtilli	53
arance	42
pere	38
fragole	40
Verdura	
carote	41
pomodori	-
patate arrosto	85

Alimenti	Indice glicemico (IG)
Pasta/Riso	
spaghetti (di farina bianca)	44
spaghetti integrali	42
riso Basmati	58
riso Jasmine	109
Latticini	
latte parzialmente scremato	32
latte intero	27
yogurt naturale magro	35
Frutta secca	
anacardi	22
arachidi	23
noci	–
Bevande	
succo d'arancia	53
Coca-Cola	53
birra	89

Figura 6.4. L'indice glicemico (IG) fornisce informazioni sulla velocità con cui le molecole di glucosio di un alimento ricco di carboidrati affluiscono nel sangue. La tabella riporta una piccola selezione di alimenti (se siete interessati alla lista completa – in inglese – scrivetemi un'email a baskast@gmx.de o consultate il sito web hiip://www.glycemicindex.com). Questi numeri tuttavia vanno pres con beneficio d'inventario poiché anche in questo caso vi sono notevoli differenze individuali (per esempio, il pane bianco *in media* provoca un forte picco glicemico che *in alcune persone* sorprendentemente è quasi del tutto assente!).[204] Un IG inferiore a 55 è considerato basso, tra 56 e 69 si parla di valore medio, mentre oltre 70 è alto. Ho messo nella lista i pancake senza glutine (fatti con una miscela pronta di grano saraceno) per farvi vedere che «senza glutine» non significa per forza salutare. Come regola generale, se non siete intolleranti al glutine, si può dire che i prodotti senza glutine sono salutari soprattutto per le industrie che li producono. Molti alimenti (uova, pomodori e la maggior parte delle verdure, quasi tutti i tipi di noce, la carne, tutti i grassi) contengono pochissimi carboidrati o ne sono del tutto privi e quindi non hanno alcun effetto sulla glicemia: in questi casi l'indice glicemico è superfluo. L'IG del succo d'arancia e della Coca-Cola sono bassi perché buona parte dei carboidrati è costituita dal fruttosio che viene intercettato dal fegato e dunque non fa salire la glicemia.[205]

Sulla base delle conoscenze che abbiamo, non considero le patate un alimento particolarmente pericoloso, anche se non ne sono più un appassionato e non le mangio quasi mai. Un consiglio: se amate le patate, scegliete le varietà a pasta soda che fanno salire la glicemia meno rapidamente.[206] Anche lasciarle raffreddare alcune ore dopo la cottura è un metodo efficace poiché si forma una sorta di «amido resistente» che non viene più digerito dal nostro organismo ma in compenso diventa cibo per i batteri intestinali.[207]

Il riso raffinato rappresenta un caso simile. Sul piano dell'IG, il riso non è messo molto bene. Come per le patate, un alto consumo di riso raffinato è associato sia al sovrappeso sia a un più alto rischio di diabete.[208] Alcune varietà però sono peggiori di altre. L'IG del riso Jasmine per esempio raggiunge un valore astronomico (109) che supera addirittura quello del glucosio puro! Com'è possibile? Si pensa che una soluzione di glucosio puro faccia una breve pausa nello stomaco che rallenta un po' la digestione, mentre il riso Jasmine passa a tutta velocità attraverso lo stomaco e viene digerito in un batter d'occhio. Il riso Basmati, come si è detto, è preferibile poiché ha un IG medio per effetto di una composizione dell'amido un po' diversa. Personalmente mangio riso solo nel sushi, e anche in quel caso, in dose ridotta. Il vantaggio del sushi è che le alghe («nori») e l'aceto di riso fanno scendere l'IG totale sotto il 50%.[209] (Ogni forma di acido ritarda lo svuotamento dello stomaco e dell'intestino, abbassando l'IG. Questo vale sia per l'aceto sia per succo di limone ed è anche il motivo dell'IG notevolmente più basso del pane fatto con il lievito madre.)

Io evito il riso in grandi quantità anche per via della contaminazione da arsenico, elemento notoriamente cancerogeno. Il riso è una pianta che assorbe l'arsenico dall'acqua e dal terreno con l'efficienza di una spugna. Grazie a questo suo talento naturale, può essere usato addirittura per «decontaminare» un terreno.[210] Poi però il veleno passa nei chicchi di riso. Ed effettivamente il riso contiene spesso elevate quantità di arsenico, e questo vale anche per il riso selvatico e soprattutto per il riso integrale (il Basmati raffinato ne contiene un po' meno). Non è un mito creato per diffondere il panico, ma un fatto documentato. A mio modo di vedere, neanche il riso andrebbe considerato un «alimento di base» ma un contorno da mangiare una volta ogni tanto. Soprattutto le donne incinte e i bambini piccoli non dovrebbero divorare riso in quantità. Fiocchi e gallette di riso e altri snack a base di questo cereale contengono spesso dosi particolarmente alte di arsenico: evitateli! Attenti anche alle pappe di riso per bambini. Per i neonati, inoltre, il latte di riso non è per niente adatto.[211]

Il metodo di cottura fa la differenza. Per molto tempo ho cotto il riso nel modo sbagliato. Lo mettevo in una pentola con il doppio circa di acqua e lo lasciavo sobbollire finché non si consumava tutta l'acqua. Con questo metodo di cottura però tutto l'arsenico resta nel riso (così come del resto succede con i cuociriso elettrici). Poi un giorno un'amica indiana mi ha mostrato il sistema più indicato: prima si lava bene il riso sotto acqua corrente e poi lo si cuoce in una pentola grande con qualche litro d'acqua, come la pasta, e a cottura ultimata lo si scola. In questo modo, metà dell'arsenico se ne va con l'acqua.[212]

La pasta nel complesso è assai più consigliabile del riso. Anche dal punto di vista della glicemia, è nettamente meglio rispetto al riso e alle patate. La pasta è provvista di una speciale «rete proteica» (occhio al glutine!) che circonda i carboidrati rallentandone la digestione. Particolarmente raccomandata è la pasta integrale, che però, malgrado tutta la mia apertura, non sono mai riuscito a farmi piacere del tutto (anche se un misto di pasta integrale e raffinata in parti uguali è davvero ottimo...).

Legumi: il fattore di sopravvivenza numero uno

Tra gli alimenti ricchi di carboidrati c'è un gruppo particolare che sul piano puramente salutistico eclissa tutti gli altri. Peccato che in Germania proprio questo gruppo sia piuttosto impopolare. Sto parlando dei legumi, dunque soprattutto di lenticchie, fagioli, ceci e piselli (dal punto di vista botanico sono legumi pure le arachidi, altrettanto consigliabili).

Lenticchie, oddio! Un tempo non mangiavo quasi mai lenticchie, mentre oggi le mangio spesso, e ogni volta che le metto a mollo do un'occhiata in giro per controllare che mia moglie non mi veda e poi mi inchino davanti alla bacinella, tanto è il mio rispetto per questi legumi. E se non mangio ancora lenticchie in quantità «mediterranea», è solo per carenza di buone ricette: se avete suggerimenti, fatevi avanti![213]

Tutti i legumi non solo hanno un indice glicemico estremamente basso (per lo più assai inferiore a 50), ma sono anche molto ricchi di fibre e inoltre costituiscono un'eccellente fonte di proteine vegetali, fornendo addirittura più proteine per grammo di un filetto di salmone. Probabilmente è per questo che in diversi studi si sono dimostrati di grande aiuto per dimagrire.[214] I legumi saziano.

A causa dell'IG sorprendentemente basso, i legumi sono una delle migliori fonti di carboidrati anche per chi è affetto da insulinoresistenza e da diabete. Se un diabetico viene indotto a mangiare più legumi, nel giro di pochi mesi gli si abbassa la percentuale di emoglobina glicata presente nel sangue (il già citato valore HbA_{1c}). Anche la pressione, la frequenza cardiaca e il colesterolo calano,[215] riducendo così il rischio di sviluppare numerose malattie della vecchiaia.

Quando ero alle superiori, passai un anno di scambio studentesco in California, presso una famiglia messicana. Non ho mai mangiato tanti fagioli in vita mia come allora! È interessante il fatto che i messicani e gli altri latinoamericani che vivono negli Stati Uniti soffrano decisamente meno di malattie croniche, fra cui alcune forme di tumore, rispetto al resto della popolazione, un dato che viene ricondotto fra l'altro alla loro predilezione per i fagioli. Anche in questo caso si presume che i batteri intestinali trasformino le fibre presenti nei fagioli in acidi grassi antinfiammatori. Poiché finiscono in parte nel sangue, questi acidi grassi potrebbero essere in grado di tenere in scacco le infiammazioni pressoché in tutto il corpo, prevenendo il tal modo l'insorgere dei tumori e di altre malattie.[216]

Un esperimento condotto in Spagna dell'Università di Navarra offre una conferma a questa ipotesi, almeno in linea di principio: i partecipanti sono stati sottoposti a una dieta comprendente quattro porzioni di legumi sotto forma di fagioli, piselli, ceci e lenticchie, e questo regime non solo li ha aiutati a perdere peso, ma ha anche abbassato la quantità di alcune sostanze infiammatorie, fra cui la cosiddetta proteina C-reattiva (PCR).[217] Prodotta dal fegato quando nell'organismo è in corso un processo infiammatorio, la PCR si attacca alle cellule morte o morenti o anche ai batteri, che poi vengono ingeriti e distrutti dai fagociti del sistema immunitario. In presenza di infezioni acute, si tratta di un processo utile. Se però i valori PCR sono costantemente alti, è la spia di un'attivazione continua del sistema immunitario che finisce soprattutto per danneggiare l'organismo.

Poiché, come si è detto nel capitolo 2, un'infiammazione «a fiamma bassa» diffusa in tutto il corpo è una delle caratteristiche principali della vecchiaia, si pensa che i legumi possano avere anche un effetto positivo sul processo di invecchiamento. In una ricerca in quest'ambito, un team di scienziati ha studiato le abitudini alimentari di persone dai settant'anni in su in paesi diversi come Grecia, Giappone e Svezia. La questione era: malgrado le differenze culinarie tra questi Paesi, è possibile trovare un denominatore comune sul legame esistente tra alimentazione e longevità?

E la ricerca è stata fruttuosa. Come spesso accade, anche in questo caso il pesce e l'olio d'oliva spiccano per i loro effetti positivi. In tutti i paesi partecipanti però il gruppo più consistente di alimenti il cui consumo è stato messo in relazione alla longevità sono i legumi. Sul piano statistico, per ogni consumo giornaliero di soli 20 grammi di legumi, ovvero due cucchiai, il rischio di morte scendeva dell'8%.

Al di là dello studio in questione, salta all'occhio il fatto che in tutte le parti del mondo in cui vivono popoli particolarmente longevi (le cosiddette «zone blu»), i legumi vengono serviti in tavola particolarmente spesso. Molti avventisti californiani, per esempio, mangiano tutti i giorni fagioli, lenticchie o piselli. A Okinawa invece si consumano tradizionalmente grandi quantità di soia.[218]

Anche se, di nuovo, si tratta «solo» di uno studio osservazionale, siamo in presenza di un'osservazione assai coerente: l'«effetto legumi» si riscontra non soltanto all'interno di culture diverse, ma anche con ogni tipo di legume, senza eccezioni. Sull'isola di Okinawa in Giappone (dove si registra la maggiore longevità), in particolare, la popolazione apprezza i legumi in forma di tofu, *nattō* e *miso* (tutti alimenti a base di soia). Gli svedesi prediligono i fagioli marroni e i piselli. Nel Mediterraneo si consumano soprattutto fagioli bianchi, lenticchie e ceci, per esempio in forma di hummus (l'IG dell'hummus è 6. P.S. L'hummus fatto in casa è una favola – in nota[219] ho riportato la mia ricetta preferita).

Per quanto diverso sia il sapore di questi alimenti e di queste pietanze, una volta digeriti, i legumi e i loro derivati sembrano esercitare effetti benefici simili. Secondo il team di ricercatori dello studio svolto in più paesi di cui si è detto, i legumi sono addirittura il «fattore di sopravvivenza» numero uno in cucina![220]

Carboidrati: un riepilogo e i consigli della «bussola alimentare»

La «linea ufficiale» secondo cui bisognerebbe mangiare prevalentemente cereali non ha alcuna base scientifica solida. Proprio alcune delle «bombe di carboidrati» caratteristiche della nostra alimentazione, come le patate e il riso raffinato, in grandi quantità sono dannose, specialmente con il nostro stile di vita sedentario.

Ciò vale a maggior ragione per le persone affette da insulinoresistenza, il cui organismo non reagisce alle diete low fat (e di conseguenza ricche di carboidrati). Questi soggetti traggono il massimo vantaggio da un'alimentazione low carb, che tuttavia può essere molto sana anche per tutti gli altri.

In generale si può dire che, più della percentuale complessiva di carboidrati, conta la loro qualità. Lo zucchero rappresenta il livello qualitativo più basso dei carboidrati, specialmente sotto forma di prodotto industriale liquido come la Coca-Cola e le altre bibite zuccherate. Un consumo regolare di queste «flebo» di fruttosio provoca un accumulo di grasso nel fegato che a sua volta porta all'insulinoresistenza con tutte le conseguenze negative che ne derivano, dal sovrappeso alle varie malattie della vecchiaia. (Tenete presente che lo zucchero è un ibrido, composto per metà di fruttosio, che viene trasformato in grasso dal fegato, e per metà di glucosio, che finisce nel sangue provocando un aumento della secrezione di insulina. Questa combinazione unica di fegato grasso e alti livelli di insulina è uno degli effetti nocivi più preoccupanti dello zucchero.)

In confronto, le «bombe di glucosio» – pane bianco, patate, pasta e riso raffinati – sono molto meno pericolose, ma ne mangiamo comunque in eccesso. Questi alimenti ci forniscono grandi quantità di energia e relativamente poche sostanze nutritive. Inoltre, nella maggior parte dei casi fanno salire la glicemia troppo velocemente. La pasta raffinata viene digerita con maggiore lentezza e quindi provoca meno picchi glicemici e insulinici. Da questo punto di vista la pasta va bene, quindi, ma anch'essa è carente di sostanze nutritive, a meno che non vi abituiate a mangiare quella integrale.

Anche il pane fatto con lievito madre è indicato, in primo luogo perché l'acido del lievito ne rallenta la digestione e in secondo luogo perché in genere viene preparato con una farina non del tutto raffinata e dunque contiene più vitamine, minerali e fibre.

Negli ultimi anni, demonizzare in blocco pane, frumento e glutine è diventato uno sport popolare. Benché abbia un fondo di verità, tale polemica passa decisamente il segno. Bisognerebbe piuttosto evitare i carboidrati trasformati, a digestione rapida e poveri di fibre. In linea di massima sono consigliabili i prodotti integrali, eventualmente anche quelli «esotici» come il bulgur (IG = 48).

Una fonte particolarmente preziosa di carboidrati – accanto alle «classiche» frutta e verdura – sono i legumi. Gli alimenti di questo gruppo fanno salire la glicemia in modo estremamente lieve, contengono fibre in abbondanza e più proteine rispetto a patate, riso e pasta. Per questi motivi, i legumi aiutano a perdere peso, mentre le patate tendono a fare ingrassare. Non è un caso se le popolazioni più longeve del mondo (gli avventisti, i giapponesi di Okinawa, gli abitanti di alcune regioni del Mediterraneo) li apprezzano particolarmente in ogni loro forma: fagioli, lenticchie, ceci, piselli ecc.

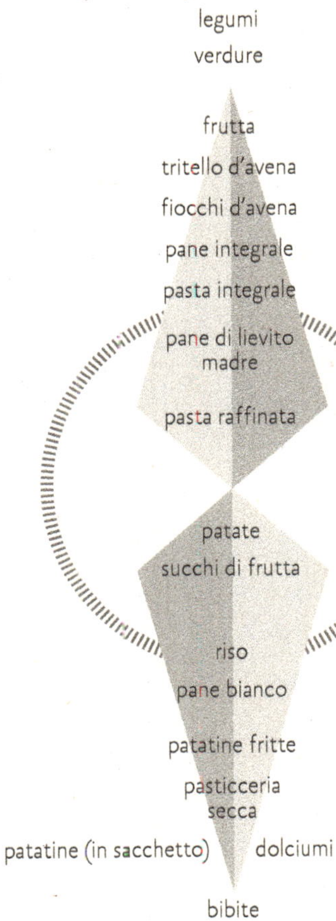

Figura 6.5. Bussola dei carboidrati

– 7 –
Intermezzo
Bevande: latte, caffè, tè e alco

«Quel poco che mangio posso pure berlo» mi diceva sempre un mio collega. Non so di preciso cosa intendesse, ma se penso alla sua irrefrenabile voglia di birra, una vaga idea ce l'ho. Questo intermezzo è dedicato alle bevande più apprezzate e ai loro effetti sulla salute: latte, caffè, tè e alcol (delle bibite e dei succhi di frutta abbiamo già parlato nel capitolo 4). Scopriremo qui che le bevande generalmente considerate sane spesso lo sono meno di quanto si pensi, e viceversa.

Latte

Il latte è una questione complessa. Gli studi in materia hanno dato risultati contraddittori ed è difficile esprimere un giudizio certo. Se vi può interessare, la mia esperienza personale col latte in sintesi è questa: un tempo ne ero un grande consumatore e ora non lo sono più. Di primo acchito, la cosa potrebbe sorprendervi. Malgrado un crescente scetticismo diffusosi negli ultimi anni, il latte ha sempre goduto di una buona reputazione. Inoltre, se date un'occhiata al grafico 6.2 (a pagina 157) che riassume i risultati del corposo meta-metastudio francese, noterete che la maggior parte degli studi eseguiti nei decenni passati gli hanno attribuito una valutazione neutrale. Molti si sono addirittura conclusi con un risultato positivo, e solo una piccola percentuale degli studi ha dato un giudizio negativo. Come mai allora il mio entusiasmo nei confronti del latte è così scarso? Perché in questo caso ci sono ragioni convincenti per dubitare della sua buona reputazione e anche dell'affidabilità del «meta-meta-bilancio».

La prima ragione del mio scetticismo sta nel fatto che la maggior parte degli studi di cui disponiamo per farci un'idea «obiettiva» del latte sono stati finanziati dall'industria lattiero-casearia.[221] Naturalmente esistono ricercatori in grado di dare un giudizio indipendente anche se il loro lavoro viene finanziato da un settore industriale con interessi precisi nel loro campo di studio. È appurato però che molti non ci riescono. Esaminando un campione di 168 studi eseguiti con il patrocinio di un'industria, la nutrizionista newyorchese Marion Nestle ha dimostrato che 156 di questi (il 93%!) di fatto sono pervenuti a conclusioni gradite ai loro sponsor.[222] Altre ricerche hanno messo in luce che non appena uno sponsor come l'industria dello zucchero o, appunto, quella lattiero-casearia è coinvolto in uno studio, la probabilità di risultati «favorevoli» si moltiplica repentinamente da quattro fino a otto volte.[223]

Questo ovviamente non vuol dire che il latte sia poco salutare. In fondo il povero latte non ha alcuna colpa se è diventato il prodotto di un'industria potente e se alcuni scienziati, in modo più o meno consapevole, si fanno corrompere. Potrebbe essere ugualmente un alimento sanissimo. Negli ultimi tempi, però, sempre più ricerche non finanziate dall'industria lattiero-casearia inducono a pensare che le cose non stiano proprio così (sono ricerche così recenti che non sono incluse nel meta-meta-studio francese).[224]

Per poter dare il nostro giudizio, cominciamo da quello che già sappiamo sulle proteine. Il latte vaccino che normalmente beviamo potrebbe essere definito, con un po' di esagerazione, una sorta di turboconcentrato di proteine animali. Per analogia con il succo di frutta, è come se ci facessimo una flebo di amminoacidi. Questi ultimi affluiscono nel sangue attivando tutti gli «interruttori della crescita» molecolari che abbiamo già conosciuto: l'insulina, l'IGF-1 e la mTOR (il presupposto fondamentale per l'attivazione della mTOR – una sorta di «capocantiere» – è un'abbondante disponibilità di amminoacidi all'interno della cellula).[225]

Il latte, detto in altri termini, è una bevanda che favorisce la crescita, anzi, è la bevanda della crescita per eccellenza. In sé, questa non è una cosa negativa: quando siamo neonati e dobbiamo crescere velocemente, il latte materno è il nutrimento ideale. Per mesi non abbiamo bisogno d'altro.

La cosa insolita è che noi esseri umani, a differenza di tutti gli altri animali, assumiamo questo alimento per la crescita dei bambini piccoli anche da adulti. A ciò si aggiunge però un'altra singolarità: com'è noto, infatti, non beviamo il latte materno, ma quello di un'altra specie. Tale particolare, oltre a essere curioso, è anche rilevante, poiché in confronto al latte materno quello vaccino contiene quasi il triplo di proteine (circa 3,4 grammi per 100 millilitri contro 1,2) e il quadruplo di calcio. Per questo motivo, fra l'altro, un bambino raddoppia il proprio peso in 180 giorni mentre un vitello ne impiega solo 40. Dunque, bevendo latte vaccino da adulti assumiamo una bevanda che stimola fortemente la crescita in una fase della vita in cui praticamente non cresciamo. Di regola, tuttavia, un eccesso di fattori di crescita accelera il processo di invecchiamento dell'organismo.[226]

Inoltre, la maggior parte degli adulti – globalmente – è intollerante al latte: l'intestino non riesce a digerire il lattosio (lo zucchero contenuto nel latte). Da neonati lo digeriamo perché in quella fase nell'intestino tenue è attivo un gene che favorisce la produzione di un enzima detto «lattasi». La lattasi scompone il lattosio nei suoi singoli componenti che possono così essere assorbiti dall'intestino. Nella maggioranza degli individui, il gene della lattasi viene disattivato nel corso del primo anno di vita. Ciò accade per esempio in gran parte delle popolazioni dell'Asia (cinesi, giapponesi ecc.). Di conseguenza, milioni e milioni di asiatici da adulti tollerano il latte solo in piccole quantità.[227]

In Germania si stima che il 15-20% degli adulti sia affetto da una forma di intolleranza al lattosio. Queste persone non riescono a digerire lo zucchero presente nel latte, o lo digeriscono in misura limitata. Dal momento che il loro intestino si ribella contro il consumo di latte con flatulenze e diarrea, vi rinunciano più o meno forzatamente.

Il fenomeno dell'intolleranza al lattosio ci pone una questione interessante: che ne è delle persone che ne sono affette? Se il latte è davvero essenziale per noi o contribuisce in modo determinante a un'alimentazione equilibrata, dovremmo preoccuparci del loro benessere fisico: non rischiano di avere carenze di proteine, calcio e altre sostanze preziose? Come fanno a sopravvivere senza latte? Dal momento che la maggior parte dell'umanità a quanto pare ci riesce, chiediamoci piuttosto: senza latte si vive solo un po' meno bene o è davvero dura? Chi è costretto a rinunciare al latte è più soggetto a determinate malattie (per esempio all'osteoporosi) rispetto a chi lo beve?

La risposta è... no. Per certi aspetti, anzi, senza latte si sta *meglio*. Se a causa di un'intolleranza al lattosio dovete rinunciare al latte, si riduce per esempio il rischio di contrarre alcuni tipi di tumore, come quelli ai polmoni, al seno e alle ovaie.[228] Poiché lo sviluppo dei tumori è stimolato soprattutto dagli «interruttori della crescita» come l'insulina, l'IGF-1 e la mTOR, la cosa ha anche un senso biologico-meccanicistico.

Questi, tuttavia, sono solo indizi indiretti sulle conseguenze del consumo di latte. Più significativo sarebbe un legame concreto tra il latte e il rischio di malattie della vecchiaia o di morte. Tuttavia, fino a poco tempo fa non sono mai stati fatti studi rilevanti su questo tema.

Solo negli ultimi anni, un'équipe di ricercatori svedesi si è messa a indagare in modo sistematico sul rapporto tra il consumo di latte e la morte prematura senza alcun sostegno finanziario da parte dell'industria lattiero-casearia. La ricerca, che ha coinvolto oltre 100.000 svedesi, è stata pubblicata nel 2017 sull'*American Journal of Clinical Nutrition*, una delle riviste di nutrizione più influenti a livello mondiale. Secondo i risultati dell'analisi, i forti consumatori di latte hanno un rischio di morte *più elevato* del 32% rispetto alle persone che non ne consumano (grossomodo, sono state messe a confronto persone che bevono 2,5 o più bicchieri di latte al giorno con altre che ne bevono solo un bicchiere alla settimana o meno). Lo studio ha però messo in evidenza un'eccezione importante: per alcuni derivati del latte *fermentati*, il rapporto si inverte. In sostanza, chi consuma più yogurt o formaggio può addirittura contare su una vita più lunga![229]

Nel caso in cui fossimo in presenza di un nesso di causalità, che cosa potrebbe dare luogo a questa differenza? Se il latte in dosi elevate è dannoso, perché mai dovrebbe diventare di colpo benefico una volta predigerito da batteri e maturato? Anche lo yogurt e il formaggio contengono proteine animali in abbondanza, per esempio.

Benché i risultati siano piuttosto chiari, il «meccanismo» alla base del fenomeno resta un mistero. Secondo un'ipotesi, i batteri lattici dello yogurt e del formaggio esercitano un'azione positiva sulla flora intestinale annullando gli effetti negativi delle proteine e delle altre sostanze presenti nel latte.

Secondo un'altra ipotesi – altrettanto speculativa e controversa – parte del problema sarebbe il lattosio stesso, o meglio il galattosio.[230] Il lattosio è uno zucchero doppio che consiste in una molecola di glucosio e una di uno zucchero semplice chiamato galattosio (analogamente al saccarosio, composto da una molecola di glucosio e una di fruttosio). A quanto pare, il galattosio è una molecola che ama molto «appiccicarsi» alle strutture proteiche dell'organismo, come se fosse una sorta di colla biochimica istantanea, e il tessuto a cui aderisce diventa sempre più rigido, ossia invecchia.[231] A causa delle sue proprietà di «supercolla», fra l'altro, il galattosio viene usato addirittura negli esperimenti sugli animali per studiare i processi di invecchiamento: facendo iniezioni regolari di galattosio ai topi, questi invecchiano più rapidamente. Tra le conseguenze vi sono processi infiammatori cronici, decadimento cerebrale e morte prematura.

La cosa inquietante è che la dose di galattosio usata negli esperimenti sugli animali per provocare questo invecchiamento accelerato è pari a quella che si assume bevendo uno o due bicchieri di latte al giorno (tuttavia, neanche l'ipotesi del galattosio chiarisce tutto poiché anche nello yogurt in genere c'è parecchio galattosio, e solo il formaggio ne ha un contenuto più ridotto).[232]

Qualunque sia la spiegazione giusta, ora come ora, una dose di latte pari a uno o due bicchieri al giorno pare essere più o meno il limite critico a partire dal quale il latte è dannoso per il nostro organismo, almeno per le donne. Gli uomini sembrano in grado di tollerarne un po' di più (tre bicchieri). In base alle nostre conoscenze attuali, una donna deve mettere in conto un rischio di morte più alto soprattutto se beve tre o più bicchieri di latte al giorno e allo stesso tempo mangia poca frutta e verdura (meno di una porzione al giorno). In questo caso si parla addirittura di un aumento del 179% del rischio di morte![233]

Latte: conclusioni e suggerimenti

Non ero certo prevenuto sul latte, anzi, semmai il contrario. Ne bevevo parecchio con gusto, e in un primo tempo, confortato fra l'altro dai risultati del meta-meta-studio francese, pensavo che i dati critici sul latte fossero pura polemica. Quando però a poco a poco ti rendi conto che tutti gli studi con un esito positivo nei confronti del latte sono finanziati pressoché sempre dall'industria lattiero-casearia, cresce lo scetticismo e, sinceramente, anche l'irritazione.

Per rendere la situazione ancor più confusa, proprio negli ultimi anni si è affermato un movimento anti-latte quasi militante che dal canto suo reputa utile distorcere i dati per dare maggior fondamento alla sua demonizzazione. Perché così tanti attivisti, fra cui si contano perfino studiosi della nutrizione, considerino proficuo questa specie di «yoga dei dati» rimane per me un mistero. In condizioni del genere non è così facile dare un giudizio obiettivo. Tuttavia sono giunto ad alcune conclusioni che mi sembrano ragionevoli e che voglio condividere con voi.

Se il latte non vi piace, tanto meglio. Non bevetene. Da adulti non avete bisogno di latte per invecchiare bene e in salute, e questo vale anche per le vostre ossa. È pur vero che il latte contiene calcio in abbondanza, e il calcio fa bene alle ossa, ma per avere uno scheletro robusto non ne abbiamo bisogno in quantità industriale.[234] Un miliardo e passa di cinesi adulti non tollerano il latte, eppure da vecchi non finiscono sulla sedia a rotelle: questo dovrebbe farci capire che per avere ossa forti non dobbiamo per forza bere latte vita natural durante – cosa, fra l'altro, confermata anche da studi eseguiti nell'ambito della nostra stessa cultura. Inoltre, secondo una ricerca – anche questa svedese – pubblicata qualche anno fa sul prestigioso «British Medical Journal», il forte consumo di latte tendenzialmente si associa addirittura a una *maggiore* frequenza di fratture ossee (fra l'altro, anche in questo studio il consumo di latte aumenta il rischio di morte, mentre lo yogurt e il formaggio al contrario lo riducono).[235] In poche parole, non avete bisogno di latte per rinforzare le ossa, e nemmeno per coprire il vostro fabbisogno di calcio, anche se il latte può senz'altro contribuire a coprirlo. Il punto è che esistono fonti di calcio più salutari come lo yogurt e il formaggio, appunto, ma anche i prodotti integrali e gli ortaggi verdi, in particolare i broccoli e il cavolo nero.[236]

Se amate il latte, vi consiglio di limitarne il consumo a uno o due bicchieri al giorno (il latte di pascolo e il latte da fieno biologici sono probabilmente la scelta migliore). Una buona alternativa è il kefir. Con il muesli, lo yogurt a mio avviso è un ottimo sostituto del latte, e se vi piacciono i frullati, fate anche quelli con lo yogurt. Altrimenti sostituite qualche bicchiere di latte con un bicchiere d'acqua, una tazza di tè o di caffè.

Caffè

Per ironia della sorte, se il latte, così lodato e raccomandato, a rigore non è una bevanda adatta agli adulti, il caffè, da molti considerato un veleno (specie per il cuore), in realtà abbassa il rischio di morte. E il colmo è che lo abbassa proprio per il suo effetto protettivo nei confronti delle malattie cardiocircolatorie.[237] Sì, avete letto bene: tre, quattro, cinque tazze di caffè al giorno fanno *bene* al cuore nonché al resto dell'organismo, specialmente al fegato. Inoltre, il caffè è associato a un minor rischio di contrarre varie forme di tumore non solo al fegato, ma anche al seno e alla prostata. Il consumo di caffè riduce anche il rischio di diabete e di Parkinson del 30% circa.[238]

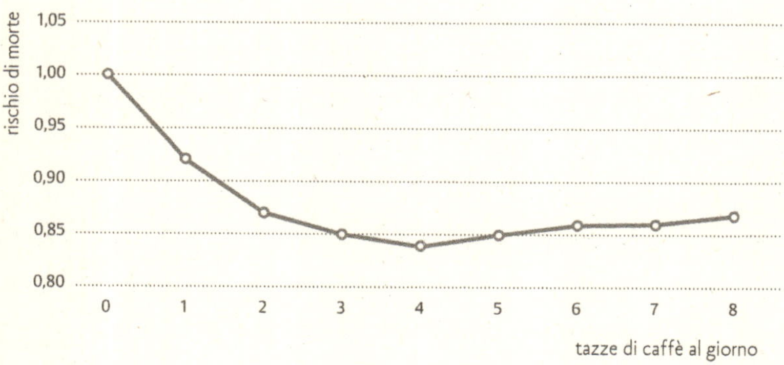

Figura 7.1. Bere più tazze di caffè al giorno abbassa il rischio di morte del 15%: non è un calo imponente, ma nemmeno trascurabile. Una tazza contiene in genere da 0,2 a 0,25 litri di caffè.* Il grafico si basa su uno studio internazionale che ha preso in considerazione i dati relativi a quasi un milione di persone.[239]

* Ci si riferisce qui al caffè lungo filtrato che si beve abitualmente in Germania e in molti altri paesi, n.d.t.

Non si sa esattamente da dove derivino gli effetti benefici del caffè, e con ogni probabilità il mistero non sarà chiarito tanto presto poiché una tazza di caffè appena fatto contiene, letteralmente, centinaia di sostanze. Sorprende il fatto che le sue proprietà salutari non dipendano, o non dipendano esclusivamente, dalla caffeina, visto che il caffè decaffeinato ha ottenuto risultati simili.

Interessanti al riguardo sono alcune nuove scoperte: con o senza caffeina, il caffè inibisce la mTOR (il «capocantiere») e attiva un programma di autodepurazione delle nostre cellule che provoca un vero e proprio ringiovanimento di queste ultime (vedi il capitolo seguente).[240] Inoltre, un consumo non eccessivo di caffè sembra tenere in scacco i processi infiammatori nocivi che si intensificano durante la vecchiaia.[241] Dunque il caffè potrebbe esercitare in vari modi un effetto anti-aging sul nostro organismo, e se è in grado di influire sul processo di invecchiamento in quanto tale, non stupisce il fatto che al contempo ci protegga da così tante malattie della vecchiaia.

C'è però una limitazione importante: gli effetti salutari citati valgono in linea di massima solo per il *caffè filtrato*. Anche questo c'entra con le sostanze bioattive presenti nel caffè, fra le quali ve ne sono due oleose simili a grassi, dette cafestolo e cafeolo, che fanno salire sia il colesterolo «cattivo» LDL sia i trigliceridi nel sangue – entrambi fattori di rischio per l'infarto. Dunque non tutto il caffè fa bene al cuore. Quello filtrato contiene meno cafestolo e cafeolo perché queste «molecole grasse» restano impigliate nel filtro di carta fine usato.[242]

Le cose cambiano per il caffè turco, dove i fondi vengono fatti bollire più volte e in parte anche bevuti: qui il contenuto di cafestolo e cafeolo è alto. Lo stesso vale, in misura attenuata, per la caffettiera a stantuffo francese in cui i fondi sono pressati con un filtro d'acciaio. Perfino un espresso ristretto contiene una quantità relativamente alta di cafestolo e cafeolo. In questo caso abbiamo anche i dati concreti di uno studio italiano in base al quale più di due tazze di espresso al giorno si associano a un maggior rischio di andare incontro a malattie cardiocircolatorie come l'infarto.[243]

In breve, sono consigliabili da tre a cinque tazze al giorno di caffè filtrato.[244] Nel caso dell'espresso, invece, è bene limitarsi a una o al massimo due. Meglio invece evitare il consumo regolare di caffè turco.

Le donne incinte dovrebbero fare attenzione al caffè e alle bevande contenenti caffeina. Quest'ultima infatti passa facilmente attraverso la placenta raggiungendo il feto, cosa che fra l'altro può causare una riduzione del peso alla nascita (forse – ma è solo un'ipotesi – perché anche in questo caso viene inibita la mTOR e dunque i processi di crescita decisivi).[245] In linea di massima, una donna incinta può bere al massimo una piccola tazza di caffè al giorno.

Tè

Qual è il problema con il tè? Non è forse una bevanda molto più sana del caffè? Lo si sente dire spesso, ma le conferme sono sorprendentemente scarse. Malgrado ciò, da quando ho cominciato a fare le mie indagini nutrizionali, bevo quotidianamente due o tre tazze di tè verde, che ho imparato ad apprezzare molto. Nel complesso valuto il tè alla pari del caffè, laddove il tè verde potrebbe rappresentare un caso particolare, anche se manca la prova definitiva. In sintesi, si può dire che due o tre tazze di tè al giorno abbassano il rischio di morte dal 10% (tè nero) al 20% (tè verde).[246] Le donne incinte dovrebbero usare cautela pure in questo caso, dato che anche il tè contiene caffeina, benché in quantità grossomodo dimezzata rispetto al caffè.

Qual è la differenza fra tè nero e tè verde? Non ha niente a che vedere con la pianta, che è la stessa, ma è connessa alla lavorazione delle foglie dopo il raccolto. Nel tè verde, le foglie vengono fatte seccare velocemente. Queste foglie verdi «pure» contengono un gran numero di sostanze bioattive in forma di polifenoli. Con i polifenoli, le piante fra l'altro si proteggono dai raggi ultravioletti o si difendono dai predatori, e queste sostanze, se prese nella giusta dose, spesso hanno effetti molto salutari su di noi (anche questo tema sarà approfondito nel prossimo capitolo).

Il tè nero viene prodotto con le stesse foglie del tè verde, che però, quando sono ancora in parte bagnate, vengono messe in un cilindro rotante, una sorta di asciugatrice in cui sono centrifugate. Durante questo processo la struttura cellulare si rompe entrando a contatto con l'ossigeno, e le foglie si ossidano e diventano più scure. In questo modo, dalle foglie verdi si ricava il tè nero che ha un contenuto inferiore di polifenoli.

A causa della maggiore concentrazione di polifenoli, si pensa che il tè verde sia (ancora) più salutare del tè nero. Il polifenolo più rilevante presente nel tè verde si chiama gallato di epigallocatechina, in breve EGCG. (L'EGCG si ritrova anche nel tè nero, ma in quantità assai inferiore.)

E-G-C-G! A certi ricercatori incalliti brillano gli occhi quando scandiscono queste lettere, e li si può capire: *in una piastra di Petri* l'EGCG è in grado di fare cose meravigliose. Per esempio, arresta la crescita di varie cellule tumorali (di tumori alla vescica, allo stomaco, al fegato, ai polmoni, alla prostata e della pelle, per non citarne che alcuni). Gli esperimenti sugli animali hanno messo in risalto altre prestazioni spettacolari di questo polifenolo nel frenare il cancro. L'EGCG, fra l'altro, frena anche fattori di crescita come l'IGF-1[247] e la mTOR[248] e, come se non bastasse, dà luogo a vari processi biochimici positivi. Tutto questo, come si è detto, avviene in laboratorio. Nella piastra di Petri.

Tuttavia, non appena si lascia il mondo del laboratorio e si passa alla clinica, cresce una certa disillusione, poiché fino a oggi purtroppo l'EGCG non si è rivelato particolarmente utile nella lotta contro il cancro o altre malattie, con poche eccezioni. In un piccolo studio, per citarne una, sessanta uomini sono stati divisi in due gruppi. Tutti i partecipanti avevano un alto rischio di sviluppare un tumore alla prostata, come si era appurato con un esame istologico (al microscopio a volte è possibile osservare mutazioni in una parte delle cellule, che in certi casi possono degenerare in un tumore). Poiché è difficile preparare un «tè placebo» convincente, a tutti i partecipanti sono state somministrate tre pillole al giorno. Le pillole del primo gruppo contenevano un estratto di tè verde ricco di EGCG (pari a sei tazze di tè verde) mentre quelle del secondo gruppo erano prive di sostanze attive. Dopo un anno di trattamento è stato eseguito un altro esame istologico: come si temeva, nove dei trenta uomini del gruppo di controllo, a cui era stato somministrato il placebo, hanno sviluppato un tumore. Nel gruppo che aveva assunto l'estratto di tè verde, invece, solo un soggetto aveva contratto il cancro![249]

L'esito di questo studio è molto promettente. La cattiva notizia è che fino a oggi non ha avuto conferme. Ci sono però anche buone notizie. I risultati di una recente meta-analisi vanno in una direzione altrettanto positiva: chi beve sette o più tazze di tè verde al giorno potrebbe effettivamente contare su un rischio più basso di tumore alla prostata.[250]

Io ho cominciato a bere tè verde soprattutto per via dell'EGCG e dell'euforia dei ricercatori dopo gli esperimenti in laboratorio. Ora lo trovo semplicemente delizioso, e pure raffinato sul piano estetico, coi suoi riflessi soffusi, giallognoli e verde smeraldo. Non passa giorno o quasi senza che beva tè verde.

Alcol

Vengo da una famiglia di viticoltori del Palatinato e sono nato in mezzo all'uva. Il nonno di mio padre era un vignaiolo, e così tutti i suoi antenati noti. Poi ho fatto le scuole a Monaco, dove si producono ottime birre. Queste righe le sto scrivendo dal piccolo paese vicino a Würzburg dove abito adesso, e faccio jogging su sentieri che attraversano splendidi vigneti. In poche parole, data la mia situazione, sarei felice di annunciarvi che dosi generose di vino e birra – e più in generale di alcol – sono un toccasana per la salute. Ma è possibile fare un'affermazione del genere, o è solo una pia illusione? Vediamo di fare un po' di chiarezza – se possibile con *sobrietà* – sulle nostre conoscenze attuali in materia.

Sono *centinaia* ormai le ricerche epidemiologiche eseguite nelle parti più disparate del mondo in cui si è giunti alla conclusione che un consumo di alcol basso o moderato riduce, in particolare, il rischio di sviluppare malattie cardiocircolatorie (fra l'altro, una categoria di persone che *non* trae profitto dall'alcol da questo punto di vista sono i fumatori!).[251] Riceverò aspre critiche per quello che sto per scrivere, ma si può dire che la rinuncia totale all'alcol *aumenti* il rischio di infarto di un buon 30%.[252] La fonte di questa cifra non è l'Accademia Tedesca del Vino o l'Associazione dei Birrai Tedeschi, ansiose di leggere risultati del genere, ma uno studio finanziariamente indipendente svolto nel 2017 dal prestigioso University College London esaminando i dati di quasi due milioni di cittadini britannici.

I motivi non sono ancora del tutto chiari, ma vi sono alcune ipotesi gettonate: l'alcol provoca un aumento del colesterolo HDL (quello «buono») e «diluisce» il sangue riducendo così il rischio di trombosi. Un consumo moderato di alcol, inoltre, accresce la sensibilità all'insulina facendo diminuire il rischio di diabete – un effetto, questo, che viene vanificato e addirittura ribaltato in caso di abuso.[253] Sorprendentemente, un consumo non eccessivo di alcol potrebbe proteggere anche dal decadimento cerebrale tipico della vecchiaia.[254]

Perfino il rischio di morte complessivo è più basso.[255] I bevitori moderati vivono più a lungo degli astemi. Non bere, sotto questo aspetto, è un rischio per la salute, associato a una minore longevità. Ci sono dati evidenti: una donna che beve un «drink» al giorno può sperare in un anno e mezzo di vita in più. Un uomo che si concede due «drink» quotidiani invece ha un bonus di 1,3 anni.[256] Anche in questo caso, sono numeri presi da uno studio finanziariamente indipendente del rinomato Istituto Karolinska di Stoccolma.

Che cosa ve ne pare? Bello, eh? Sono dati decisamente confortanti. Gli stessi dati però assumono un retrogusto amarognolo, potremmo dire di vermut, se consideriamo cosa si intende esattamente per «drink». Nel caso sopra citato, è considerato un «drink» una dose di 12 grammi di alcol, pari a una lattina di birra da 330 millilitri, un bicchiere di vino da 120 millilitri o un «grappino» da 40 millilitri.

Un «drink» di per sé è un termine vago, ma la cosa bella di questa definizione è che per un processo culturale intuitivo abbiamo adattato con precisione la grandezza dei bicchieri usati per le varie bevande alcoliche alla medesima quantità di alcol. Così, il classico boccale da birra contiene una quantità di alcol paragonabile al tipico bicchiere da vino o al bicchierino da grappa (anche se ci sono posti in Baviera dove questa «legge» viene abbondantemente trasgredita).

Potete calcolare facilmente il contenuto alcolico della vostra bevanda preferita. Prendiamo per esempio un vino con il 12,5% di alcol: in questo caso un litro, ossia 1000 millilitri, ne contiene 125 di alcol puro. Per convertire tale quantità in grammi occorre semplicemente moltiplicare il volume per il peso dell'alcol (0,8 grammi per millilitro): 125 × 0,8 = 100 grammi. Dunque, un litro di vino contiene circa 100 grammi di alcol. La birra in genere contiene il 5% scarso di alcol, quindi intorno ai 40 grammi per litro.

E ora vediamo qualche dato oggettivo per toglierci ogni illusione. Combinando i risultati degli studi, la quantità di alcol ottimale per «vivere il più a lungo possibile» corrisponde a 6 grammi al giorno per le donne e un po' di più per gli uomini, diciamo al massimo il doppio. Sicché, se volete arrivare ai 130 anni di età dovreste bere un bicchiere di birra (se siete donne, mezzo) o qualche sorso di vino. (L'optimum a cui mi riferisco è puramente statistico; se ne bevete qualche grammo in più, nel complesso vi è comunque una certa riduzione del rischio di morte.)

Ma non è tutto. Quanto abbiamo visto sopra vale solo da una certa età in poi, se è vero che rischio di contrarre malattie cardiocircolatorie – il settore in cui il consumo moderato di alcol esercita il suo effetto «medicinale» decisivo – in linea generale aumenta solo a partire dai 50-60 anni d'età. Anche questa affermazione non è frutto di ipotesi ma poggia su dati concreti.[257] A chi ha meno di cinquant'anni, l'alcol non offre vantaggi per la salute. In molti casi è semplicemente dannoso, soprattutto in caso di abuso frequente.

Fin qui ho esposto il quadro ideale, che non andrà troppo a genio ai bevitori, lo so. E allora affrontiamo la questione in modo più realistico: quanto alcol possiamo bere senza rovinarci la salute? Il massimo giornaliero è pari a due drink per una donna e tre per un uomo. Se si supera questa quota in modo netto e duraturo – comprese eventuali frequenti sbevazzate all'interno di un consumo altrimenti moderato! – sale il rischio di contrarre diverse malattie, in certi casi anche abbastanza drasticamente.

In particolare, un consumo elevato di alcol aumenta il rischio di tumori, specialmente nella regione della bocca, della gola e dell'esofago. A partire da quattro drink al giorno (50 grammi di alcol, quindi circa 1,3 litri di birra o 0,5 litri di vino), si parla di un aumento del rischio intorno al 400%, come ha appurato una grande meta-analisi sul tema, basata su 572 studi.[258] È un ordine di grandezza che forse dovremmo tenere presente quando a cena rinunciamo alle patate arrosto e intanto ci scegliamo una bottiglia di Riesling senza pensieri (ho un caro amico che a volte, tra una sigaretta e l'altra, tiene discorsi appassionati sui pericoli dei carboidrati e di altre sostanze tossiche senza alcuna ironia).

Come mai le donne raggiungono più velocemente la soglia critica oltre la quale le virtù benefiche lasciano spazio agli effetti dannosi? Un motivo sta nel fatto che i tessuti del seno reagiscono sensibilmente all'alcol e al suo metabolita tossico chiamato «acetaldeide» (quando alziamo il gomito, è l'acetaldeide a farci venire il mal di testa la mattina dopo). Quantità limitate di alcol sono già associate a un lieve aumento del rischio di tumore al seno.[259]

«Lieve aumento» parrebbe un'espressione innocua, ma non è da sottovalutare quando una malattia si manifesta di frequente, come nel caso del tumore al seno. Per spiegare in breve questo importante dato di fatto, vi farò un semplice esempio. Poniamo che una malattia colpisca una persona su 1000. Se questo libro dovesse essere letto da 10.000 persone (a voler essere ottimisti), dieci dei miei lettori dovranno fare i conti con questa malattia. Supponiamo ora che il consumo di alcol aumenti del 10% il rischio di sviluppare la malattia (un ordine di grandezza grossomodo pari a quello del tumore al seno). Il 10% di 10 è 1. Dunque si ammalerà «solo» un lettore in più.

Ora immaginate che questa malattia sia molto più frequente e colpisca 500 persone su 10.000. Se aumentiamo il rischio del dieci per cento non abbiamo più a che fare con un solo malato in più ma con il 10% di 500, pari a 50 lettori!

Dato che nella vecchiaia il rischio di contrarre malattie cardiocircolatorie è alto, anche una sua leggera riduzione grazie a un consumo misurato di alcol non è affatto trascurabile. Lo stesso vale per il lieve aumento del rischio di tumore al seno che purtroppo si riscontra già con un consumo moderato di alcol.

Sembra che l'assunzione di acido folico extra sia in grado, fino a un certo punto, di «ammortizzare» l'aumento del rischio di tumore al seno dovuto all'alcol. Quest'ultimo frena l'assorbimento dell'acido folico nell'intestino tenue. L'acido folico fa parte delle vitamine del gruppo B ed è essenziale soprattutto per le donne incinte (che ovviamente non bevono alcol e idealmente dovrebbero cominciare a prendere pillole di acido folico già qualche mese prima della gravidanza; in linea generale, la dose consigliata è di 400 microgrammi al giorno). Quando si beve alcol regolarmente, anche il fegato accumula meno acido folico, che finisce così in gran parte nell'urina e viene espulso. Dunque il consumo di alcol provoca spesso una carenza di acido folico. Diversi studi hanno accertato che l'aumento del rischio di tumore al seno per via del consumo di alcol si riduce se una donna assume acido folico in quantità adeguata (le donne tedesche ne consumano 230 microgrammi al giorno, una dose inferiore alla media europea). Naturalmente questo non autorizza al consumo sfrenato di alcol.

L'aggettivo «folico», fra l'altro, deriva dal latino *folium*, «foglia». Il termine ci suggerisce che la verdura a foglia verde è una buona fonte di acido folico, in particolar modo i cavoletti di Bruxelles, la lattuga e gli spinaci cotti. Altre buone fonti sono: fegato, asparagi, lenticchie, ceci, fagioli, germe di grano, broccoli, avocado e arance.[260]

Un'ultima riflessione sull'alcol: oltre alla quantità, dipende anche da come lo si assume. La velocità con cui lo immettiamo nell'organismo, in particolare, ha un'importanza decisiva, come avrete senz'altro già notato. A differenza di tutte le altre calorie che assume, il nostro corpo non è in grado di immagazzinare l'alcol, che perciò dev'essere metabolizzato velocemente. Alla luce di tutto questo, possiamo stabilire alcune «regole del gioco» dettate dal buon senso:

- Non è possibile conservare i «buoni» dei due o tre drink quotidiani concessi per poi spenderli tutti nel fine settimana in una sbornia prolungata (i russi hanno coniato una parola specifica per questo: *sapoi*). È meglio bere con moderazione ogni giorno che alzare il gomito di tanto in tanto.
- Uno o due giorni di astinenza dall'alcol alla settimana sono comunque una buona idea per almeno tre motivi: in primo luogo per «depurarsi», in secondo luogo perché consumando alcol costantemente c'è il rischio di aumentare sempre di più la quantità, e in terzo luogo per-

ché così uno impara ad apprezzare di più il bicchiere di vino o la birra fresca che si concede.

- Non bevete mai a stomaco vuoto. Mangiate sempre qualcosa insieme e prendetevi del tempo. Se prediligete il vino, abbinatelo a un bicchiere d'acqua: in questo modo, l'acqua placa la sete mentre il vino fa da complemento aromatico al cibo.
- Meglio evitare i superalcolici, a meno che non passiate tutta la sera a sorseggiare un grappino. Il tipico problema della «roba forte» è che l'alcol viene immesso troppo in fretta nel sistema (spesso anche a digiuno).[261] I cocktail zuccherati li eviterei proprio.

Un altro consiglio: se siete tristi o stressati, non rifugiatevi nell'alcol ma mettete mano ai pesi o alle scarpe da jogging, anche se è l'ultima cosa di cui avreste voglia. Bere quando si è tristi non di rado rafforza la tristezza. *In vino veritas*, come si suol dire: l'alcol fa emergere quello che c'è dentro di noi. La corsa, il movimento allontanano lo stress e la malinconia. Ve lo posso quasi garantire: non più di 40 minuti di jogging (o di qualsiasi altro esercizio che vi faccia sudare e metta in moto il cuore), e vi sentirete trasformati. Quasi foste un'altra persona. E magari starete così bene da potervi concedervi un goccetto.

- 8 -
Grassi I
Una breve escursione nel mondo dei grassi sull'esempio dell'olio d'oliva

La rapamicina anti-invecchiamento

Dall'altra parte del mondo, sperduta nella vastità dell'Oceano Pacifico meridionale, si erge dal mare la vulcanica Isola di Pasqua, celebre per i suoi *moai*: teste di pietra colossali, alte diversi metri, con cui gli indigeni onoravano i capi. Morti da tempo eppure ancora presenti in dimensioni mastodontiche, gli antenati così immortalati fungevano un tempo da «anello di congiunzione fra questo mondo e l'aldilà».[262]

Meno noto ma altrettanto affascinante è un batterio scoperto decenni or sono da una spedizione scientifica nel terreno dell'isola di Pasqua. Come hanno rivelato le analisi, questo batterio produce una sostanza molto interessante che è stata chiamata «rapamicina», una combinazione tra Rapa Nui (il nome indigeno dell'isola di Pasqua) e il termine greco *mýkes*, che significa «fungo», in quanto tale sostanza viene usata dal batterio per difendersi dai funghi.

La rapamicina però è in grado di fare ben di più, annunciò la rivista scientifica «Nature» nel 2009. Tre équipe di ricercatori che operavano in laboratori diversi degli Stati Uniti accertarono contemporaneamente, sulla base di esperimenti approfonditi e scientificamente molto solidi, che la semplice somministrazione di rapamicina allungava la vita dei topi fino a quasi il 15% in più.[263] La coerenza dei risultati era impressionante. La maggiore longevità si riscontrava sia nelle femmine (14%) sia nei maschi (9%). La rapamicina esercitava indifferentemente il suo effetto anti-aging su ceppi di topi geneticamente diversi e – cosa altrettanto promettente – allungava la vita ai topi anche quando veniva somministrata a partire da un'età di 600 giorni, pari a 60 anni per noi. Ciò dimostra che è possibile fermare l'orologio biologico anche in una fase avanzata della vita, e che forse si tratta addirittura di un momento particolarmente favorevole. Secondo la rivista «Science», tale effetto della rapamicina fu una delle più grandi scoperte dell'anno 2009.[264]

Altri studi hanno confermato le proprietà della rapamicina. Questa sostanza allunga la vita di tutti gli organismi e gli animali finora testati, dal lievito alle mosche, dai vermi ai topi. È evidente che essa rappresenta un «interruttore» fondamentale del processo di invecchiamento. Nei topi, la rapamicina non solo previene la formazione dei tumori ma protegge anche da altre malattie caratteristiche della vecchiaia come l'arteriosclerosi e l'Alzheimer, il che rappresenta un indizio ulteriore del fatto che la rapamicina interviene nel processo di invecchiamento in quanto tale, rallentandolo.[265] Sì, ma in che modo?

Abbiamo già incontrato più volte l'influente molecola proteica mTOR. Vi faccio un breve riassunto per rinfrescarvi la memoria: se nelle nostre cellule ci fosse un «capocantiere», la mTOR avrebbe questo ruolo. Quando è disponibile del materiale da costruzione sotto forma di amminoacidi ed energia, la mTOR dà alla cellula l'ordine di costruire, crescere e moltiplicarsi (è comprensibile dunque che la mTOR agisca anche in numerosi tipi di tumore). Se i rifornimenti di materie prime scarseggiano, l'attività della mTOR diminuisce: in tempi di stagnazione metabolica, la crescita deve attendere momenti più propizi. La mTOR ordina alla cellula di sospendere immediatamente i lavori.

Durante la crisi però la cellula non si limita ad aspettare passivamente tempi migliori. Data la scarsità di nutrimento, comincia a «digerire» i propri scarti (organuli difettosi, molecole proteiche raggrumate). In un certo senso, la cellula non è diversa da noi: in caso di necessità, spreca di meno e – non avendo altre risorse a disposizione – scopre i vantaggi del riciclo.

Quest'opera di depurazione, detta autofagia (letteralmente: «mangiare sé stessi»), si è rivelata un processo estremamente benefico per l'organismo. L'invecchiamento, fra le altre cose, è legato alla quantità crescente di rifiuti molecolari che si accumulano all'interno delle nostre cellule, e in parte anche intorno a esse. Questi scarti sono di intralcio alle cellule, disturbano le loro funzioni e possono arrivare a distruggerle, come probabilmente avviene nel caso del Parkinson e dell'Alzheimer. Rimuovendo i propri rifiuti col «programma di autopulizia», la cellula in un certo senso tira indietro l'orologio biologico, ringiovanendo.[266]

A questo punto entra in campo la rapamicina, in grado di inibire la mTOR, ed è proprio da questa caratteristica che deriva la sigla di quest'ultima: *mechanistic target of rapamycin*, «bersaglio meccanicistico della rapamicina».[267] Come sappiamo, il metodo più efficace per allungare la vita di un animale è un digiuno prolungato. La limitazione calorica placa la mTOR innescando l'autofagia. Un'alternativa più gradevole al digiuno consiste nell'assumere rapamicina. Quest'ultima penetra nelle cellule del corpo e si fissa alla mTOR disattivandola anche quando non c'è carenza di nutrimento. È come se la rapamicina facesse credere alle cellule che è iniziato un periodo di digiuno anche se in realtà siete pieni come un uovo. Di conseguenza, la foga costruttiva si placa e parte l'autofagia.

In altre parole, la rapamicina sembra il rimedio anti-invecchiamento perfetto, se solo non ci fossero alcuni effetti collaterali poco piacevoli come un'inibizione troppo forte del sistema immunitario, insulinoresistenza, cataratta (un'opacizzazione del cristallino dell'occhio) e purtroppo anche restringimento dei testicoli.[268] Alcuni considereranno questi rischi ed effetti collaterali come «bruscolini» – e nel caso dei testicoli potrebbero aver ragione più di quanto non vogliano – in confronto alla possibilità di vivere una vita più lunga senza tumori né Alzheimer, ma la verità è che al momento nessuno sa che effetto abbia la rapamicina sull'uomo, né in quale dose lo eserciti.

Tuttavia, ci sono motivi per supporre che si possa intervenire in maniera vantaggiosa sulla mTOR inibendola blandamente in modo del tutto naturale. Immagino che vi siate già fatti un'idea. Con l'alimentazione, proprio così! Arriviamo così al terzo e ultimo dei nutrienti principali: i grassi.

Come ho già accennato sopra, una delle maggiori sorprese che ho avuto nel corso delle mie ricerche per questo libro è stata quella di scoprire che la fobia dei grassi, così diffusa, non ha alcuna ragion d'essere: i grassi che mangiamo non ci fanno per forza ingrassare, né tantomeno sono nocivi, in linea generale. In caso di insulinoresistenza, se si vuole dimagrire, un'alimentazione ricca di grassi è più indicata della classica dieta low fat. Inoltre, molti alimenti ricchi di grassi sono semplicemente sani – spesso molto più sani dei carboidrati veloci che ingurgitiamo al loro posto come le patate, il riso e il pane bianco. E non mi stancherò di ripetere che questa non è un'affermazione polemica, ma la sintesi obiettiva delle conoscenze acquisite negli ultimi decenni. Per inciso, anch'io oggi mangio più grassi rispetto a prima (e sono più magro e più in forma).

In tutto questo, la mTOR, l'«interruttore dell'invecchiamento», potrebbe avere un ruolo importante. Abbiamo già visto che fra i tre nutrienti principali, sono soprattutto le proteine (gli amminoacidi) a mettere in moto la mTOR. Il secondo attivatore decisivo sono glucosio e insulina, dunque è lecito dire che gli alimenti ricchi di carboidrati con un alto indice glicemico come pane bianco, riso e patate sono poco salutari anche perché accelerano il processo di invecchiamento. Ovviamente anche i grassi contribuiscono all'approvvigionamento energetico che viene percepito dalla mTOR. In linea di massima tuttavia si può dire che fra i tre nutrienti principali, le sostanze che lasciano relativamente «in pace» la mTOR sono in primo luogo i carboidrati con un IG basso (i cosiddetti *slow carbs*, come i legumi) e in secondo luogo soprattutto i grassi.[269]

Per questa e/o per altre ragioni, numerosi alimenti con un'alta percentuale di grassi fanno particolarmente bene, e dovremmo mangiarne di più! Alcuni esempi sono l'olio d'oliva di qualità, le noci, l'avocado e perfino il cioccolato fondente, che contiene più del 50% di grasso (burro di cacao). Poi naturalmente ci sono i grassi omega-3, presenti nei prodotti integrali, nei semi di chia e di lino, nelle noci e nell'olio di colza, soprattutto però nei pesci grassi come salmone, aringa, sgombro, sardine e trota. Ma anche i grassi detti omega-6, che si trovano per esempio nell'olio e nei semi di girasole, sono salutari.

Dunque i tre capitoli successivi saranno dedicati ai grassi. Parleremo di eccellenti acidi grassi, in parte molto sani, e di alimenti ricchi di grasso. Temo che qui e là vi verrà l'acquolina in bocca. Non mi sorprenderei se di tanto in tanto foste costretti a sospendere la lettura e a precipitarvi in cucina con lo stomaco che vi brontola. In ogni caso, sono certo che quando avrete finito di leggere questi tre capitoli vi sarete scrollati di dosso ogni fobia nei confronti dei grassi. Ne mangerete più di prima, e farete bene.

Olio d'oliva: oro liquido o killer del cuore?

Che ne sarebbe della cucina mediterranea – anzi, della cucina in generale – senza l'olio d'oliva? Definito «oro liquido» dal poeta greco Omero, esso non ci delizia solo il palato, ma potrebbe rivelarsi anche una deliziosa medicina per l'intero organismo. Solo di recente, per esempio, i ricercatori spagnoli autori dello studio sulla dieta mediterranea (vedi cap. 3), rivedendo i dati, hanno fatto una scoperta strabiliante: nelle donne che avevano avuto la fortuna di finire nel gruppo dell'olio d'oliva (ogni settimana si riceveva in regalo un litro d'olio di qualità) il rischio di tumore al seno era calato del 68% rispetto al gruppo di controllo. Fino a un certo punto era visibile addirittura una chiara relazione dose-effetto: più olio d'oliva veniva consumato quotidianamente, più si riduceva il rischio di tumore al seno.[270] Dato che purtroppo il tumore al seno è una malattia relativamente comune, un simile risultato era di grande rilevanza.

È un dato promettente, non trovate? Prima però di unire la nostra voce a quella di Omero nel decantare l'oro liquido, occupiamoci del timore assai diffuso secondo cui i grassi, compresi quelli dell'olio d'oliva – per quanto possano proteggerci da certe malattie come il tumore al seno – contribuiscono all'occlusione delle arterie (un po' come quando l'eccesso di grasso intasa il tubo di scarico del lavello della cucina). C'è un comunità low fat che sostiene proprio questo. Tuttavia, si tratta per lo più di vegani «duri e puri». La loro argomentazione, assolutamente plausibile, è la seguente: sì, la dieta mediterranea è sana, ma ciò dipende dal fatto che si mangiano grandi quantità di frutta, verdura, prodotti integrali e legumi. L'olio d'oliva non c'entra, anzi, lasciandolo da parte, la dieta mediterranea diventerebbe *ancora* più sana!

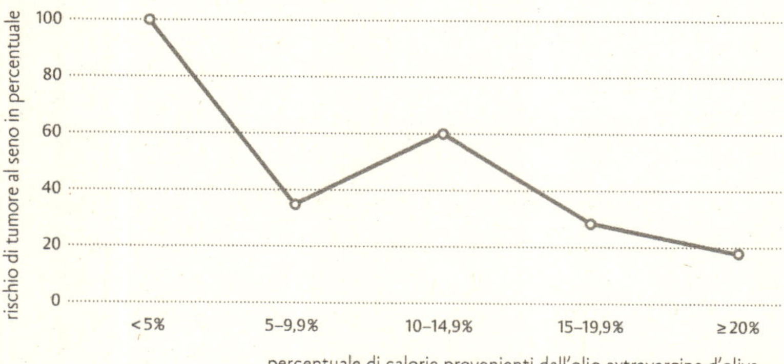

Figura 8.1. Maggiore è il consumo di olio d'oliva, più scende il rischio di tumore al seno. Le donne che ne fanno largo uso (20% o più delle calorie giornaliere assunte) hanno un rischio di tumore al seno inferiore dell'80% rispetto alle donne che ne consumano poco (meno del 5% della calorie giornaliere).[271]

Un emerito rappresentante di questa posizione è il cardiologo americano Caldwell Esselstyn, il quale da decenni ha in cura un piccolo gruppo di pazienti cardiopatici che erano stati piantati in asso dai loro cardiologi precedenti a causa della loro situazione disperata. Esselstyn sottopone i suoi pazienti (che lo chiamano «Essy») a una dieta vegana poverissima di grassi, il che vuol dire niente carne né alcun tipo di prodotto di origine animale: latte, uova, burro, formaggi... Lui e i suoi discepoli seguono un'alimentazione esclusivamente vegetale a base di prodotti integrali, verdura, legumi e frutta. Esselstyn sconsiglia noci e avocado perché a suo dire sono troppo grassi. Soprattutto però vale la regola: niente olio. «Nemmeno una goccia!» esorta il Dr. Esselstyn nelle sue conferenze, così come nel suo libro, che vale assolutamente la pena di leggere, *Come prevenire e guarire le malattie cardiache con l'alimentazione*, poiché «[...] ogni goccia favorisce le cardiopatie tanto quanto i grassi saturi del roast beef.»[272]

Ho molto rispetto per il Dr. Esselstyn. Il suo approccio nutrizionale intransigente non è certo una passeggiata. Sembra però che la dieta di «Essy» faccia miracoli, se uno riesce a resistere. Esselstyn ha documentato in modo esauriente gli effetti benefici del suo regime alimentare per il cuore, ma i suoi metodi non sono scientifici in senso stretto (per esempio, non si avvale di un gruppo di controllo, e per questo motivo viene ignorato dalla maggior parte dei ricercatori, anche se vi sono alcuni esperimenti più rigorosi sul piano scientifico che confermano almeno in linea tendenziale i risultati da lui ottenuti).[273]

Alcuni dei pazienti di Esselstyn erano «messi veramente male», per usare le sue parole.[274] Eppure, poche settimane o pochi mesi dopo il cambio di alimentazione, quasi tutti si sentivano rigenerati. Molti erano di nuovo in grado di camminare e perfino di fare sport senza avere dolori al petto o difficoltà respiratorie. Dalle radiografie emerge che in alcuni pazienti i danni vascolari sono regrediti in modo incredibile (vedi la figura 0.2 dell'Introduzione).

Dal momento che ho avuto sintomi di questo genere, anch'io ho cambiato la mia alimentazione – prima in via sperimentale e poi in modo permanente – passando a una dieta prevalentemente vegetale. Sono diventato una sorta di paziente a distanza di «Essy». Per la prima volta in vita mia, avevo il piatto pieno in gran parte di insalata variopinta, di spinaci, broccoli, carote, zucchine, cipolle, cavoletti di Bruxelles, fagioli o delle mie adorate lenticchie. Ancora oggi cerco di mangiare più verdura possibile, e più o meno ci riesco.

Mi sono chiesto spesso, ovviamente, quale sia stato il fattore decisivo della mia guarigione (probabilmente l'intero pacchetto). Comunque sia, posso dire senza paura di smentite che la dieta ha avuto successo, e anche in modo sorprendentemente veloce. Tre o quattro settimane dopo la mia svolta alimentare ho cominciato a stare meglio, e me ne rendevo conto soprattutto facendo jogging a mo' di «stress test». Gli attacchi di cuore sono cessati con incredibile rapidità. Nel giro di qualche mese, poi, sono scomparsi anche gli ultimi «sobbalzi» al cuore, e da allora i miei problemi cardiaci sono spariti nel vero senso della parola. Una delle cose che più mi stupisce è il fatto di non avere *mai più* avuto uno di quegli attacchi notturni a cui ero soggetto. Qualcosa dentro di me è cambiato definitivamente in meglio.

Una cosa tuttavia è evidente: la rinuncia ai grassi non può essere la causa della mia guarigione poiché, come ho già detto, ora mangio più grassi di prima, anche se si tratta (quasi) sempre di grassi sani. Soprattutto, mangio molte più noci, più olio d'oliva, più burro di arachidi naturale[275], avocado tutte le settimane, più pesce grasso, più semi di lino e di chia, e più cioccolato fondente. (Per un certo periodo ho provato a mangiare meno grassi sistematicamente senza rilevare alcuna differenza nei miei sintomi.)

In base alla mia esperienza personale – ma anche in base ai risultati complessivi degli studi su questo tema, cosa assai più importante per questo libro – sono convinto che la dieta di Esselstyn non faccia bene al cuore perché elimina parecchi grassi sani, ma che giovi *nonostante* l'assenza di questi ultimi. Quanto agli effetti benefici delle noci, i dati scientifici al riguardo sono particolarmente convincenti. Qui Esselstyn si sbaglia alla grande. Dovreste mangiare ogni giorno almeno una manciata di noci, e non devono essere per forza noci, ma anche nocciole, mandorle ecc. Pure le arachidi (che dal punto di vista botanico sono legumi) fanno molto bene.[276]

Anche l'avocado è consigliabile, e trovo strano e insensato che Esselstyn lo sconsigli: è dimostrato che un avocado al giorno ha effetti positivi sui livelli lipidici nel sangue, riducendo così il rischio di malattie cardiocircolatorie.[277]

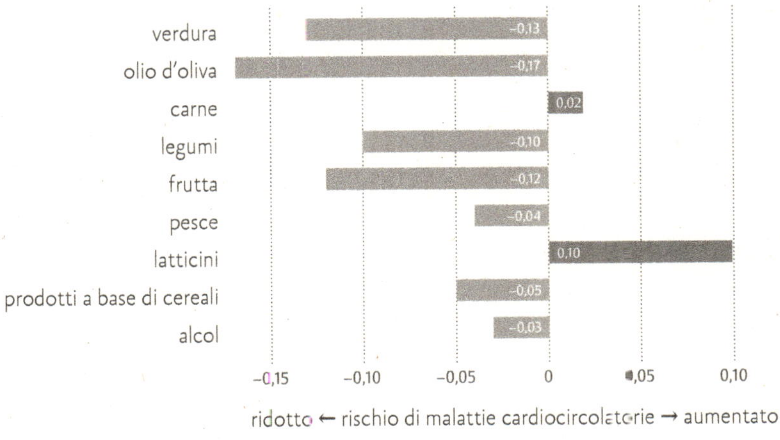

Figura 8.2. Quanto incidono le diverse componenti della dieta mediterranea sulla riduzione del rischio di infarto? A mio parere, questa recente analisi mette in luce una volta di più alcuni elementi fondamentali di un'alimentazione sana: verdura, legumi e frutta ne costituiscono la base, e in questo contesto si può fare anche un uso generoso di olio d'oliva di qualità. In seguito alle ricerche che ho fatto per scrivere questo libro, non sono più un fan del latte, ma i risultati di molti studi inducono a non considerare i «latticini» come un unica categoria, bensì a differenziarli: lo yogurt, per esempio, è consigliabile, e anche il formaggio nel complesso ha una valutazione positiva, mentre il burro può essere classificato come un alimento «neutrale».[278]

Per la stragrande maggioranza degli studi anche l'olio d'oliva fa bene, e non solo specificamente al cuore. Una recente analisi di un'équipe internazionale, basata sui dati di oltre una decina di studi osservazionali ma anche sperimentali, l'ha dimostrato una volta di più. I risultati sono eloquenti. Analizzando le singole componenti della dieta mediterranea, risulta, com'era prevedibile, che molte di esse hanno effetti benefici e riducono il rischio di malattie cardiocircolatorie. Alcune invece – la carne e i latticini – sono associate a un lieve aumento del rischio (vedi il grafico 8.2). Qual è secondo voi l'alimento che viene messo in rapporto alla diminuzione più marcata del rischio di problemi cardiaci? È l'olio d'oliva, avete indovinato. A proteggere maggiormente il cuore è proprio la componente di gran lunga più grassa della dieta mediterranea.[279]

Piccolo ABC degli acidi grassi

Che cosa rende l'olio d'oliva così speciale? Per poter rispondere a questa domanda dobbiamo prima fare un breve tour nel mondo dei grassi.

L'olio d'oliva è composto in massima parte da un grasso detto acido oleico. Quest'ultimo è un acido grasso *monoinsaturo*. Le molecole di grasso presenti negli alimenti così come nel nostro corpo vengono immagazzinati prevalentemente in forma di «trigliceride», termine che abbiamo già avuto modo di conoscere. Un trigliceride consiste di tre («tri-») acidi grassi, tenuti insieme da una sorta di fermaglio (il «glicerolo»). Possiamo immaginarlo come una forchetta. Poiché sul piano della salute il fattore decisivo sono gli acidi grassi, ovvero le punte della forchetta, nelle pagine seguenti li esamineremo in modo un po' più approfondito.

Semplificando, un acido grasso consiste in una catena di almeno due fino al massimo trenta atomi di carbonio (C), a ognuno dei quali in genere sono legati due atomi di idrogeno (H). Ecco un esempio:

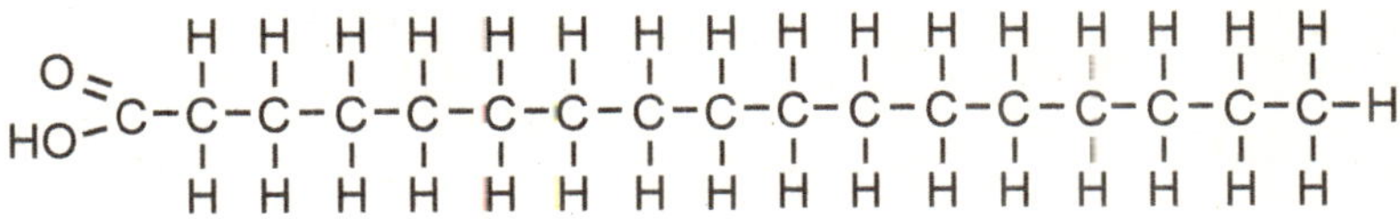

Come vedete, a ogni atomo di carbonio sono «appiccicati» almeno due atomi di idrogeno (con l'eccezione dell'estremità di sinistra che non ha importanza per il nostro discorso). L'acido grasso è, come si suol dire, *saturo* di atomi di idrogeno. Da qui l'espressione «acidi grassi saturi».

Gli alimenti si compongono di una miscela di acidi grassi diversi, in cui spesso predomina una forma specifica. Il burro è composto in massima parte da acidi grassi saturi. Altre note fonti di acidi grassi saturi sono il latte intero, la carne rossa e il formaggio. Non c'è motivo di demonizzare gli acidi grassi saturi in quanto tali, ma nel complesso sarebbe meglio consumarne con moderazione, specialmente se si ha il colesterolo alto. La maggior parte degli acidi grassi saturi fanno salire il colesterolo LDL «cattivo».

Un'eccezione positiva, sotto diversi aspetti, è rappresentata dagli acidi grassi saturi a catena media (da sei a dieci atomi di carbonio). Sono i cosiddetti MCT (*medium-chain triglycerides*), presenti in quantità modesta nell'olio di cocco, nel formaggio, nel latte e nello yogurt. In forma concentrata, essi sono disponibili solo come olio MCT, già citato nel capitolo 5. Tale olio accelera la degradazione (lipolisi) degli acidi grassi aiutando così a dimagrire. Inoltre, gli MTC aumentano la sensibilità all'insulina.[280]

A causa della saturazione, la catena di carbonio di un acido grasso saturo è dritta come uno stuzzicadenti, e ciò fa sì che questi grassi siano facilmente immagazzinabili, allo stesso modo in cui è possibile stipare gli stuzzicadenti in una scatoletta senza spreco di spazio. Per questo motivo gli acidi grassi saturi a temperatura ambiente in genere sono solidi, come nel caso del burro.

Pur contenendo anch'esso più del 10% di acidi grassi saturi, l'olio d'oliva si compone in prevalenza (in genere per oltre il 70%) di acidi grassi monoinsaturi. Altre fonti di acidi grassi monoinsaturi sono l'avocado, il pollame e anche molte noci, fra cui nocciole, mandorle, anacardi, noci di pecan, noci di macadamia e arachidi. Il grasso della carne rossa consiste per metà circa di acidi grassi monoinsaturi (l'altra metà è di grassi saturi). La struttura di un acido grasso monoinsaturo si presenta così:

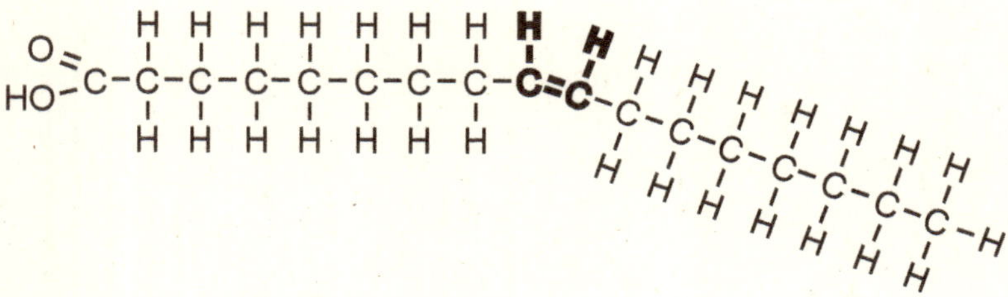

In un punto della catena di carbonio mancano due atomi di idrogeno. Lì gli atomi di carbonio sono uniti da un doppio legame (C=C), come dicono i chimici. Poiché mancano due atomi di idrogeno dalla stessa parte della catena, in quel punto si crea un vuoto che fa piegare la molecola. Gli acidi grassi monoinsaturi somigliano così a stuzzicadenti piegati e non è possibile compattarli come quelli saturi. Per questo gli oli come l'olio d'oliva sono liquidi. Quello però che per gli stuzzicadenti è un difetto si rivela un vantaggio per l'organismo: a causa della piegatura, gli acidi grassi monoinsaturi vengono stipati in modo più «arioso» con conseguenze benefiche per il nostro corpo, composto anch'esso in buona parte di acidi grassi.

Anche la membrana che riveste le nostre cellule, per esempio, si compone di acidi grassi. Un organo particolarmente grasso è il cervello, e una parte di questo grasso proviene dagli acidi grassi che mangiamo. Se mangiamo in prevalenza acidi grassi saturi, le membrane cellulari diventano più rigide e, se vogliamo, anche il cervello diventa più «duro» (e da qui a essere una «testa di legno» il passo è breve). Se invece mangiamo molti acidi grassi insaturi come l'olio d'oliva e i grassi omega-3, le membrane cellulari saranno più elastiche. Tale elasticità è importante poiché la membrana cellulare è una struttura estremamente dinamica, piena di canali e di recettori che amano muoversi all'interno della membrana grassa (non a caso si parla di *lipid rafts*, letteralmente «zattere lipidiche»). Alcuni di questi «nuotatori» fungono da antenne trasmettendo segnali dall'esterno all'interno della cellula. Nella cellula, fra l'altro, penetrano sostanze come il glucosio, le vitamine e altri nutrienti. Se la membrana cellulare è più mobile per via di una quota maggiore di acidi grassi insaturi, queste sostanze possono attraversarla più facilmente. In tal modo le nostre cellule sono in grado di svolgere le loro funzioni al meglio.

Possiamo dunque stabilire la prima regola generale: gli acidi grassi insaturi sono più sani di quelli saturi. Non è certo una scoperta recente e conferma la premessa iniziale del movimento low fat, propugnatore da sempre della necessità di diminuire soprattutto l'assunzione di acidi grassi saturi. Tuttavia non è il caso di esagerare: gli acidi grassi saturi in sé non sono così cattivi da doverli evitare del tutto. Sotto forma di formaggio o di olio MTC, per esempio, possono andar bene ed essere addirittura salutari (per quanto riguarda gli acidi grassi saturi del burro e del formaggio, si veda il prossimo capitolo).[281]

Ci sono però alcuni tipi di grassi da cui dovreste davvero girare al largo. Il monito vale in primo luogo per quei «mostri lipidici» che i nutrizionisti chiamano «grassi trans». Questi ultimi, perlomeno quelli nocivi, sono un prodotto industriale. Nascono dal tentativo di solidificare in modo artificiale grassi insaturi, che in natura si presentano in forma di olio liquido, al fine di ottenere margarina spalmabile. Date un'occhiata alla loro struttura:

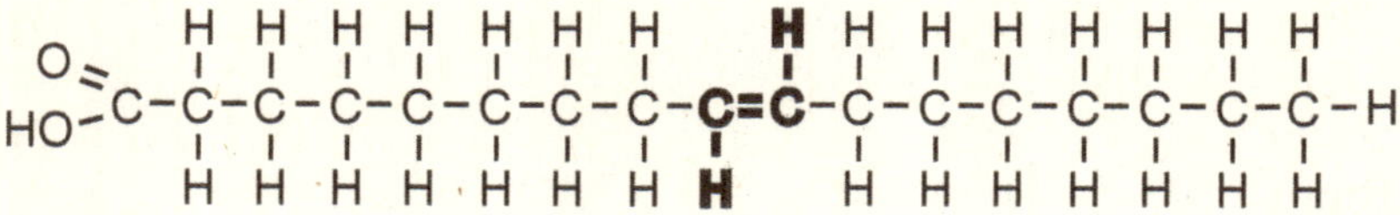

Un grasso trans è come uno stuzzicadenti piegato che sia stato raddrizzato alla bell'e meglio. Questi grassi sono insaturi nel senso che anche a loro mancano alcuni atomi di idrogeno, ma gli atomi mancanti, contrariamente al solito, non si trovano dalla stessa parte della molecola poiché un atomo di idrogeno è stato trasferito dall'altra parte. Grazie a questo *trasferimento* – da cui deriva la denominazione «trans» – lo spazio vuoto diventa più piccolo e la piegatura sparisce.

I grassi trans si sono rivelati addirittura tossici, in quanto non solo irrigidiscono le membrane cellulari ma hanno anche un effetto assai negativo sui livelli lipidici del sangue. Essi fanno aumentare il colesterolo «cattivo» (LDL) e i trigliceridi, e abbassare il colesterolo «buono» (HDL), il che per un grasso non è cosa da poco. In particolare, fanno schizzare alle stelle le pericolose particelle dette sdLDL (*small*, *dense* LDL) di cui abbiamo trattato nel capitolo 4, e come se non bastasse scatenano processi infiammatori e provocano insulinoresistenza. Non stupisce, dunque, che i grassi trans, fra le altre cose, aumentino fortemente il rischio di malattie cardiocircolatorie.[282]

Inoltre, questi sono fra i pochi grassi che fanno davvero ingrassare. In un esperimento, due gruppi di scimmie furono nutriti per sei anni con un'alimentazione quasi identica. L'unica differenza consisteva nel fatto che il cibo destinato a un gruppo conteneva una parte di acidi grassi monoinsaturi, mentre in quello destinato all'altro gruppo gli acidi grassi monoinsaturi erano sostituti da grassi trans. Le scimmie non vennero messe all'ingrasso né costrette al digiuno: si stabilì invece minuziosamente la quantità di calorie necessaria per il loro organismo in modo che il loro peso rimanesse stabile (70 calorie per chilogrammo di peso corporeo al giorno).

Dopo sei anni, il risultato fu che le scimmie del gruppo degli acidi grassi monoinsaturi avevano mantenuto il proprio peso come previsto, mentre quelle che avevano assunto grassi trans – a parità di apporto calorico – erano ingrassate di quasi mezzo chilo. Mezzo chilo? Non è poi un granché, si potrebbe pensare di primo acchito. Va considerato però che le scimmie in questione pesano circa sette chili, il che vuol dire che per una persona di 70 chili l'aumento di peso sarebbe di ben cinque chili! Ma almeno altrettanto significativo è il fatto che il grasso in eccesso si era accumulato soprattutto nella zona addominale interna, e gli animali mostravano chiari segni di insulinoresistenza.[283] In poche parole, i grassi trans non fanno solo ingrassare, ma anche ammalare, dunque vanno assolutamente evitati.

Anche se l'industria alimentare ha reagito facendo sparire a poco a poco i grassi trans dalla lavorazione, essi talvolta sono ancora presenti nelle patatine fritte e in sacchetto e in altri cibi spazzatura (fritti), nelle pizze pronte e nei dolci industriali come donut, krapfen, biscotti ecc. Anche certe margarine non ne sono prive. In alcuni paesi i grassi trans artificiali sono vietati per legge, ma non in Germania, dove purtroppo non c'è nemmeno l'obbligo di dichiararli e dunque non è possibile sapere se un prodotto contenga grassi trans, e in che quantità. Per quanto mi riguarda, perciò, non mangio patatine fritte né dolci che non abbia preparato con le mie mani. In panetteria ignoro il «settore dello zucchero e del grasso» in bella vista, invaso in estate dalle api e dalle vespe (che hanno una vita breve, e non c'è da stupirsi, con quella dieta...). Insomma, state alla larga dai grassi trans!

Infine ci sono gli acidi grassi polinsaturi, categoria a cui appartengono in primo luogo gli omega-3, presenti come si è detto soprattutto nel pesce grasso. Due varianti di questo gruppo sono gli acidi grassi omega-6, che si trovano in molti semi, noci e oli come quello di semi di girasole o certi oli di cartamo. Le altisonanti denominazioni «omega-3» e «omega-6» indicano semplicemente il punto in cui si trova il primo doppio legame, ossia la prima piegatura, a partire dall'estremità finale della molecola (breve corso d'aggiornamento per fingere di sapere il greco: l'omega è l'ultima lettera dell'alfabeto ellenico). Negli omega-3, il primo doppio legame C=C si trova presso il terzultimo atomo di carbonio, come in questo caso:

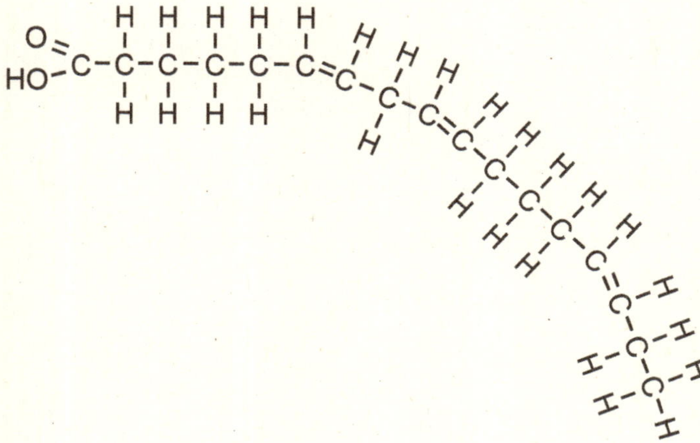

Essendo polinsaturi, e dunque piegati più volte, questi acidi grassi conferiscono alle nostre membrane cellulare la flessibilità di uno yogi indiano. Abbiamo così raggiunto l'apice della salute? Detto così, si tratta di una semplificazione eccessiva, che tuttavia ha un fondo di verità. La conferma è arrivata da alcuni studi recenti, fra cui un'ampia ricerca dell'Università di Harvard che ha seguito il destino di oltre 126.000 persone nell'arco di 32 anni. Il tema centrale era la variazione del rischio di morte se nella dieta si sostituisce una parte di carboidrati con una quota comparabile di vari tipi di grassi. Il grafico della figura 8.3 riassume i risultati dello studio. A grandi linee (perché in fin dei conti dipende dall'alimento concreto) si può dire che chi sostituisce i carboidrati con grassi saturi aumenta il proprio rischio di morte e, viceversa, chi li sostituisce con grassi insaturi lo abbassa. Particolarmente salutari in tal senso si rivelano gli acidi grassi polinsaturi.[284] (Un nuovo studio, pubblicato sulla rivista medica «The Lancet», basato sui dati di 135.000 persone di diciotto paesi diversi, ha dato risultati più o meno paragonabili, benché in questo caso anche gli acidi grassi saturi abbiano avuto una valutazione relativamente buona.)[285]

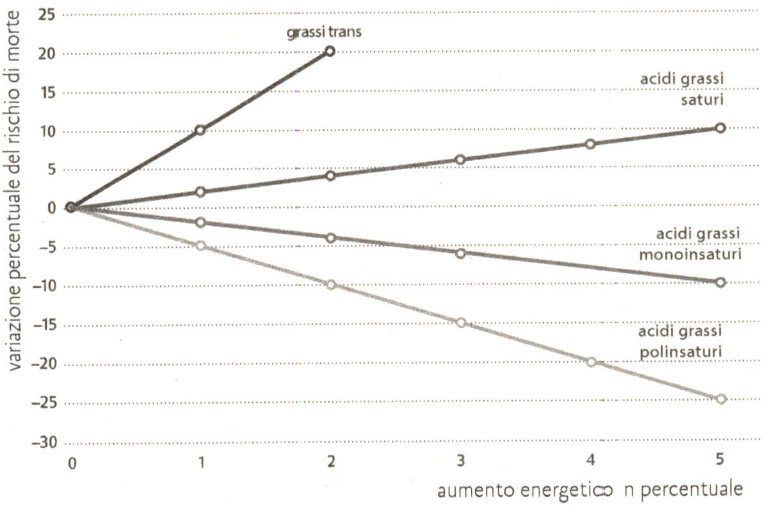

Figura 8.3. Il grafico mostra come varia il rischio di morte se nella dieta si sostituiscono i carboidrati con diversi tipi di grassi. I grassi trans, assunti per esempio sotto forma di patatine fritte e dolci industriali, aumentano drasticamente il rischio di morte. Gli acidi grassi polinsaturi come quelli presenti nel pesce, nelle noci e in certi oli (per esempio di girasole o di colza) invece lo abbassano.[286]

Se tossite due volte avete trovato un buon olio

Il fatto che un alimento ricco di grassi sia salutare non dipende *esclusivamente* dal «fattore yoga». Come sempre, è il «pacchetto completo» a essere decisivo. L'olio d'oliva è un buon esempio anche a questo proposito. Esso infatti non contiene solo molecole di grasso. Le olive da cui viene spremuto sono piene di sostanze dette «fitochimici». Che cosa sono? vi domanderete. Be', non è per niente facile essere un ulivo. Quando il sole è cocente, non puoi rifugiati all'ombra, né tantomeno fare un bagno rinfrescante nelle ore di caldo torrido. Se un fungo ti aggredisce, non hai la possibilità di dartela a gambe. Si sa che il bisogno aguzza l'ingegno, e così l'ulivo si difende da attacchi di questo genere con la chimica grazie a un intero arsenale di sostanza protettive: i suoi fitochimici, per l'appunto.

A causa della loro struttura chimica, tali sostanze ricadono nella categoria dei «polifenoli». Due di questi si chiamano oleuropeina e oleocantale. Sono denominazioni lievemente criptiche per i profani, ma il bello è che entrambe le sostanze hanno un loro sapore caratteristico. L'oleuropeina è amara mentre l'oleocantale pizzica un po' (se assaggiate un cucchiaio d'olio d'oliva di qualità, è quest'ultimo a farvi venire il raschio alla gola).[287] Molti polifenoli, fra cui l'oleuropeina e l'oleocantale, hanno addirittura proprietà medicinali. Qualche anno fa, uno studio di «Nature» finì in prima pagina sui giornali, quando un ricercatore in seguito a un'illuminazione improvvisa si accorse che l'antidolorifico ibuprofene in forma liquida raschiava la gola in modo simile a un buon olio d'oliva (provate a succhiare una compressa di ibuprofene e ve ne accorgerete).

Le analisi successive hanno dimostrato che l'oleocantale inibisce le stesse vie di segnalazione dell'infiammazione su cui agisce l'ibuprofene, anche se in misura assai ridotta, dato che abbiamo a che fare con dosi del tutto diverse. Così, 50 grammi di olio d'oliva spremuto a freddo avrebbero solo il 10% dell'effetto di una normale pastiglia di ibuprofene. L'efficacia ridotta tuttavia non è necessariamente un difetto. Al contrario, se l'olio d'oliva fa così bene, forse è anche perché l'oleocantale placa *blandamente* il sistema immunitario, che durante la vecchiaia è spesso affetto da una lieve «iperattività» cronica.[288]

È possibile però che i polifenoli dell'olio d'oliva abbiano un effetto anti-invecchiamento molto più diretto sul nostro organismo. Da esperimenti recenti è risultato che sia l'oleocantale[289] sia l'oleuropeina[290] inibiscono la nostra vecchia amica mTOR.

L'olio d'oliva potrebbe rivelarsi quindi una sorta di rapamicina gustosa in grado di ringiovanire le cellule!

Per il momento è solo un'ipotesi, ma è piuttosto evidente che i fitochimici con i quali le piante si difendono da ogni specie di aggressione siano fra le sostanze più salutari in natura. Secondo un'ipotesi, quando assimiliamo fitochimici, l'azione protettiva che queste sostanze garantiscono alle piante si estende anche a noi.[291] Data la forte irradiazione solare a cui è esposto mediamente un ulivo, non è forse un caso se il consumo di olio d'oliva – secondo alcuni studi assolutamente seri – è associato per esempio anche a un minore invecchiamento della pelle a causa dei raggi UV.[292]

Esaminando i risultati di queste ricerche, ho imparato ad apprezzare molto di più la verdura con un aspetto sciupato e raggrinzito rispetto a quella lustra e immacolata di cui vanno fieri i supermercati (provate a notare la differenza tra un limone «da esposizione» e un vero limone bio che ha vissuto e sofferto). Chi cresce troppo viziato non sviluppa resistenza allo stress. Si pensa di fare un favore alla tenera piantina riempiendola di coccole e crescendola nelle condizioni ideali (sempre al calduccio, acqua in abbondanza, e ogni giorno una bella chiacchierata con approccio psicodinamico), e nell'ambito di questo programma iperprotettivo naturalmente non possono mancare trattamenti regolari con almeno una ventina di pesticidi diversi, perché un'aggressione microbica sottoporrebbe la povera pianticella a uno strapazzo inaccettabile! Immersa in questo benessere, però, la pianta non ha più bisogno di difendersi con i polifenoli.[293]

In poche parole, l'olio d'oliva è qualcosa di più di un concentrato di grassi. Concedetevi perciò un buon olio d'oliva extravergine. Gli oli di qualità hanno un sapore amaro e piccante, sanno di oleuropeina e oleocantale. Non a caso i cuochi professionisti parlano dell'importantissimo criterio qualitativo della «tosse»: se assaggiando un olio tossite due volte potete stare certi di aver trovato un olio genuino. Negli oli industriali raffinati, i fitochimici vengono decimati: ve li sconsiglio decisamente.

Purtroppo, anche tra gli intenditori circola il mito duro a morire – messo in giro probabilmente dall'industria per piazzare i suoi oli scadenti – secondo cui non bisogna friggere con un olio d'oliva pregiato. In questo caso sarebbe più adatto un normale olio «raffinato». Niente di più sbagliato! Gli studi sui fritti ce lo dicono chiaro e tondo: l'olio d'oliva non solo è molto stabile anche ad alte temperature,[294] ma proprio i polifenoli presenti in un buon olio possono contribuire a impedire che si formino sostanze cancerogene, per esempio quando si frigge la carne.[295]

Personalmente, quando cucino, uso quasi esclusivamente olio d'oliva extravergine. Per i piatti che richiedono un gusto un po' più neutro, mia moglie preferisce un olio di girasole bio spremuto a freddo. Anche quest'ultimo, in quantità moderate, è un buon olio, specie quando lo usa mia moglie. A chi non ama l'olio d'oliva, però, consiglierei un olio di colza spremuto a freddo, che sotto il profilo degli acidi grassi è simile all'olio d'oliva anche se contiene molti più omega-3 vegetali, e oltretutto ha un ottimo sapore, a mio avviso.[296]

Ho decantato abbastanza le virtù dell'olio d'oliva. Non sprecherò altre parole. Le mie affermazioni non vogliono essere uno «spot» per i produttori d'olio d'oliva, ma un esempio per introdurre il tema dei grassi sani. Un'ultima cosa però forse la devo dire: purtroppo è molto raro che il contenuto polifenolico di un olio d'oliva sia indicato in etichetta; ho dovuto fare lunghe ricerche per trovare alcuni oli d'oliva che contengono molti polifenoli. Dato che non mi piace fare pubblicità a singoli prodotti, tacerò qui nome delle marche. Se siete interessati, scrivetemi un'e-mail (baskast@gmx.de): vi svelerò quali sono i miei oli preferiti, che vi faranno tossire più volte. Sulla scorta di questi esempi potrete farvi un'idea del sapore dei polifenoli, e questo costituirà un buon punto di partenza, mi auguro, per le vostre scoperte personali.

– 9 –
Grassi II
Gli acidi grassi saturi: olio di palma, burro e formaggio

Solo alcuni grassi fanno ingrassare, altri fanno i muscoli

Immaginate che io sia vostra nonna. Ho deciso di mettervi all'ingrasso e ogni giorno vi regalo tre muffin. Voi li divorate con gusto in aggiunta a quello che mangiate normalmente, il che significa che ogni giorno assumete 750 calorie in più.

Siccome sono molto generoso, regalo i muffin anche al vostro partner o alla vostra migliore amica. Così viziati, dopo qualche settimana comincerete entrambi a ingrassare. E per essere certo che ingrassiate allo stesso modo (sono una nonna molto equa), vi peso regolarmente.

Questo è quanto. Ah, no, fermi, c'è un altro piccolo particolare: per divertirmi un po', preparo i *vostri* muffin con acidi grassi polinsaturi (olio di semi di girasole), mentre in quelli destinati al vostro partner metto invece acidi grassi saturi (olio di palma). Per il resto, i muffin sono identici sotto ogni aspetto, compreso ovviamente quello calorico.

Che cosa succederà secondo voi? Alla fine questa «dieta» avrà effetti diversi su voi e sul vostro partner? Dal momento che i muffin hanno le stesse calorie, e per di più io verifico che ingrassiate di pari passo, non dovremmo aspettarci grandi differenze…

E in un primo tempo sembrava proprio che le cose andassero così, quando i ricercatori dell'Università di Uppsala eseguirono questo «esperimento della nonna»[297]: dopo sette settimane di muffin, i soggetti di entrambi i gruppi erano ingrassati di 1,6 chili. L'aumento di peso era stato esattamente lo stesso. Dal punto di vista della bilancia, i muffin avevano avuto lo stesso effetto sull'organismo dei partecipanti all'esperimento. Se le verifiche non fossero proseguite, si sarebbe giunti di certo alla solita conclusione: chi assume più calorie di quante ne consumi, immancabilmente ingrassa. Punto. Una caloria è sempre una caloria.

I ricercatori però fecero un passo in più decisivo: grazie alla risonanza magnetica esaminarono con attenzione l'interno delle loro cavie, dove scoprirono alcune differenze molto indicative. Risultò che nel gruppo dell'olio di semi di girasole solo metà dell'aumento di peso era da ricondurre alla formazione di nuovo tessuto adiposo. L'altra metà delle calorie extra si era invece depositata in forma di tessuto muscolare magro! La conclusione provvisoria fu che, perfino in caso di ipernutrizione, ci sono grassi che non contribuiscono solo alla formazione di grasso ma anche a quella dei muscoli. Già questo è un esito sorprendente.

Particolarmente rilevante tuttavia è il contrasto con il gruppo dell'olio di palma, dove non c'era traccia di sviluppo muscolare. Al contrario, in questi soggetti non solo si era accumulato grasso nel fegato, ma era aumentato anche il grasso addominale interno. I grassi *saturi* dunque contribuiscono a un accumulo (dannoso) di grasso nell'organismo, come vuole il cliché.

Ora, i risultati di questo esperimento non sono interpretabili in modo del tutto univoco. Andiamo per ordine: è chiaro che le calorie in eccesso provocano un aumento di peso. Le calorie non possono dissolversi nel nulla. Al termine dell'esperimento dei muffin, tutti i soggetti erano ingrassati. Dunque possiamo stabilire che le calorie che non bruciamo ci fanno ingrassare. Ma cosa se ne fa, l'organismo, delle calorie extra? Dove finiscono? Come vengono «distribuite» nel corpo? A quanto pare, dipende dall'alimento da cui provengono. Sotto questo aspetto, sembra proprio che non tutte le calorie abbiano lo stesso effetto.

Prima di demonizzare gli acidi grassi saturi, tuttavia, dovreste considerare il fatto che i muffin ovviamente non erano fatti *solo* di grassi. Per essere appetibili, entrambe le versioni contenevano fruttosio in abbondanza. Dunque è possibilissimo che fosse soprattutto quest'ultimo a causare l'accumulo di grassi nel fegato nel gruppo dell'olio di palma. Come sappiamo, il *fruttosio* ha questa caratteristica, in linea generale. Non si può escludere però che anche l'olio di palma abbia dato il suo contributo all'adiposi delle cavie. O forse è la combinazione di fruttosio e olio di palma a essere particolarmente ingrassante.

Qualunque fosse la causa dell'adiposi, il risultato del gruppo dell'olio di semi di girasole era tanto più sorprendente: *sebbene* pure loro ogni giorno avessero mangiato tre muffin contenenti fruttosio in abbondanza (in totale, circa 150 muffin in aggiunta alla loro consueta alimentazione), le persone di questo gruppo non mostravano alcun segno di fegato grasso. Da cosa dipende questo risultato? Deve avere a che fare con gli acidi grassi polinsaturi. Probabilmente si spiega col fatto che gli acidi grassi polinsaturi in qualche modo riescono a proteggere il fegato dall'accumulo di grasso, perfino di fronte a un attacco del fruttosio protratto per diverse settimane. In effetti, sembra che gli acidi grassi polinsaturi siano in grado di *disinnescare* i geni che accelerano la formazione di grasso nel fegato. Ciò vuol dire che alcuni grassi non solo *non* fanno ingrassare ma hanno anche la capacità di attenuare l'accumulo eccessivo di grasso nel corpo anche in caso di ipernutrizione prolungata.

In breve, l'esperimento svedese dei muffin è un'altra dimostrazione del fatto che – a parità di calorie – i grassi insaturi sono più salutari per il nostro organismo rispetto a quelli saturi. Gli acidi grassi polinsaturi sono in grado di proteggerci parzialmente dal grasso addominale interno anche con un'alimentazione ipercalorica.

Sui grassi saturi, poi, c'è un altro particolare importante: nel loro esperimento, i ricercatori svedesi utilizzarono esclusivamente olio di palma come fonte di questi grassi, ed è noto che l'olio di palma ultimamente non gode di una buona fama, benché i dati al riguardo finora siano scarsi e contraddittori.[298] Si tratta di un olio che viene estratto dalla palma da olio ed è assai apprezzato dall'industria, essendo economico e insapore. Lo si ritrova in molti prodotti, soprattutto nelle margarine, ma in parte anche in creme spalmabili, biscotti e altri dolci, nelle pizze pronte e a volte addirittura negli insaccati.[299] Poiché questi alimenti non sono certo frutta e verdura, mi pare saggio limitare il consumo di olio di palma. Anche i risultati dello studio svedese sono sfavorevoli al riguardo. Finché non ne sapremo di più, vi invito alla cautela.

Lo stesso vale per la margarina. Il problema di questo prodotto non sono solo gli eventuali grassi trans e l'olio di palma presenti, ma anche il fatto che spesso non si sa esattamente che cosa contenga. In quanto ai grassi trans, la situazione nel complesso è decisamente migliorata, ma è bene stare alla larga dalla margarina di olio di semi di girasole, nota per i suoi grassi trans: *margarina* di olio di semi di girasole e *olio* di semi di girasole non sono la stessa cosa![300] Personalmente, evito ogni tipo di margarina, anche se alcune possono essere accettabili.

Il burro è più sano del pane bianco su cui viene spalmato?

Come ha dimostrato l'équipe di ricercatori svedesi in un altro esperimento, peraltro non controllato a dovere, l'accumulo di grasso nel fegato si verifica anche se al posto dell'olio di palma si usa il più tradizionale burro.[301] È risaputo che anche quest'ultimo si compone principalmente di grassi saturi. Gli scienziati dell'Università di Uppsala ipotizzano perciò che gli effetti negativi siano di natura generale e valgano anche per tutti o almeno per la maggior parte degli acidi grassi saturi, e in ogni caso per il burro.

Che conclusione dobbiamo trarne? Dunque il burro non è un alimento sano? Considerate tutte le nostre attuali conoscenze al riguardo, da un lato possiamo affermare che il burro, con i suoi grassi saturi è senza dubbio meno salutare degli acidi grassi insaturi. D'altro canto, non c'è motivo per rinunciare completamente al burro. Può sembrare una sorta di pareggio, ma è proprio questo il punto: lo si potrebbe definire un alimento «neutrale». Che cosa significa? Vuol dire che dipende da cosa mangiamo al posto del burro. Se lo sostituiamo con un olio d'oliva di qualità o con olio di colza, è una buona scelta. Se invece al posto del burro mangiamo pane bianco, facciamo un cattivo affare. Gli autori di una vasta analisi eseguita di recente – basata sui dati di 630.000 persone di paesi diversi fra cui anche la Germania – sono giunti a queste conclusioni:

> I nostri risultati indicano una correlazione relativamente lieve o neutrale tra il burro e il rischio di morte, di diabete e di malattie cardiocircolatorie. Questi dati vanno considerati in contrasto con gli effetti chiaramente nocivi dei prodotti a base di cereali raffinati, di amidi [come pane bianco, pasta e riso raffinati, patate, n.d.a.] e di zuccheri in quanto a rischio di diabete e di malattie cardiocircolatorie [...]. In breve, i risultati fanno pensare che gli effetti del burro sulla salute dipendano dalle alternative. Per esempio, il burro potrebbe essere una scelta più salutare del pane bianco o delle patate su cui viene spalmato abitualmente.[302]

Per quanto sia un po' duro nei confronti delle patate, questo giudizio nel complesso mi pare adeguato. Il confronto con il pane bianco e le patate è interessante perché dà la sensazione che il burro goda di una reputazione peggiore di quella che meriterebbe, ma nella vita di tutti i giorni probabilmente ha più rilevanza come se la cava il burro rispetto ad altri grassi come l'olio d'oliva, di semi di girasole o di colza, dal momento che spesso è possibile usare questi oli in sostituzione del burro. E a tale proposito è chiaro che il burro è meno salutare degli oli insaturi citati.

Io mangerò burro in media una o due volte alla settimana. A volte lo uso per friggere in padella e mi inebrio del suo profumo, e poi ovviamente lo uso nelle torte, le rare volte che ne faccio una. Ogni tanto per divertimento mi preparo un *bulletproof coffee*, ovvero, come si è detto, una tazza di caffè con un cucchiaio di burro e uno o due cucchiai di olio MTC. In queste occasioni uso burro di vacche allevate all'aperto che mangiano erba. Il burro da pascolo – come lo stesso latte – contiene un po' più di acidi grassi omega-3 e altre sostanze preziose. E anche se non posso dimostrarlo, penso che questo burro sia davvero sano!

Formaggio: fonte di vitamina K e di spermidina, sostanza che ringiovanisce le cellule

Il formaggio è un caso paragonabile al burro, ma più interessante e complesso. Sul piano nutritivo, il formaggio è un alimento più ricco del burro. È pur vero che il primo, oltre alle proteine, contiene anche un'alta percentuale di acidi grassi saturi, ma in confronto al burro e ad altri grassi saturi, il suo consumo ha effetti un po' più salutari sui valori lipidici del sangue.[303] Non se ne conosce il motivo preciso, ma potrebbe dipendere dalla grande quantità di calcio presente nel formaggio. Nell'intestino, il calcio si lega alle molecole lipidiche che abbiamo mangiato, e di conseguenza l'intestino assorbe meno grassi. Ciò vuol dire che una parte dei grassi che abbiamo assunto viene eliminata (non è una congettura teorica ma il risultato di esperimenti nutrizionali in cui sono state analizzate le feci).[304]

Inoltre, il formaggio è fonte di alcune sostanze affascinanti come la vitamina K,[305] nota soprattutto per il suo ruolo nella coagulazione del sangue (la K sta per *Koagulation*). Negli ultimi anni tuttavia si è scoperto con sorpresa crescente che essa svolge molte altre importanti funzioni nel nostro organismo.

La vitamina K protegge le arterie dalla calcificazione in quanto attiva le molecole proteiche che si legano al calcio impedendo che si annidino nelle pareti arteriose. Stimolate dalla vitamina K, le molecole proteiche sono in grado anche di «estrarre» attivamente il calcio dalle pareti arteriose, ovvero di decalcificare i nostri vasi sanguigni nel vero senso della parola. Il calcio può così essere trasportato dove occorre: alle ossa, ai muscoli, ai denti o al cervello. Nel cibo spazzatura in genere la vitamina K è pressoché assente, e la carenza di questa sostanza fa sì che il calcio, altrimenti prezioso, si depositi nelle nostre arterie aumentando drasticamente il rischio di infarto.[306]

L'interazione tra la vitamina K e il calcio fa capire in maniera esemplare perché l'assunzione di un singolo integratore spesso si rivela inutile. Il nostro organismo non gradisce troppo le sostanze isolate, ma ha una predilezione per i «cocktail nutritivi». In altre parole: preferisce il cibo vero alle pillole.

Dunque, le persone che assumono abbondante calcio *attraverso l'alimentazione* (per esempio mangiando formaggio, che fornisce anche la fondamentale vitamina K) hanno un rischio ridotto di calcificazione delle coronarie. Chi invece crede di mettere una pezza alla propria dieta a base di junk food con qualche pastiglia di calcio si sbaglia di grosso, poiché a causa della carenza di vitamina K, il calcio si accumula nei vasi sanguigni, e questo provoca fra l'altro la calcificazione delle coronarie con tutti i rischi e gli effetti collaterali del caso. Effetti collaterali che possono avere un esito mortale. Come ha dimostrato un approfondito studio tedesco, il consumo di calcio in pastiglie aumenta il rischio di infarto addirittura dell'86%.[307] (Nel capitolo 11 vedremo quali integratori sono necessari e quali invece non lo sono.)

È importante che nell'alimentazione sia presente pure la vitamina K, che potrebbe essere utile anche per la prevenzione del cancro e in ogni caso frena la crescita di varie forme tumorali negli studi sulle cellule. Inoltre, il consumo di alimenti contenenti vitamina K è associato a un ridotto rischio di morte in generale, e di morte per cancro in particolare.[308]

Secondo una teoria, quando c'è una carenza vitaminica o minerale, l'organismo passa in modalità d'emergenza e tiene a disposizione la sostanza che scarseggia in primo luogo per la sopravvivenza a breve termine. Nel caso della vitamina K, essa è riservata alla coagulazione del sangue. Una ferita (interna) che non si rimargina provoca la morte, perciò viene data la massima priorità a questo impiego della vitamina. Il fatto poi che non ne rimanga più per impedire il lento processo di calcificazione dei vasi, dal punto di vista evolutivo è secondario. Detto in modo un po' brusco, alla natura non interessa se a cinquant'anni abbiamo le coronarie calcificate. L'importante è che non moriamo prima per un'emorragia interna!

Una carenza vitaminica come quella di vitamina K va quindi a scapito dei problemi fisici meno gravi di cui ci accorgiamo solo man mano. Questi si manifestano nella vecchiaia in forma di osteoporosi, malattie cardiocircolatorie o tumori. In altre parole, le carenze di vitamine e minerali causate da un'alimentazione a base di cibo spazzatura non ci uccidono subito ma accelerano il processo di invecchiamento,[309] presentandoci il conto qualche decennio più tardi. Ecco perché gli alimenti che contengono vitamina K possono essere considerati un buon investimento per la vecchiaia.

Una fonte straordinariamente ricca di vitamina K, fra l'altro, è il *nattō*, una specialità giapponese a base di fagioli di soia fermentati noto anche come «formaggio puzzolente vegano» (devo mettervi in guardia: la sua reputazione è più che meritata, e benché sul piano strettamente salutistico sia un alimento formidabile, il *nattō* non è per tutti i palati).[310]

La maggior parte di noi preferirà senz'altro il formaggio vero. E se anche quest'ultimo non può eguagliare il *nattō* dal punto di vista nutrizionale, perlomeno non ci disgusta quando lo mangiamo. Purtroppo però il formaggio fa venire i sensi di colpa a molti, ed è un peccato, perché nel complesso è un alimento assolutamente raccomandabile.

Oltre al calcio e alla vitamina K, il formaggio contiene infatti almeno un'altra sostanza molto salutare: la spermidina. Il nome un po' inquietante deriva dal fatto che fu isolata per la prima volta negli spermatozoi, ma in realtà è presente in pressoché tutte le cellule dell'organismo. Con l'avanzare dell'età, la concentrazione di spermidina nelle nostre cellule diminuisce, ma la cosa è interessante è che ciò non vale per le persone molto longeve (nel sangue dei centenari circolano quantità singolarmente alte di spermidina). Dunque la spermidina è la fonte dell'eterna giovinezza?[311] Potrebbe esserci un fondo di verità. Come la rapamicina, anche la spermidina allunga la vita di diversi organismi e animali. E come la rapamicina, attiva il programma di autodepurazione delle nostre cellule («autofagia») ringiovanendoci dall'interno.[312]

Il bello della spermidina è che la si ritrova in molti cibi assolutamente sani, e quando li mangiamo, di solito questa sostanza viene assimilata bene dal corpo e può così esercitare il suo effetto benefico.[313] Chi mangia alimenti ricchi di spermidina può contare per esempio su una riduzione del 40% del rischio di morte per insufficienza cardiaca (in confronto alle persone che non assumono spermidina).[314] La più potente «bomba di spermidina» è il germe di grano (la parte del chicco di grano da cui si sviluppa la nuova pianta, che fa l'altro è anche un'eccellente fonte di proteine vegetali ed è molto saporita). Altre buone fonti sono: fagioli di soia, funghi, piselli, broccoli, cavolfiori, mele, pere, insalata, prodotti integrali e, appunto, formaggio, dove però la quantità varia molto da tipo a tipo.[315] A grandi linee, i formaggi più stagionati contengono più spermidina rispetto a quelli più giovani, ma questa regola non vale sempre, come si può vedere nel grafico della figura 9.1. Il formaggio «campione di spermidina», lo Harzer, per esempio, ha solo pochi giorni di stagionatura. Viceversa, il Parmigiano, che stagiona parecchi mesi, ne contiene pochissima.[316]

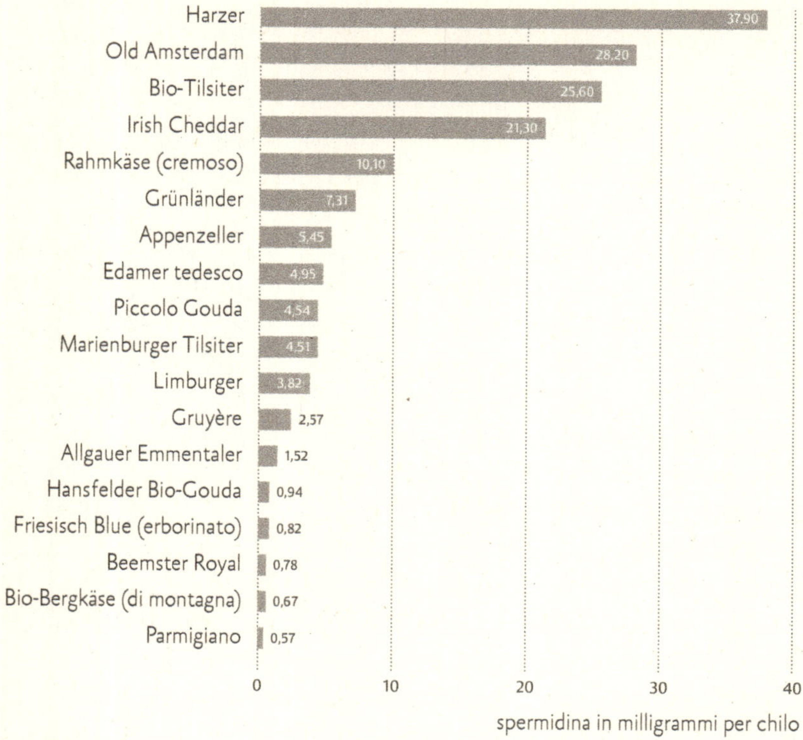

Figura 9.1. Ricercatori dell'Università di Kiel hanno misurato il contenuto di spermidina di cinquanta tipi di formaggio. Il grafico ne presenta una selezione. Come si vede, la concentrazione varia notevolmente da tipo a tipo. Ciò dipende da più fattori: dai batteri e dagli enzimi presenti nel latte crudo, dal trattamento termico, così come dal diverso periodo di stagionatura.[317]

In conclusione, il formaggio è promosso e possiamo considerarlo nostro amico.[318] Non voglio incensare troppo il burro e il formaggio, ma sono senz'altro alimenti migliori della loro reputazione. La condanna troppo precipitosa del burro e del formaggio ci fa capire come sia controproducente demonizzare un alimento tradizionale senza disporre di dati solidi, solo perché contiene acidi grassi saturi. In seguito a questa demonizzazione, l'industria alimentare ci ha regalato le margarine moderne, che si sono rivelate tossiche a causa dei grassi trans. Così oggi molti rinunciano all'adorato Camembert sostituendolo con carboidrati veloci o con qualche snack industriale senza grassi (= pieno di zucchero) con ben pochi benefici, anzi...[319] Non fate più questo errore! E ora non mi resta che augurare buon appetito a tutti gli amanti dei formaggi.

– 10 –
Grassi III
Pesce grasso e acidi grassi omega-3 fanno dimagrire. Ovvero: il nutrimento come informazione

Pesci e «pescioidi»

I due pesci più apprezzati in Germania sono il salmone e il merluzzo d'Alaska.[320] Il primo lo conosciamo bene. Ma che aspetto ha il secondo? Non ne abbiamo la minima idea perché lo vediamo solo in forma di prodotto industriale surgelato: un filetto con aggiunta di olio di palma, sciroppo di glucosio e zucchero. Oppure in forma di bastoncini impanati e fritti.[321] Appartenente alla famiglia dei merluzzi, questo pesce è noto anche con la denominazione di «pollack d'Alaska».

Più importante del nome, però, è quello c'è dentro. Ovviamente anche il pesce è un «pacchetto nutritivo» che non si può ridurre a una singola sostanza. Tuttavia, in questo caso è chiaro che i famosi grassi omega-3 danno al pesce un valore particolare.

La fonte originaria di omega-3 è il regno vegetale. Gli acidi grassi omega-3 si trovano per esempio nell'erba e nei semi. I pesci a loro volta li assumono dalle alghe. Poiché oggi mangiamo un sacco di animali e di prodotti d'origine animale, e le bestie non vengono quasi mai portate al pascolo a nutrirsi di erba fresca, ma tenute nelle stalle dove sono messe all'ingrasso con «foraggio energetico» povero di omega-3, spesso gli acidi grassi omega-3 non sono presenti in quantità sufficiente nella nostra alimentazione.

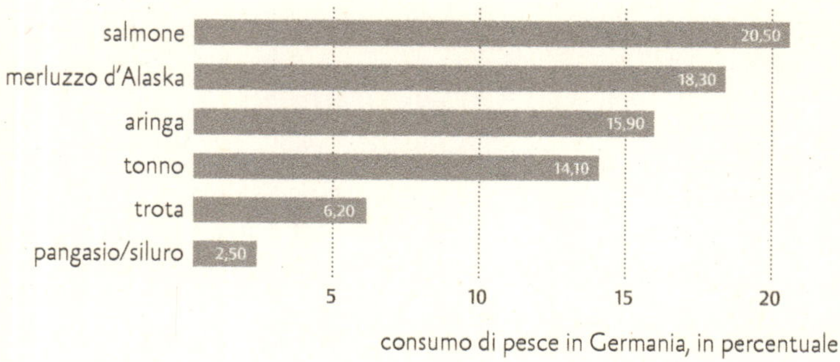

Figura 10.1. Sul piano puramente formale, il merluzzo d'Alaska è uno dei pesci più apprezzati in Germania, ma per il modo in cui l'industria alimentare lo «prepara» per noi, definirei il prodotto finale con il termine di «pescioide».[322]

Il fatto è che non siamo solo quello che mangiamo, ma anche quello che hanno mangiato gli animali che mangiamo. E se questi ultimi non si alimentano con fonti di omega-3, ovviamente non potranno fornircene.

Ci sono vari tipi di acidi grassi omega-3, e il pesce è la miglior fonte di alcuni omega-3 particolarmente salutari. Non tutto il pesce, però. Solo i pesci grassi ci forniscono questo tipo di grassi omega-3 in quantità rilevante: salmone, aringa, tonno, trota, sardine, sgombro. Scampi e molluschi contengono pochi omega-3.

Il salmone è una delle fonti più ricche di acidi grassi omega-3, e questo vale anche per quello di allevamento, che secondo una leggenda alimentare ne conterrebbe meno rispetto ai pesci selvaggi. In realtà è vero il contrario: un salmone o una trota d'allevamento ne contiene decisamente di più, benché pure in questo caso dipenda da come vengono alimentati. Dato che il pesce d'allevamento in generale è molto più grasso (i pesci di acquacultura non devono faticare per procurarsi il cibo), anche se la percentuale di omega-3 sul totale dei grassi è più bassa rispetto al pesce selvaggio, in assoluto ne contiene di più.[323]

Personalmente, preferisco il salmone selvaggio, ma mangio di frequente anche quello d'allevamento perché il primo raramente si trova fresco. Anche le trote fresche in vendita al supermercato sono quasi sempre di acquacultura. Negli allevamenti ittici spesso le condizioni sono pessime (affollamento eccessivo, impiego di antibiotici come profilassi, mangime scadente ecc.), e ciò si deve anche alla nostra pretesa che anche gli esseri biologici complessi di cui ci nutriamo debbano costare il meno possibile. Per noi non valgono niente, letteralmente! A mio avviso, il pesce *dovrebbe* essere un po' più caro (così come ogni tipo di carne e di prodotti di origine animale). Un tempo, come ho già ricordato, si parlava di «arrosto della domenica». Oggi siamo delusi se non c'è in tavola carne tutti i giorni. Forse non sarebbe affatto un male se il pesce e la carne fossero (di nuovo) una cosa che ci si concede una volta ogni tanto. Per inciso, anche la nostra salute ne trarrebbe giovamento: per quanto il pesce ci faccia bene, infatti, non abbiamo bisogno di mangiarne tanto per godere delle sue virtù benefiche. Chiusa la parentesi.

Rispetto ad altri pesci apprezzati come l'aringa, il tonno e la trota, anch'essi ricchi di omega-3, il merluzzo d'Alaska ne contiene di meno. Nel pangasio, così popolare da qualche anno a questa parte, non c'è quasi traccia di grassi omega-3 (vedi il grafico 10.2). In compenso, però, è pieno di mercurio e di altri veleni.[324]

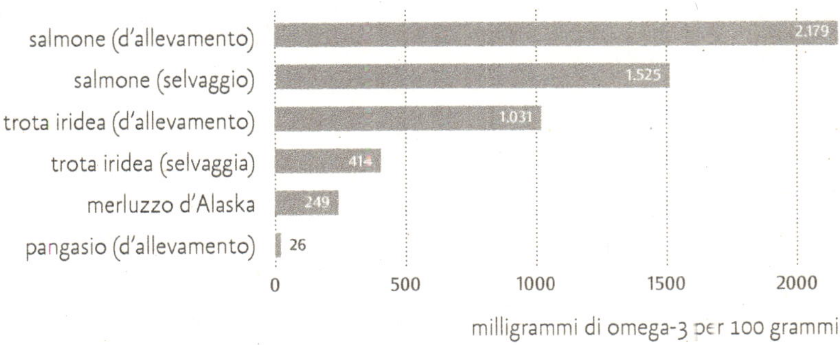

Figura 10.2. Il salmone d'allevamento non contiene meno omega-3 del salmone selvaggio – come si sostiene spesso – bensì di più. Come sappiamo, il pesce d'allevamento in generale è molto più grasso di quello selvaggio. Certi pesci come il pangasio, pressoché sempre d'acquacultura, hanno un contenuto di omega-3 quasi nullo.[325]

Il pangasio proviene da allevamenti asiatici, situati in gran parte nel Vietnam, dove «benessere animale» è un concetto sconosciuto. I pesci sono stipati in uno spazio così angusto che non possono nemmeno nuotare (per avere un'idea della densità, immaginate una quarantina di pesci in una vasca da bagno).[326] Sconsiglio vivamente il consumo di questi pesci.

Come il pesce che mangiamo entra a far parte delle nostre membrane cellulari

Perché gli acidi grassi omega-3 sono così salutari? Risposta breve: perché questi grassi sono molto più che una semplice fonte di energia. Per la risposta lunga, più precisa, devo prenderla un po' alla larga.

Se abbiamo bisogno di nutrimento, è perché ci occorre energia. Gli alimenti però non ci forniscono solo energia. Quando parliamo di grassi, in particolare, pensiamo subito alle calorie. Questa nostra fissazione però non ci fa riconoscere che alcuni grassi sono molto più che pure bombe caloriche. Come vedremo, gli omega-3, per esempio, a causa del loro *carattere informativo* possono addirittura aiutarci a dimagrire. Alcuni acidi grassi che consumiamo, come sappiamo, non vengono affatto «bruciati» ma entrano a far parte di noi; vengono incorporati nelle membrane cellulari che diventano così più rigide o più flessibili a seconda degli acidi grassi a disposizione. Questo può modificare il funzionamento globale delle nostre cellule.

Gli occhi costituiscono un esempio notevole. Dovete sapere che gli acidi grassi omega-3 esistono in diverse varianti. Nei vegetali di terra (come si è detto, gli omega-3 si trovano nell'erba, nei semi di lino e di chia, ma anche nelle noci e nella colza) sono presenti in forma di acido alfa-linoleico, che consiste in una catena di diciotto atomi di carbonio con tre piegature e dunque è già polinsaturo.

L'acido alfa-linoleico che assumiamo può essere ristrutturato dal nostro organismo. La trasformazione avviene soprattutto nel fegato, dove questo grasso viene innanzitutto allungato dagli enzimi, sono cioè aggiunti alla catena alcuni atomi di carbonio. In secondo luogo, la catena di carbonio può essere dotata di *altre piegature* che lo rendono *ancora più insaturo*. L'organismo delle donne e dei bambini piccoli è in grado di farlo meglio rispetto a quello degli uomini, e già questo ci rivela che gli omega-3 più lunghi e altamente insaturi che ne risultano sono particolarmente importanti per lo sviluppo del nascituro.

È possibile però assumere direttamente questi acidi grassi omega-3 lunghi e altamente insaturi con l'alimentazione, e la miglior fonte diretta sono i pesci grassi d'acqua fredda come il salmone e la trota. Gli acidi grassi con molte piegature restano liquidi anche a temperature basse, addirittura sotto lo zero. Nel salmone, gli omega-3 altamente insaturi fanno sì che l'organismo rimanga flessibile anche in condizioni di freddo estremo, come una sorta di antigelo. Probabilmente, nella lotta per la sopravvivenza, per il salmone è un vantaggio conservare un po' di dinamismo nelle acque gelide dei fiumi e del mare anziché irrigidirsi come un panetto di burro (i salmoni vivono sia nel mare sia nei fiumi, dove vanno soprattutto a deporre le uova).

Ma veniamo al punto: sono prevalentemente questi acidi grassi omega-3 lunghi e altamente insaturi del salmone e degli altri pesci grassi a essere incorporati nelle nostre membrane cellulari. I più importanti omega-3 di questo gruppo sono detti acido eicosapentaenoico (EPA), acido docosapentaenoico (DPA) e acido docosaesaenoico (DHA).[327]

L'occhio e il cervello, in particolare, contengono grandi quantità di DHA. Tra gli acidi grassi omega-3, il DHA è un caso ancor più singolare poiché ha così tante piegature (sei) che la molecola assume una forma circolare, come un serpente che si morde la coda. Una molecola di DHA sembra un piccolo fiocco, e la sua struttura estremamente «ariosa» ha un'influenza unica sulle nostre membrane cellulari.

Ciò succede per esempio nell'occhio. La retina si compone di cellule sensitive che percepiscono la luce. Alcune di queste cellule, i «bastoncelli», sono responsabili della visione al buio, al crepuscolo e di notte. Le cose vanno così: la membrana cellulare – grassa – dei bastoncelli contiene una proteina detta rodopsina. Quando è colpita da un raggio di luce, la molecola di rodopsina muta forma, al che il bastoncello invia un messaggio al cervello («Luce!»). E in questo modo vediamo.

Le molecole di rodopsina a loro volta sono circondate dagli acidi grassi incorporati nella membrana cellulare. Quest'ultima dunque è costituita da acidi grassi infarciti di molecole di rodopsina, che in un certo senso galleggiano a mo' di boe in un sottile strato di grasso (= la membrana cellulare). A seconda di quello che mangiamo, questo strato si compone di acidi grassi differenti, e ciò influisce anche sulla funzione della molecola di rodopsina.

Come si è appurato, i rotondi e «ariosi» acidi grassi DHA, a differenza degli altri acidi grassi, favoriscono il mutamento di forma della rodopsina all'arrivo della luce, e in tal modo la trasmissione del segnale migliora sensibilmente. Immaginate di fare ginnastica prima in muta da sub e poi in pantaloncini e T-shirt ampia: come vi trovereste più a vostro agio? Qualcosa di simile si verifica per la rodopsina nelle membrane cellulari della retina: in tenuta ginnica – ovvero quando è circondata da acidi grassi omega-3 ariosi – può fare i suoi esercizi molto meglio. Gli acidi grassi omega-3 sono, per così dire, l'attrezzatura sportiva della retina e per questo motivo hanno grande importanza per gli occhi, cosa che vale anche per lo sviluppo visivo del bambino nella pancia della mamma. In altre parole, il pesce che mangiamo, o che mangia nostra madre, non viene semplicemente bruciato e convertito in energia, ma finisce in parte nei nostri occhi, aguzzandoci la vista.[328]

Un esempio altrettanto importante è quello del cervello, un organo particolarmente grasso in cui vengono incorporate quantità abbondanti di acidi grassi omega-3. Alla trentesima settimana di gravidanza, il cervello del nascituro ha il peso di un mandarino (100 grammi). Dopo nemmeno due anni, all'età di 18 mesi, il cervello del bambino in questa fase di rapidissima crescita è già aumentato di un chilo e pesa ora 1100 grammi. Nello stesso periodo, il suo contenuto di DHA è aumentato di *trentacinque volte*![329]

Come avviene nell'occhio, il DHA e altri acidi grassi omega-3 danno un grande sostegno alle funzioni cerebrali. La trasmissione dei segnali è il modus operandi del cervello per antonomasia. È l'ininterrotto scambio di informazioni tra le cellule nervose (i neuroni) a generare il nostro mondo interiore: i nostri pensieri, le nostre fantasie, i nostri sentimenti, quello che chiamiamo «io». Quando la trasmissione dei segnali nel cervello migliora grazie agli acidi omega-3 incorporati, magari non vediamo meglio, ma pensiamo meglio.

Uno studio tedesco con la partecipazione dell'ospedale universitario della Charité di Berlino ha appurato che già una semplice cura a base di capsule di olio di pesce (quattro capsule al giorno contenenti in totale circa 1,3 grammi di EPA e 0,9 grammi di DHA) è in grado di rinnovare in modo sorprendente la struttura cerebrale di adulti compresi fra i 50 e i 75 anni di età. Lo studio è durato sei mesi, durante i quali la materia grigia del gruppo di controllo ha avuto una riduzione sensibile, di ben lo 0,5% del volume. Nei soggetti inclusi (in base al caso) nel gruppo a cui venivano somministrate le capsule di omega-3, invece, questo «normale» decadimento del cervello si è arrestato, anzi, in alcune aree cerebrali la struttura è addirittura *migliorata*. Non stupisce perciò che nei test intellettivi, i partecipanti che hanno assunto omega-3 si siano rivelati più brillanti rispetto a quelli del gruppo di controllo. Più acidi grassi omega-3 si erano accumulati nell'organismo di un soggetto, più migliorava per esempio la «fluidità nel lessico» («Quante parole le vengono in mente che cominciano con la lettera S?» Più termini il soggetto riusciva a nominare in un minuto, maggiore era la sua «fluidità nel lessico».)[330]

Col cervello però non ci limitiamo a pensare, ma proviamo anche sentimenti. Per questo motivo, gli acidi grassi omega-3 possono influire sul nostro stato d'animo ed eventualmente rasserenarci. Spesso i pazienti depressi soffrono di carenza di omega-3.[331] Ma c'è di più: un deficit di DHA in una persona gravemente depressa è indice di un alto rischio di suicidio![332] Viceversa, una cura a base di capsule di olio di pesce assunte quotidianamente (4 grammi di olio di pesce in totale, fra cui 1,6 grammi di EPA e 0,8 grammi di DHA) nel giro di poche settimane non solo modifica la struttura del cervello ma attenua anche la depressione.[333]

Un fattore che potrebbe avere un ruolo chiave in tutto questo è la capacità degli acidi grassi omega-3 di stimolare la rigenerazione delle cellule cerebrali in una struttura nervosa chiamata ippocampo. Molti di voi, come me, avranno imparato a scuola che dopo la nascita non si sviluppano più nuovi neuroni nel cervello. Ebbene, questa teoria si è rivelata sbagliata. In certe aree cerebrali, come nell'ippocampo, è possibilissimo che ciò accada. Probabilmente, questo continuo approvvigionamento di nuove cellule nervose ci aiuta anche ad apprendere (ironicamente, forse anche ad apprendere miti come quello secondo cui i neuroni non ricrescono).

L'ippocampo è una struttura determinante per l'apprendimento di nuovi contenuti mnemonici. Allo stesso tempo, curiosamente, nei depressi talora è più piccolo del consueto. A volte le persone depresse vanno dal medico perché hanno problemi di memoria, e la risonanza magnetica accerta che l'ippocampo di questi pazienti si è *rimpicciolito*.[334] Se però viene stimolato a produrre nuove cellule nervose dagli acidi grassi omega-3, la struttura cerebrale ricresce. È come se il cervello «guarisse». Sembra fantascienza, eppure un effetto simile è stato osservato non solo in numerosi esperimenti sugli animali, ma anche sull'uomo.[335]

Secondo un'ipotesi che calzerebbe a pennello, nell'ultima fase della gravidanza il bambino ha bisogno di così tanto DHA da sottrarre acidi grassi omega-3 al corpo della madre qualora non ne arrivino a sufficienza con l'alimentazione. L'effetto collaterale spiacevole, in questo caso, è una grave carenza di omega-3 nella madre che potrebbe contribuire al «baby blues» – la fragilità emotiva che spesso colpisce le neomamme – e alla depressione post-partum (si vedano anche i dati sorprendenti illustrati nel grafico 10.3).[336] Con questo non voglio dire che la depressione post-partum sia sempre dovuta a una carenza di omega-3: le cause sono svariate (ormonali, psicologiche). Tuttavia, almeno in alcuni casi, la depressione potrebbe attenuarsi in modo significativo con un po' più di pesce e acidi grassi omega-3 di origine vegetale.

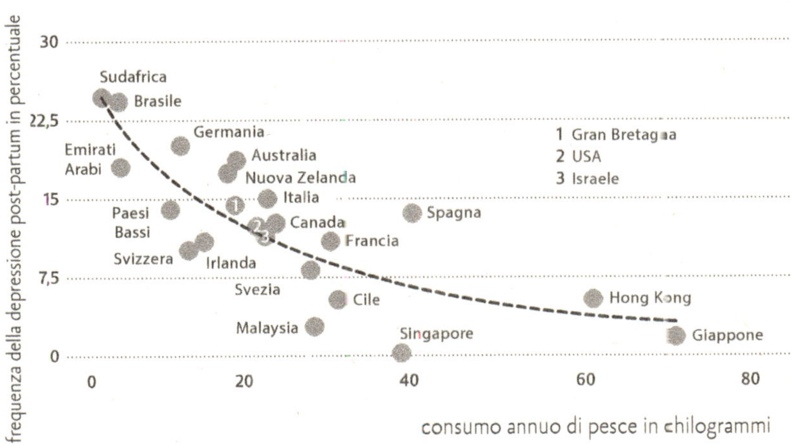

Figura 10.3. Più in un paese è basso il consumo di pesce, maggiore è la frequenza della depressione post-partum nelle neomamme, un dato che ovviamente non dimostra l'esistenza di un rapporto di causa-effetto tra le due cose. Si sospetta però che il bambino sottragga all'organismo della madre gli acidi grassi omega-3 necessari per lo sviluppo del cervello (a meno che la mamma non mangi tanto pesce). La conseguente carenza di omega-3 nella madre aumenterebbe così il rischio di depressione.[337]

Come il pesce dà istruzioni alle nostre cellule

Gli acidi grassi omega-3 non si limitano a modificare il nostro corpo e la nostra psiche incorporandosi nelle membrane cellulari e ottimizzando le funzioni delle molecole presenti al loro interno, ma sono anche in grado di agganciarsi a determinate molecole dette «recettori» per trasmettere alle nostre cellule messaggi di vario genere. In un certo senso, gli acidi grassi omega-3 che mangiamo «parlano» dunque un linguaggio molecolare, anche in questo caso con conseguenze benefiche sul nostro organismo.

Come forse ricorderete, nel capitolo 4 abbiamo visto che i grassi vengono distribuiti ai vari organi mediante l'apparato circolatorio all'interno di apposite capsule che impediscono la formazione di chiazze di grasso nel sangue. Nel sangue però circolano anche i cosiddetti acidi grassi liberi, ai quali si è legata una sola molecola proteica (per evitare che si raggrumino). Questi acidi grassi liberi, fra le altre cose, sono in grado di agganciarsi alle membrane cellulari degli organi e regolare la vita interna delle nostre cellule.

Prendiamo per esempio il grasso addominale interno, che secerne sostanze infiammatorie a mo' di ghiandola. Tali sostanze vengono emesse in parte dalle stesse cellule lipidiche e in parte dai fagociti del sistema immunitario che si infiltrano nel grasso addominale. Sia le cellule lipidiche sia i fagociti tuttavia sono muniti di recettori in superficie, alcuni dei quali fungono da sensori di omega-3. Non appena un acido grasso DHA libero si aggancia a uno di questi recettori, si verifica una reazione chimica all'interno della cellula lipidica e/o del fagocita che attiva o disattiva numerosi geni. La conseguenza positiva di questo intervento nell'attività dei geni è che in tal modo si impedisce la formazione di sostanze infiammatorie nocive (se in eccesso), e l'infiammazione si placa. È come se gli acidi grassi omega-3 fossero una sorta di unguento capace di guarire una ferita interna, il che significa che la trota apparentemente senza vita che mangiamo non entra a far parte solo delle membrane cellulari degli occhi e del cervello ma impartisce anche istruzioni ai nostri geni, volte a mitigare i processi infiammatori troppo aggressivi in corso nel nostro organismo.[338]

Non si può sottolineare abbastanza l'importanza di questa azione antinfiammatoria poiché tutti i mali della vecchiaia – dal sovrappeso ai reumatismi, all'arteriosclerosi e alla demenza, fino ai tumori – sono connessi a processi infiammatori cronici e vengono accelerati dalle sostanze infiammatorie. Probabilmente anche l'invecchiamento stesso viene accelerato. Viceversa, una lieve riduzione dell'infiammazione potrebbe rallentare il processo di invecchiamento. I primi indizi al riguardo lasciano a bocca aperta.

I ricercatori dell'Albert Einstein College of Medicine di New York hanno documentato in un ampio studio apparso su «Nature» che è possibile accelerare o rallentare l'invecchiamento dei topi a comando, per così dire, semplicemente attivando o disattivando un interruttore centrale dell'infiammazione chiamato «NF-kB» nel cervello degli animali. Quando un biologo molecolare parla di infiammazioni, in genere c'è di mezzo l'NF-kB. Quest'ultimo è una specie di «generale» del sistema immunitario (o meglio un «ammiraglio», dato che nel corpo ci sono molti liquidi). Quando viene attivato, questo comandante del sistema immunitario dà il via a una campagna militare molecolare. L'NF-kB controlla centinaia di geni che mobilitano le difese immunitarie in grande stile, e ciò è molto utile nelle situazioni di emergenza, quando abbiamo un raffreddore o una ferita. In tal caso, il nostro sistema immunitario provvede a difendere l'organismo e a ristabilire l'ordine. Quando però il suo intervento si protrae a lungo trasformandosi in un processo autonomo senza fine – come spesso accade nella vecchiaia o anche nelle persone sovrappeso – gli effetti collaterali hanno il sopravvento. Lo stesso organismo viene danneggiato da questo perenne interventismo del sistema immunitario poiché gli attacchi distruggono anche i tessuti, il che equivale a un invecchiamento accelerato.

Negli esperimenti sui topi si è visto che l'attivazione dell'NF-kB in una particolare area cerebrale detta ipotalamo (una struttura nervosa piccola ma molto influente che regola la crescita, la riproduzione e il metabolismo e inoltre funge da «centro della sazietà» del cervello) provoca la riduzione di determinati ormoni. Questo calo ormonale a sua volta accelera il processo di invecchiamento dell'*intero* organismo del topo. Il decadimento muscolare si fa più rapido, l'osteoporosi compare prima del tempo, la pelle si affloscia, le condizioni fisiche e la memoria peggiorano. Il topo invecchia più velocemente e muore prima. Viceversa, basta inibire questo «generatore di infiammazioni» – l'NF-kB – nell'ipotalamo per evitare tutti questi problemi allungando così la vita all'animale.

Questa scoperta sorprendente fa pensare che l'invecchiamento e il decadimento fisico non siano la conseguenza inevitabile di un processo di usura inarrestabile, come in genere lo immaginiamo, avendo in mente la nostra auto che a poco a poco si è ridotta a un catorcio. In questa prospettiva, l'invecchiamento sembra piuttosto una sorta di programma eseguito dal nostro cervello, in modo simile alla pubertà. Se il cervello (nel caso specifico, l'ipotalamo) «si infiamma», tutto il corpo invecchia più velocemente.[339]

In tutto questo c'è anche una buona notizia: se l'invecchiamento è un programma eseguito dal cervello, forse è possibile modificare tale programma per frenare il decadimento. E in effetti la cosa sembra possibile, almeno fino a un certo punto.

In ogni caso, possiamo contrastare l'infiammazione del cervello. È interessante il fatto che anche le membrane delle cellule dell'ipotalamo sono provviste di sensori di omega-3. Attraverso questa via, gli acidi grassi omega-3 possono bloccare il processo infiammatorio nell'ipotalamo,[340] cosa che in linea teorica dovrebbe avere effetti positivi sul processo di invecchiamento dell'intero organismo. Al momento è solo un'ipotesi, ma se dovesse avere un fondo di verità, vorrebbe dire che il consumo regolare di pesce potrebbe contribuire a rallentare l'invecchiamento.

Inoltre, sembra che l'effetto antinfiammatorio degli acidi grassi omega-3 sia utile per dimagrire. Il sovrappeso infatti provoca spesso anche un'infiammazione dell'ipotalamo che ne disturba notevolmente le funzioni. Dunque, in condizioni di sovrappeso non si infiamma solo il grasso addominale ma anche il cervello, o quantomeno l'ipotalamo, e poiché è quest'ultimo a dare il senso di sazietà, se siamo in sovrappeso è possibile che ci saziamo con più difficoltà. Paradossalmente, abbiamo sempre fame proprio a causa nelle nostre eccessive riserve di grasso. Come si spiega? È molto semplice: così come un naso infiammato non sente gli odori, un ipotalamo infiammato non riesce più a sentire bene i segnali di sazietà provenienti dall'organismo. Se il naso si infiamma per un raffreddore, può essere un disturbo fastidioso, ma se non altro ne siamo consapevoli. Se invece si infiamma l'ipotalamo, non ce ne accorgiamo, almeno non direttamente, poiché il cervello non sente nulla. Lo capiamo solo in modo indiretto, per esempio notando che abbiamo sempre fame e non ci sentiamo mai sazi.

In tal modo ingrassiamo sempre di più perché il nostro ipotalamo «raffreddato» non percepisce più l'abbondante riserva di energia disponibile. Riducendo l'infiammazione dell'ipotalamo, gli acidi grassi omega-3 permettono di rompere questo circolo vizioso. L'ipotalamo riprende a percepire le calorie e la fame diminusce.[341] Tutto ciò spiega perché sia il consumo di pesce sia le capsule di omega-3 possono aiutarci a dimagrire, come indicano alcuni studi.[342]

In conclusione, il pesce grasso e gli acidi grassi omega-3, in quantità moderata, sono consigliabili. Il consumo di pesce riduce il rischio di contrarre numerosi mali della vecchiaia, dai tumori alle malattie cardiocircolatorie, fino al decadimento cerebrale.[343] Il pesce, soprattutto, ma in parte probabilmente anche le capsule di omega-3 – come si sta accertando con uno studio approfondito[344] – potrebbero addirittura ridurre il rischio di morte complessivo.[345]

Il pesce grasso e le capsule di omega-3 inoltre, come si può immaginare, hanno un effetto benefico sulle malattie infiammatorie, per esempio sulle dolorose infiammazioni articolari che spesso insorgono a quaranta o cinquant'anni (i cosiddetti reumatismi o, più precisamente, l'artrite reumatoide).[346] Pur non essendo una panacea in grado di guarire ogni malattia, pesce e capsule di olio di pesce possono offrire un valido sostegno nel contesto di uno stile di vita sano.

Il mio consiglio, come ho già detto in precedenza, è quello di mangiare una o due porzioni di pesce alla settimana. Chi non lo apprezza, può prendere in considerazione come alternativa le capsule di omega-3, specialmente in caso di sovrappeso e di malattie infiammatorie (previo consulto medico).[347] In genere si prendono da due a un massimo di tre capsule di olio di pesce al giorno. Una capsula in genere contiene un grammo di olio di pesce, e più della metà consiste in una miscela di vari acidi grassi omega-3, in prevalenza EPA e DHA. Vi do una dritta: esistono capsule di olio di pesce purificato a livello molecolare e quindi privo di eventuali tracce di mercurio e altre sostanze nocive. Un'alternativa all'olio di pesce, che presumibilmente ha effetti simili, è l'olio di krill.[348] Un'altra possibile alternativa è l'olio di alghe, adatto anche ai vegani. È meglio conservare le capsule in frigorifero perché non irrancidiscano.

Grassi: un riepilogo e i consigli della «bussola alimentare»

Grasso: la parola stessa ci annuncia quello che dobbiamo aspettarci dal terzo e ultimo dei nutrienti principali. I grassi fanno ingrassare, dice il luogo comune. E in effetti, i grassi contengono 9 calorie per grammo, ovvero più del doppio rispetto ai carboidrati e alle proteine, che ci forniscono entrambi 4 calorie per grammo (l'alcol puro, con 7 calorie per grammo, sta nel mezzo). A ciò si aggiunge il fatto che intuitivamente immaginiamo i nostri vasi sanguigni come dei «tubi di scarico» che, si sa, possono intasarsi facilmente a causa del grasso in eccesso. In questo contesto, non stupisce che la demonizzazione dei grassi sia così diffusa. A causa di questa fobia, abbiamo cominciato a mangiare sempre più carboidrati veloci e prodotti industriali zuccherati che in seguito si sono rivelati di gran lunga più dannosi.

Oggi sappiamo che la maggior parte dei grassi sono innocui e che molti, anzi, sono assai salutari. Particolarmente benefici sono gli acidi grassi omega-3, presenti soprattutto nei semi di lino e di chia, nelle noci, nell'olio di colza e nel pesce grasso (salmone, aringa, trota ecc.). Decisiva per la nostra salute, e anche per la nostra linea, non è dunque solo la densità energetica di un alimento. Più importante è l'effetto di quell'alimento sul nostro organismo. Alcuni acidi grassi che assumiamo vengono incorporati nelle strutture del nostro corpo – le membrane cellulari – e inoltre fungono da messaggeri chimici in grado, per esempio, di ridurre i processi infiammatori (come nel caso degli omega-3).

Questa funzione «medica» di alcuni acidi grassi è una vera manna soprattutto per le persone sovrappeso e nella vecchiaia. Sul piano biologico, perciò, il «modello dei tubi di scarico» non si addice troppo alla realtà dei nostri vasi sanguigni. L'arteriosclerosi, anzi, è soprattutto una malattia *infiammatoria*: le particel-

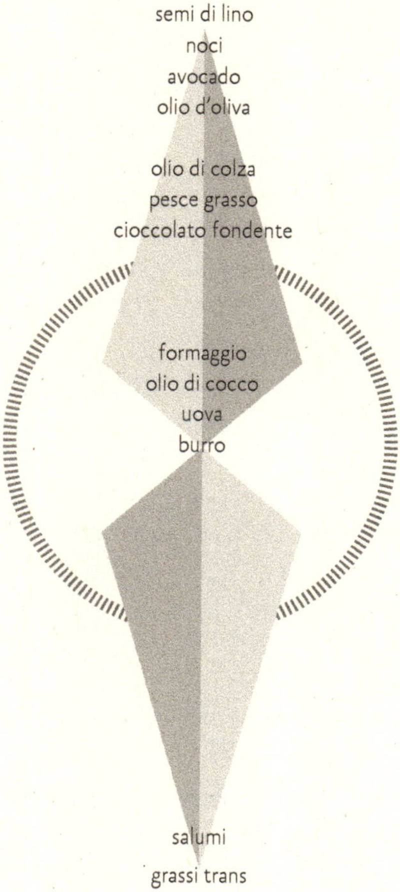

Figura 10.4. Bussola dei grassi. A dispetto dei pregiudizi, la maggior parte dei grassi sono più o meno sani, e molti alimenti ricchi di grassi sono addirittura assai raccomandabili. Solo dai grassi trans è bene stare alla larga, data la loro tossicità.

le di LDL si depositano sulle pareti delle arterie facendole «arrugginire», e ciò a sua volta scatena un'infiammazione. Questo spiega perché i grassi omega-3 non solo non occludono i nostri vasi, ma al contrario *riducono* il rischio di malattie cardiocircolatorie grazie alle loro proprietà antinfiammatorie. Inoltre, essi diminuiscono il rischio di sviluppare molti altri mali della vecchiaia come l'artrite reumatoide, che a sua volta è una malattia infiammatoria. E poiché anche il sovrappeso si associa a processi infiammatori attivi, gli acidi grassi omega-3 possono avere un effetto benefico pure in questo caso.

Anche se abbiamo problemi di insulinoresistenza, i grassi sani sono nostri amici. E dato che questo disturbo si aggrava con l'età, forse, quando si è avanti con gli anni conviene mangiare un po' meno carboidrati e un po' più di grassi. Personalmente, ora mangio più grassi di prima, soprattutto in forma di semi di lino, noci, olio d'oliva, olio di colza, avocado, cioccolato fondente e pesce. Mangio anche un po' più di formaggio.

In linea generale, gli acidi grassi insaturi sono più salutari di quelli saturi, ma anche questi ultimi nel complesso sono accettabili, specialmente il formaggio. Il burro può essere considerato un alimento «neutrale», al pari dell'olio di cocco, così decantato negli ultimi tempi. La sua popolarità si deve anche al fatto che viene erroneamente scambiato per un olio MCT, ovvero composto di acidi grassi saturi di media lunghezza, benefici per la salute. I grassi MCT tuttavia rappresentano solo il 15% dell'olio di cocco. Non fraintendetemi: l'olio di cocco va bene, ma non è un «supercibo».[349]

Gli alimenti ricchi di grassi che dovreste evitare a ogni costo sono i salumi e – anche per la possibile presenza di grassi trans – donut, krapfen, patatine fritte (anche in sacchetto) e altri alimenti fritti, pizze pronte e dolci che non siano stati preparati da vostra nonna (quelli industriali, per intenderci).

– 11 –

Integratori vitaminici? No, grazie! Con qualche eccezione...

Per tutti: vitamina D_3

Non avete bisogno di vitamine in pillole, o quasi. Se vi piacciono i frullati freschi o i succhi multivitaminici, benissimo, ma limitatevi a un bicchiere al giorno. Non considerate i succhi come un sostituto della frutta fresca.

La maggior parte degli integratori vitaminici sono «solo» soldi buttati via; alcuni però sono davvero nocivi. Alte dosi di vitamina A e di beta-carotene (un precursore della vitamina A), per esempio, aumentano addirittura il rischio di morte.[350]

Allo stato attuale delle conoscenze, c'è solo una vitamina in pillole che abbassa il rischio di morte, la vitamina D, la quale rappresenta un caso particolare sotto molti aspetti. Come si è detto, il nostro organismo ama i «pacchetti» di sostanze nutritive e non le singole sostanze. Fra l'altro, chi si alimenta – anche in modo approssimativo – secondo i consigli di questo libro, dovrebbe assumere tutte le vitamine e i minerali in quantità sufficiente. La vitamina D però costituisce un'eccezione, per due motivi.[351]

In primo luogo, pochissimi alimenti contengono vitamina D, in pratica solo il pesce grasso come il salmone, lo sgombro e l'aringa, e poi l'olio di fegato di merluzzo o i funghi esposti o essiccati al sole.[352] Gran parte della vitamina D viene autoprodotta dal nostro corpo, dunque, a rigor di termini, non è neanche una vitamina. Si definisce vitamina, infatti, una sostanza di cui abbiamo assolutamente bisogno in piccole quantità ma che non siamo in grado di produrre da soli. Come certamente saprete, però, il nostro organismo produce vitamina D solo quando la nostra pelle è sufficientemente esposta al sole, o meglio, ai raggi ultravioletti B (UVB).

È possibile che parte della nostra specie nel corso dell'evoluzione abbia sviluppato una carnagione bianca perché in questo modo l'organismo produce più vitamina D. I pigmenti cutanei scuri schermano i raggi UVB, dunque la pelle scura costituisce una protezione solare naturale. Nella savana africana, luogo d'origine di tutti i rappresentanti della specie *Homo sapiens*, era un accorgimento molto pratico, ma più ci si allontana dall'equatore, spingendosi per esempio verso nord, più questo diventa un problema, dal momento che la pelle produce meno vitamina D. In Germania l'irradiazione solare in inverno è così debole che neanche una pelle chiara è più in grado di produrla, per quanto tempo si trascorra all'aperto.

Di conseguenza, i tedeschi soffrono di un enorme carenza di vitamina D, come rivelano diverse ricerche. Secondo alcuni esperti, un livello di vitamina D nel sangue a partire da 50 nanomoli per litro rappresenta l'ideale. Combinando i risultati di tutti gli studi, però, l'optimum sarebbe da 75 nanomoli per litro in su.[353] Qualunque criterio si usi, in Germania i valori di vitamina D sono troppo bassi. Come mostra il grafico 11.1, mediamente nemmeno in estate si raggiunge il livello minimo secondo il criterio più basso! Possiamo dunque dire senza esagerazione che – tenuto conto dei livelli ottimali – in Germania vi è una carenza di vitamina D pressoché globale.[354]

In breve, i tedeschi hanno bisogno di più vitamina D. Ne hanno bisogno tutti, e alcuni più di altri. Gli integratori di vitamina D sono disponibili in due varianti: D_2 e D_3. La vitamina D_3 (colecalciferolo) si è rivelata la più efficace, ed è anche la forma che produce la nostra pelle e che si trova nel pesce.

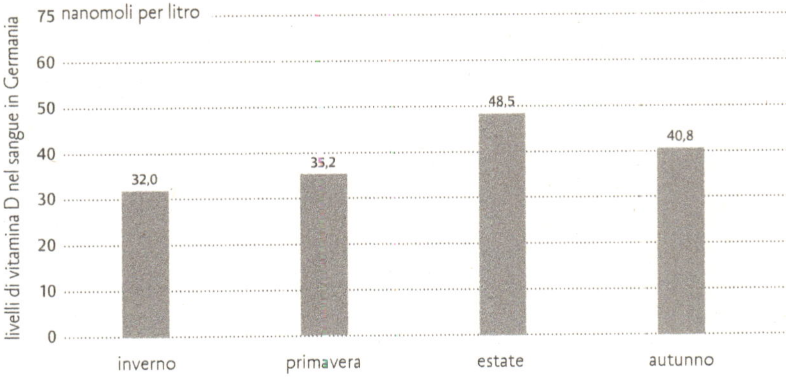

Figura 11.1. In Germania, anche d'estate i valori di vitamina D sono di gran lunga inferiori all'optimum (da 75 nanomoli per litro in su).[355]

Come sappiamo da decenni, la funzione principale della vitamina D è quella di favorire l'assorbimento di calcio nel corpo, e per questo motivo è importante per la salute delle ossa e previene il rachitismo (ovvero le malformazioni ossee) nei bambini. Negli ultimi anni però si è appurato che pressoché tutti i nostri organi sono provvisti di recettori della vitamina D. I suoi effetti dunque sono molteplici e devono ancora essere studiati a fondo. Di recente, per esempio, si è scoperto che la vitamina D protegge dal raffreddore.[356] Questo potrebbe spiegare perché d'inverno, quando i livelli di vitamina D nel sangue sono al minimo, siamo così spesso raffreddati. Fra l'altro, l'analisi rigorosa di 56 test scientificamente solidi ha rivelato che gli integratori di vitamina D aiutano a prevenire una morte troppo precoce.[357] Secondo recentissimi studi, essi riducono il rischio di morte dell'11%![358]

Dunque è il caso di assumere vitamina D_3. Ma qual è la dose ideale per raggiungere i livelli ideali? Dipende dalla vostra situazione personale. Come criterio generale, si può dire che per la maggior parte degli adulti sono sufficienti da 1000 a 2000 unità internazionali (abbreviato in UI o IU) al giorno (1000 UI equivalgono a 25 microgrammi). La dose massima considerata sicura per gli adulti è di 4000 UI al giorno. Non superate questa soglia.[359]

Se in estate passate molto tempo al sole, soprattutto negli ultimi mesi estivi (agosto e settembre) non dovreste avere bisogno di prendere vitamina D per via orale poiché ne avete già accumulata abbastanza nel vostro corpo. In questo caso, cominciate in ottobre con 1000 UI per poi passare a 2000 UI in inverno. E in primavera, quando il sole torna a bussare alla porta, potete ridurre la dose a poco a poco. Io faccio così.

Una raccomandazione per chi ama crogiolarsi al sole: oltre a evitare nel modo più assoluto le scottature, spostatevi all'ombra prima che la pelle si arrossi. L'ideale sarebbe «distribuire» l'irradiazione su tutto il corpo in maniera uniforme, il che vuol dire che è meglio esporre brevemente – 20 minuti a mezzogiorno – l'intero corpo nudo piuttosto che rosolare solo il viso un'ora intera sotto il solleone. D'estate io mi spalmo tutti i giorni sul viso (comprese le orecchie!) e sul collo una crema solare SPF 30 almeno (SPF = *Sun Protection Factor*, fattore di protezione solare), che sul piano puramente teorico dovrebbe consentire di stare al sole trenta volte più a lungo. In genere porto anche un cappello.

Alcune persone hanno bisogno di una quantità maggiore di vitamina D:

- Dato che molti anziani trascorrono poco tempo all'aperto, in tarda età il deficit di vitamina D è particolarmente elevato. Inoltre, quando invecchiamo, la pelle produce meno vitamina D. In questo caso è consigliabile prendere 2000 UI tutto l'anno.
- Poiché la vitamina D è liposolubile, l'organismo la deposita, fra l'altro, nelle cellule adipose. Più il tessuto adiposo è abbondante, maggiore è la quantità di vitamina che viene così «inghiottita». Per questo motivo, in caso di (forte) sovrappeso è necessaria più vitamina D.
- Più avete la pelle scura, più ne avete bisogno.

- Chi vive in città in genere è meno esposto al sole. Se siete dei nevrotici metropolitani che rimangono chiusi in ufficio da mattina a sera, ve ne servirà un po' di più. (Inoltre c'è un certo divario tra nord e sud[360]: chi vive a Kiel o nella piovosa Amburgo tendenzialmente ha bisogno di più vitamina D rispetto a chi vive a Costanza o a Friburgo.)

Per vegetariani e vegani: almeno la vitamina B_{12}

Le vitamine del gruppo B tipicamente sono prodotte dai vegetali. Fa eccezione la B_{12}, una vitamina speciale prodotta dai batteri, praticamente assente nelle piante.[361] Vegetariani e soprattutto vegani, dunque, dovrebbero quantomeno prendere un integratore di vitamina B_{12}. La dose consigliata è di 250 microgrammi (mcg) di cianocobalamina al giorno.[362] Ciò vale a maggior ragione per le donne vegetariane incinte o che allattano, poiché una carenza di vitamina B_{12} può provocare danni neurologici gravi al bambino.[363] Non prendete alla leggera questo rischio! Una carenza di vitamina B_{12} può annientare i benefici di una dieta vegetariana/vegana. Se rinunciate anche al pesce, consiglierei pure un integratore di omega-3 (ne esistono anche vegani, in forma d'olio di alghe).

Nuovi studi fanno pensare che le diverse vitamine del gruppo B (B_1, B_2, B_3, B_5, B_6, B_7 = biotina, B_9 = acido folico e B_{12}) «suonino insieme» come gli strumenti di un'orchestra. Se prendete dosi elevate di una sola vitamina B, per esempio di acido folico in compresse, questo può addirittura acutizzare una carenza di vitamina B_{12}. In pratica, una vitamina B «oscura» l'altra. È come se un contrabbasso dominante coprisse gli altri strumenti rovinando la sinfonia.[364] Benché si tratti solo di un'ipotesi, se ne potrebbe dedurre che è meglio prendere un integratore che includa tutte le vitamine del gruppo B in una sola capsula anziché la B_{12} in forma singola. Le vitamine B sono solubili in acqua, quindi un loro eccesso generalmente serve solo a fare una costosissima pipì ipervitaminica.

E ora entriamo nel regno della pura congettura: un complesso di vitamine del gruppo B potrebbe avere effetti positivi per tutti noi. Pur non riducendo il rischio di morte come la vitamina D_3, infatti, le vitamine B diminuiscono del 12% il rischio di ictus.[365]

Inoltre, le vitamine di questo gruppo potrebbero addirittura frenare la lenta decadenza cerebrale tipica della vecchiaia. In uno studio dell'Università di Oxford, per due anni sono state somministrate alte dosi di un complesso di vitamine B a soggetti anziani che lamentavano problemi di memoria. Mentre nel gruppo di controllo il cervello a poco a poco si atrofizzava, nei partecipanti all'esperimento la decadenza cerebrale si è quasi completamente arrestata grazie alla vitamina B.[366] Non in tutti, però. Come hanno rivelato successive analisi, la vitamina B aveva un effetto protettivo sul cervello solo nelle persone con alti livelli di omega-3 nel sangue.[367] È un altro indizio in favore di un'alimentazione ricca di omega-3. Allo stesso tempo, però, questo ci mostra che l'organismo predilige pacchetti nutritivi complessi, la cui composizione ideale è in gran parte sconosciuta. L'unica cosa certa è che una combinazione equilibrata si può raggiungere solo con un'alimentazione equilibrata.

Io prendo tutti i giorni da 1000 a 2000 UI di vitamina D_3: in inverno di più e in estate di meno, fino a sospenderla del tutto. D'estate sto un po' di più al sole rispetto a prima. Mangio pesce in genere una volta alla settimana, semi di lino ogni giorno e noci regolarmente. Se sto per un po' senza mangiare pesce, come ogni tanto mi capita, per sicurezza ingoio due capsule di omega-3 al giorno. Inoltre, da amante del vino e del cervello, prendo spesso un complesso di vitamine B. Continuerò così fino a nuovo ordine: finché nuove scoperte non mi consentiranno di approfondire le mie conoscenze (e francamente ci conto).

Proprio per questo, occorre seguire con attenzione i risultati di nuovi, importanti studi (all'Università di Harvard, per esempio, è in corso un esperimento su vasta scala sugli effetti della vitamina D_3 e degli omega-3, singolarmente e in combinazione tra loro, i cui risultati sono molto attesi)[368]. In conclusione, ho imparato ad apprezzare le poche pillole che prendo, ma prediligo le complesse sinfonie di nutrienti. Preferisco il cibo vero, insomma.

– 12 –
L'orario dei pasti e la forma di digiuno più efficace

Non conta solo *quanto* si mangia ma anche *quando* si mangia

Osservate queste due graziose bestiole:

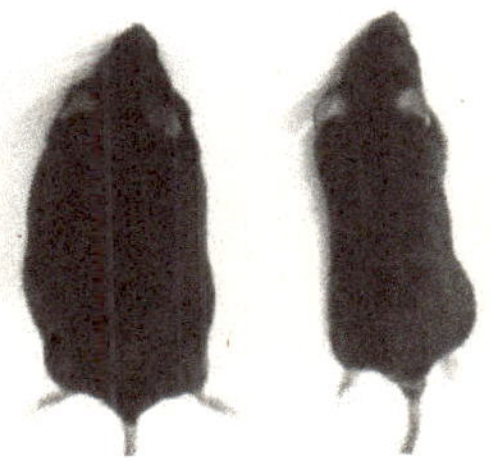

Sono due topi appartenenti allo stesso ceppo genetico. Stessa età, stesse dimensioni. E ora viene il bello: questi due topi per tutta la vita hanno mangiato non solo lo stesso cibo, ma anche la stessa quantità. Com'è possibile? Allora perché il topo di sinistra è grasso mentre quello di destra è magro?

Immaginate che i topi siano uomini. Non sappiamo niente di loro. Vediamo solo che una persona è grassa e l'altra è magra. Qual è la prima cosa che vi viene in mente? Pensate subito che la persona grassa mangi molto di più rispetto a quella magra. Eppure, lo ripeto, i due topi hanno mangiato lo stesso cibo nella stessa, identica quantità.

Fra l'altro, i due animali sono stati rimpinzati di una specie di fast food per topi, dunque i cuscinetti di grasso del topo di sinistra non sono certo una sorpresa. È la linea perfetta del topo di destra a lasciarci interdetti. Come mai è così magro? Col cibo spazzatura gli sono stati forse somministrati dei lattobacilli o qualche altra sostanza magica che miracolosamente non l'ha fatto ingrassare? La risposta è no.

Non resta che una sola spiegazione convenzionale: il topo di destra è stato sottoposto a un'intensa attività fisica mentre quello di destra ha passato la vita a poltrire. Avete sbagliato di nuovo.

La risposta giusta è tanto semplice quanto sorprendente e ci indica una possibile strategia di grande efficacia contro il sovrappeso: il topo grasso di sinistra poteva mangiare la sua razione di junk food in ogni momento del giorno, ventiquattr'ore su ventiquattro, mentre quello magro di destra aveva accesso al cibo solo in un arco di tempo limitato, cioè di notte, quando i topi sono attivi per natura. Più precisamente, il cibo era a disposizione del topo di destra per otto ore nel corso della notte, mentre nelle sedici ore restanti la bestiola era costretta al digiuno.

I topi sono animali intelligenti e in queste condizioni imparano velocemente a riempirsi la pancia nel «breve» periodo in cui il cibo è disponibile. Di conseguenza, finiscono per mangiare la stessa quantità di cibo rispetto ai topi che ce l'hanno sempre a disposizione. Ciò nonostante, non ingrassano, e come se non bastasse, restano in forma anche durante la vecchiaia, il che è davvero notevole, vista la dieta non proprio esemplare. I topi che possono mangiucchiare in continuazione, invece, non solo ingrassano sensibilmente ma sono affetti da tutti i disturbi tipici della vecchiaia come ipertensione, fegato grasso, processi infiammatori e insulinoresistenza.[369]

Pensate un attimo alla portata che potrebbe avere questa scoperta, se qualcosa di simile valesse anche per l'uomo. (Ovviamente, il fenomeno non è stato osservato solo su questi due topi ma su molti altri. Gli esperimenti sono stati eseguiti da ricercatori del prestigioso Salk Institute for Biological Studies di San Diego, in California, e i risultati sono apparsi su riviste scientifiche di alto livello come «Cell Metabolism».) Come sappiamo, la spiegazione standard del sovrappeso poggia sul principio del bilancio energetico: ingrassiamo se assumiamo più energia di quella che bruciamo, dunque se mangiamo troppo e/o ci muoviamo troppo poco. Secondo questa visione, una caloria è sempre una caloria, indipendentemente da *quando* la ingeriamo. Questo modello è alla base del primo sospetto che ci viene quando vediamo una persona sovrappeso: questo dev'essere un mangione (e/o un pigrone)!

«Bilancio energetico» è un'espressione che sa di fisica, di logica ineccepibile, e in linea di principio è proprio così: in questo universo l'energia non si dissolve nel nulla. Ciò vale anche per l'energia che immettiamo nel nostro corpo. Tuttavia, questo principio diventa riduttivo non appena abbiamo a che fare con un organismo biologico complesso come un topo o un essere umano.

Consideriamo innanzitutto la definizione di caloria. Il contenuto calorico di un alimento si determina bruciando – nel vero senso della parola – un campione di cibo. Si prende per esempio un pezzetto di carota e lo si mette in un contenitore d'acciaio in cui viene introdotto dell'ossigeno puro sotto pressione. Quindi si incendia il pezzetto di carota con l'ausilio di elettrodi: facendo scoccare un fulmine in miniatura, per così dire. Il contenitore d'acciaio è inserito a sua volta in un contenitore pieno d'acqua, della quale viene misurata la temperatura. Più l'acqua si scalda, più il nostro campione di cibo è «calorico», ovvero più energia contiene. Una chilocaloria non è altro che la quantità d'energia necessaria per innalzare di un grado Celsius la temperatura di un chilogrammo d'acqua.

Fin qui, tutto regolare. Ai contenitori di metallo non interessa l'ora in cui ricevono il campione di cibo: per loro una caloria è davvero sempre una caloria. Per organismi che si sono adattati nel corso di milioni di anni al ritmo giorno-notte dettato dalla rotazione terrestre, probabilmente le cose sono un po' diverse. In un organismo del genere può essere determinante non solo la quantità di calorie che assume ma anche quando le assume.

Negli ultimi anni si è scoperto che quest'ultimo è un fattore molto importante: a seconda dell'ora, il nostro metabolismo funziona in modo completamente diverso. Con ciò non voglio dire che il nostro corpo sia in grado di sfidare le leggi della fisica, poiché sarebbe impossibile, ma è stato appurato che le calorie vengono utilizzate in modo diverso a seconda di quando le assumiamo: con che ritmo e in quali fasce orarie. In certe condizioni, per esempio, le calorie vengono trasformate in calore anziché accumulate in forma di cuscinetti di grasso.[370] La biologia dell'organismo non contraddice la fisica ma si limita ad aggiungere un nuovo livello di complessità. Il fatto è che siamo un filo più complicati di un contenitore d'acciaio: chi l'avrebbe mai detto!

Il ritmo giorno-notte del nostro corpo influisce su di noi fin nel profondo delle nostre cellule, giù giù fino ai geni. Oltre la metà della nostra attività genetica è soggetta a tale ritmo.[371] Ciò significa che migliaia di geni sono più o meno attivi a seconda dell'ora. Così, in un determinato organo, come il fegato, al mattino presto molti geni si attivano mentre altri si disattivano. In base al periodo del giorno, la varie cellule dei nostri organi producono proteine diverse in seguito al variare dell'attività genetica. Si potrebbe dire che siamo organismi diversi, persone diverse, a seconda dell'ora, e io che al mattino sono un musone ve lo posso confermare.

Sono solo elucubrazioni teoriche? No, le conseguenze pratiche sono notevoli. Possono fare la differenza tra grasso e magro. Se, per esempio, i partecipanti a un esperimento consumano lo stesso pasto sia al mattino sia alla sera, la reazione dell'organismo è completamente diversa, anche se è trascorso lo stesso periodo di tempo dal pasto precedente. Al mattino presto la sensibilità all'insulina è massima, e di conseguenza si ha un aumento ridotto della glicemia. Le sostanze nutritive, specie i carboidrati, di mattina si «mettono via» meglio. Nel corso della giornata, il controllo sulla glicemia si allenta sempre di più. Da questo punto di vista, è come se la sera mangiassimo *il doppio*, a parità di quantità. Esagerando un po', si può dire che a tarda sera ci trasformiamo in diabetici pro tempore, e proprio i carboidrati diventano un problema.[372]

Dunque l'orario dei pasti ha un ruolo determinante. In un esperimento, delle donne in sovrappeso sono state suddivise in due gruppi. Tutte le partecipanti dovevano seguire la medesima dieta ipocalorica, con una sola differenza: il primo gruppo faceva una colazione abbondante al mattino e una cena modesta, mentre il secondo gruppo, all'opposto, faceva una prima colazione scarsa e una cena normale. Al termine dell'esperimento, le donne del primo gruppo sono dimagrite molto di più, e per giunta avevano valori lipidici decisamente migliori.[373] Ciò non vuol dire che dobbiamo tutti per forza ingurgitare montagne di cibo a colazione, specie se siamo fra quelli che appena svegli non hanno neanche un po' di fame. Allo stesso tempo però dovremmo tenere presente che in linea generale è meglio assumere la maggior parte delle calorie nella prima parte della giornata.[374]

Come ho già accennato, però, non conta solo quanto mangiamo a una data ora, ma anche quello che mangiamo in quell'orario. Il fatto che nel corso della giornata ci trasformiamo in diabetici in miniatura induce a pensare che sarebbe meglio mangiare gli alimenti ricchi di carboidrati di mattina e a mezzogiorno. A causa della maggiore sensibilità all'insulina al mattino, il nostro organismo a quell'ora può assorbire l'afflusso di glucosio con relativa facilità. Di sera invece la stessa quantità di carboidrati lo mette più alla prova.

Una delle cause di questa differenza è la melatonina, l'ormone del sonno, la cui secrezione dipende in larga misura dal ritmo giorno-notte. La luce del giorno inibisce la produzione di melatonina. Quando viene buio, la concentrazione di questo ormone sale e ci sentiamo stanchi. Anche le cellule del pancreas che producono l'insulina sono provviste di recettori della melatonina: non appena essa si aggancia a queste «antenne», viene inibita la secrezione di insulina.[375] Il pancreas in un certo senso si addormenta. Di conseguenza, la sera tardi e di notte la regolazione della glicemia si riduce. Se divoriamo una montagna di patate a tarda ora, quando il nostro pancreas sonnecchia, le molecole di glucosio circolano più a lungo nel sangue per via della scarsità di insulina, con il rischio che l'interno del nostro corpo diventi «appiccicoso».

Da questo punto di vista, l'ideale sarebbe assumere carboidrati sani come pane integrale, muesli, frutta ecc. distribuendoli nella prima metà della giornata. Il pomeriggio potremmo attingere a una fonte proteica come un filetto di pesce con insalata e verdure, e poi verso sera consumare in prevalenza alimenti ricchi di grassi come avocado, noci, olio d'oliva, formaggio ecc.[376]

Probabilmente, però, ancor più importante di questa «sintonizzazione» dei nutrienti principali è limitare l'assunzione di cibo a una determinata fascia oraria. Anche in questo caso occorre andare per tentativi. Quella con cui mi trovo bene io va dalle otto del mattino alle otto di sera, e anche se non sono certo un campione di autodisciplina, in genere non faccio troppa fatica a rispettarla. Dunque mangio per lo più in questa fascia di dodici ore, e nelle dodici ore restanti digiuno. Quando sono in vena di sacrifici e devo smaltire qualche cuscinetto di grasso, la restringo dalle 9.00 alle 19.00. Quale sia la fascia ottimale, al momento non si sa. Gli esperimenti eseguiti sui topi sembrano indicare che gli effetti benefici aumentino con il restringersi della fascia oraria. In definitiva, però, la cosa più importante è trovare un ritmo adatto alla nostra quotidianità, con il quale riusciamo a convivere bene. Dovreste trovare un ritmo che non sappia troppo di rinuncia!

E ora, anche per motivarvi – qualora non foste ancora del tutto convinti di fare un tentativo in tal senso – vedremo brevemente quali sono gli effetti sull'organismo di questa restrizione oraria. Perché una simile pratica dovrebbe farci bene? Non sarebbe meglio rifornire *costantemente* il nostro corpo di energia e di preziose sostanze nutritive?

Effetto n. 1: mangiare solo in una fascia oraria ristretta stabilizza il ritmo giorno-notte dell'organismo

Consumando i pasti all'interno di una fascia oraria ben definita si asseconda il ritmo naturale giorno-notte del nostro corpo, dato dalla luce. Come si è accennato, tutti gli organi, fino ai geni, sono influenzati da questo ritmo. Semplificando, potremmo dire che l'attività genetica dei nostri organi – intestino, fegato, pancreas ecc. – li prepara a ricevere un pasto al mattino: lo aspettano geneticamente.

Nel corso della giornata, l'attività genetica si modifica. Le cellule entrano in un'altra modalità operativa. Come noi, non possono fare tutto contemporaneamente. Di notte, per esempio, quando non sono bombardate di sostanze nutritive che devono essere assimilate, le cellule hanno la possibilità di fare un po' di pulizie. Il momento di tranquillità permette loro di demolire i corpuscoli cellulari difettosi e le strutture proteiche raggrumate o in altro modo nocive. Potremmo paragonare la situazione a una festa di piazza: se i netturbini cominciassero a pulire mentre la manifestazione è ancora in corso, disturberebbero la gente in strada. Perciò arrivano di notte, quando la festa è finita. Il nostro organismo si comporta in modo simile – se glielo consentiamo.

Se invece di notte ci avventiamo sul frigorifero (come in passato mi accadeva di frequente) per sbafarci qualche cucchiaiata di gelato al cioccolato, addio pulizie cellulari. I geni del fegato e degli altri organi che si stavano concedendo un meritato sonnellino vengono svegliati di soprassalto dall'invasione di calorie e sono costretti a occuparsene. La mTOR si attiva. Altri geni, fra cui quelli addetti alle pulizie e alle riparazioni nelle cellule, sono invece ridotti al silenzio. L'assalto notturno al frigo finisce così per turbare il normale ritmo armonico dell'attività genetica.

Viceversa, mangiando all'interno di una fascia oraria diurna si stabilizza e si rafforza il ritmo giorno-notte dell'organismo, e anche la qualità del sonno migliora.[377] Nella vecchiaia, spesso questo ritmo perde smalto, il sonno si fa più leggero, sfilacciato, e ci ritroviamo a lottare con disturbi del sonno. In questo caso, può essere molto utile mangiare esclusivamente all'interno di una rigida fascia oraria diurna, evitando le spedizioni in cucina al chiaro di luna. In poche parole, il nostro organismo funziona al meglio se il ritmo tra luce e buio e quello tra mangiare e digiunare procedono di pari passo.[378]

Effetto n. 2: digiuno breve e digiuno lungo

Il secondo vantaggio della delimitazione di una fascia oraria in cui mangiare è la pausa nell'alimentazione in sé e per sé. Un tempo l'umanità si accontentava – almeno secondo il cliché – dei classici tre pasti al giorno. Noi moderni nevrotici metropolitani invece mangiamo, pilucchiamo, sgranocchiamo in continuazione fino a notte fonda.

Questo flusso ininterrotto di nutrimento ed energia fa sì che le nostre cellule, stimolate dall'insulina, dal fattore di crescita insulino-simile IGF-1 e dalla mTOR, si trovino in una modalità di crescita continua, il che significa, in parole povere, che le nostre cellule invecchiano costantemente. Se invece non mangiamo per un po', calano i valori di insulina e IGF-1, e anche la mTOR si placa. Le cellule avviano il loro programma di autodepurazione benefico detto «autofagia». L'organismo passa dalla modalità di crescita a quella di manutenzione.

In questo modo, ogni notte facciamo un piccolo digiuno terapeutico in cui il nostro corpo viene sottoposto a una «revisione generale». (Da poco si è scoperto che di notte, durante il sonno, anche il cervello si depura, ed è possibile che in questo processo vengano parzialmente eliminati anche quegli aggregati proteici sospettati di essere all'origine del morbo di Alzheimer!)[379] Come è noto, la parola inglese *breakfast* ha in sé proprio questo concetto: la notte è un breve periodo di digiuno (*fast*) che si interrompe (*break*) al mattino.

Ora il digiuno vive un momento di rinnovata popolarità, il che forse non è poi così sorprendente, in un'epoca di abbondanza alimentare: l'eccesso può spingerci verso la rinuncia volontaria. Quest'ultima ci rivela qualcosa di noi, del nostro carattere, della nostra autodisciplina. Oggi, in un certo senso, ci concediamo il lusso di celebrare il digiuno.

Nel complesso, la considero un'evoluzione apprezzabile; credo però che il classico concetto che abbiamo del digiuno sia sopravvalutato, almeno per quanto riguarda i suoi effetti sull'organismo, e mi riferisco all'idea che una o due volte all'anno ci si debba sottoporre a una cura del digiuno radicale senza mangiare niente o quasi per tutto il giorno. Per poi tornare nuovamente al *business as usual*.

Non sto dicendo che fare una cura del genere sia assurdo. Io stesso l'ho provata, ed è stata un'esperienza che mi ha notevolmente arricchito. Personalmente, fatico a digiunare per giorni. Andare a letto affamati sembra un gioco da ragazzi. E allora? Dormo e non ci penso più! Ma all'atto pratico è veramente dura. La cosa positiva è che la mattina dopo, al risveglio, ti rendi conto che è tutto a posto, più o meno. Questo è l'insegnamento più prezioso che ho tratto dai miei tentativi di digiuno:

ora so di essere grado di rinunciare a una cosa che mi sembrava irrinunciabile.

Un trucco che facilita il digiuno consiste nel cambiare alimentazione già qualche giorno prima della cura, passando a una dieta povera di carboidrati e ricca di grassi. Se gli vengono a mancare i carboidrati, l'organismo comincia a bruciare grassi in misura crescente. È interessante il fatto che vi sia una certa affinità con il digiuno. Anche quando digiuniamo, bruciamo grassi, poiché le riserve di carboidrati dell'organismo (sotto forma di glicogeno) si esauriscono in fretta, analogamente a quanto avviene con una dieta *low carb* spinta. A questo punto, per mandare avanti la macchina, il corpo deve attingere alle riserve di grassi, che subentrano al glucosio. Dal punto di vista delle cellule, probabilmente non fa molta differenza se il rifornimento di grassi, anziché dall'alimentazione, proviene dall'organismo stesso.[380]

Digiunare per qualche giorno ricalibra anche il nostro modo di vedere il cibo: non appena ricominciamo a mangiare, una semplice fragola si trasforma in un'esplosione di sapore. Nel complesso, come sostengono molti che l'hanno provato, il digiuno può essere un'esperienza stimolante che amplia la nostra consapevolezza. Il ricordo che ne ho, inoltre, mi dà forza quando capito in un posto dove nei dintorni c'è solo cibo spazzatura. Vuol dire che salterò il pasto, mi dico. Tanto so che non succede niente. Un po' di fame si sopporta senza troppi problemi.

Già da molti secoli si era intuito che il digiuno costituisse un rimedio per numerosi disturbi fisici; studi recenti hanno dato un fondamento scientifico a questa antica saggezza. L'esempio forse più importante e meglio documentato riguarda il diabete di tipo 2. Un problema, se non il problema principale, di questa malattia è l'accumulo di grasso negli organi come il fegato e i muscoli, che di conseguenza diventano sordi quando l'insulina segnala loro di assorbire glucosio dal sangue.

Come si è accennato all'inizio del libro, i ricercatori dell'Università di Newcastle, in Inghilterra, hanno sottoposto per otto settimane un gruppo di diabetici in sovrappeso a una dieta estremamente ipocalorica La dieta consisteva in una soluzione nutritiva quotidiana con l'aggiunta di tre piccole porzioni di verdura. Inoltre, i pazienti erano esortati a bere almeno due litri d'acqua al giorno. Non si trattava dunque di un puro digiuno terapeutico con l'assunzione di sola acqua, ma l'apporto energetico totale era ridotto a circa 600 calorie al giorno (in confronto alle abituali 2000 o anche più).

La cura ha avuto effetti fenomenali: già dopo una settimana il grasso accumulatosi nel fegato dei pazienti è diminuito del 30%, e le cellule epatiche reagivano di nuovo all'insulina. La glicemia a digiuno si è normalizzata subito. A poco a poco è scomparso anche il grasso presente nel pancreas, l'organo che produce l'insulina. Allo scadere delle otto settimane di dieta, la reazione all'insulina dei pazienti corrispondeva a quella di una persona sana. (Attenzione: una cura del genere va fatta esclusivamente sotto controllo medico, soprattutto perché occorre ricalibrare il dosaggio degli eventuali farmaci presi: il digiuno è così efficace che un diabetico molto probabilmente dovrà prendere meno farmaci, e forse non ne avrà nemmeno più bisogno!)[381]

Effetti positivi del digiuno sono stati osservati anche in caso di ipertensione[382] e di artrite reumatoide.[383] Nell'insieme, i risultati sono davvero impressionanti. Si tratta però di esempi estremi: in fin dei conti, un digiuno drastico a scopo terapeutico è «solo» un punto di partenza, al quale poi dovrebbe seguire un cambio di alimentazione duraturo.

Alla fin fine, per il nostro benessere fisico probabilmente non è decisivo quello che facciamo una o due volte all'anno, ma quello che facciamo ogni giorno. Prendiamo per esempio l'attività sportiva. Fondamentalmente, lo sport causa un deficit energetico al pari del digiuno. Inoltre, anche lo sport, come il digiuno, aumenta la sensibilità all'insulina e abbassa la pressione. Eppure a nessuno verrebbe mai in mente che cinque giorni di attività sportiva superintensiva una o due volte all'anno siano l'ideale per mantenersi in forma, anzi, metteremmo in dubbio perfino i vantaggi di un programma del genere. Siamo convinti invece che ci faccia bene fare movimento *con regolarità*. È a questo che mi riferisco, quando affermo che secondo me l'idea classica che abbiamo del digiuno è sopravvalutata. Forse, se riusciamo a inserire dei «piccoli digiuni» nella nostra quotidianità, per esempio stabilendo una fascia oraria ristretta per i pasti, i benefici di questa pratica saranno maggiori. Smettere di mangiare tutte le sere alle otto al massimo non manda in estasi, lo ammetto. È tutt'altro che un'esperienza trascendentale. Questa sorta di digiuno in miniatura non rappresenta la via per l'illuminazione, così come la corsettina quotidiana impallidisce di fronte alla sfida estrema di una maratona. Ovviamente una cosa non esclude l'altra. Per invecchiare in modo sano, però, mi sembra molto più importante fare jogging.

Mangiare all'interno di una fascia oraria ristretta non è l'unico modo in cui è possibile integrare dei piccoli digiuni nella vita di tutti i giorni. Chi ha più autodisciplina di me troverà utile digiunare – o mangiare decisamente meno – un giorno intero alla settimana, se non addirittura due.[384] Anche questo probabilmente è un metodo efficace per avviare l'autofagia.

Ci sono però alcune categorie di persone che non possono fare digiuni prolungati. Mi riferisco alle donne incinte o che allattano, o che stanno cercando di rimanere incinte (digiunando, una donna segnala al proprio corpo che in quel periodo c'è scarsità di nutrimento, e dal punto di vista della natura non è il momento ideale per procreare). I bambini devono crescere, non digiunare. Anche le persone anziane e sottopeso dovrebbero evitare questa pratica, anche perché con un lungo digiuno non si riduce solo il grasso ma anche la preziosa massa muscolare.

Mangiare in una fascia oraria ristretta, invece, probabilmente giova alla maggior parte di noi, se non altro perché tutti ci basiamo sul ritmo giorno-notte (i neonati ovviamente sono un'eccezione). Per alcuni può essere una cosa naturale, ma per molti oggi non lo è più. Finché nuove scoperte non mi convinceranno del contrario, a mio avviso fissare una fascia oraria per il cibo è il tipo di digiuno più semplice ed efficace che ci sia.

Conclusioni

Sull'orario dei pasti come sul digiuno circolano un sacco di pregiudizi e di mezze verità. Secondo un mito duro a morire, è assolutamente indispensabile fare colazione al mattino. Altri considerano i digiuni prolungati dannosi o, all'opposto, una cura prodigiosa. Le conoscenze che abbiamo in materia si possono riassumere obiettivamente come segue:

- Chi al mattino, al risveglio, non ha fame, non è obbligato a mangiare a quattro palmenti perché «la prima colazione è il pasto più importante della giornata», come si sente dire spesso. Può essere anche un'occasione per prolungare un po' la fase di digiuno notturna. Va ricordato però che in linea generale è meglio assumere la maggior parte delle calorie nella prima metà della giornata e in ogni caso non poco prima di andare a letto.
- Al mattino la nostra sensibilità all'insulina è ai massimi livelli: a quell'ora il corpo riesce ad assimilare meglio i carboidrati veloci. Con l'andar del giorno, poi, l'organismo diventa sempre più insulinoresistente. Dunque è meglio abbuffarsi di spaghetti o di gateau di patate a mezzogiorno piuttosto che a tarda sera.
- Per prevenire il sovrappeso e le malattie della vecchiaia, è bene mangiare in una fascia oraria delimitata, per esempio dalle 8.00 alle 20.00. Il fatto poi di fare una serie di piccoli pasti oppure due o tre pasti più grandi all'interno di questa fascia non sembra avere un ruolo

decisivo né per il peso, né per la salute.[385] Più importante è evitare scorpacciate a tarda sera e rispettare rigidamente la fase di digiuno notturna.

- Digiunare per qualche giorno non è nocivo, anzi, è un metodo efficace per attivare il processo di autodepurazione («autofagia») delle nostre cellule. Soprattutto in caso di diabete e di artrite reumatoide, sono documentati effetti positivi.
- Quale sia il tipo di digiuno più efficace, è una questione aperta. Se mettiamo a confronto il digiuno con altre «attività» salutari (sport, alimentazione sana, sonno, rilassamento ecc.) risulta che il fattore decisivo probabilmente è la regolarità: è possibile che un digiuno estremo una volta all'anno abbia più o meno lo stesso effetto sul nostro organismo di una settimana di attività sportiva intensa. Forse è più efficace praticare brevi digiuni regolarmente (tutte le notti, un giorno alla settimana ecc.).

EPILOGO

Le dodici regole principali per un'alimentazione sana

1.
Mangiate cibo vero

La prima regola – la più importante – è questa: mangiate il più possibile alimenti non trasformati, ovvero tutti quelli che provengono direttamente dalla natura, senza lista degli ingredienti e spesso addirittura senza confezione (a parte i legumi, le noci, i semi e le erbe aromatiche). Verdura e frutta di ogni tipo, dunque. In quantità moderata, anche pesce e carne. Alcuni lo chiamano «cibo vero», *real food*. È quello che in genere trovate all'entrata nei supermercati, oppure al mercato classico.

Alcuni alimenti trasformati, tuttavia, sono sani. Ne sono un esempio i prodotti integrali come il pane integrale o i fiocchi d'avena, che subiscono una lavorazione minima, ma anche lo yogurt e il formaggio. A questa categoria appartengono anche l'olio d'oliva (rigorosamente extravergine), l'olio di colza pressato a freddo, il tè e il caffè. Se non si superano le dosi consigliate, aggiungerei pure il vino e la birra. Si tratta in genere di alimenti che hanno alle spalle una tradizione secolare.

Sul piano concreto, questa regola potrebbe essere riformulata così: cucinate! È chiaro che preparare un buon pasto con alimenti freschi richiede tempo (tempo che poi comunque recupererete attraverso una vita più lunga e più sana). Infornare una pizza pronta è sicuramente più semplice. D'altro canto, mettere in forno un pesce fresco non costa molto più tempo.

Sotto questo aspetto, trovo molto pratiche le insalate pronte e le verdure già tagliate in vendita oggi in molti supermercati, anche se purtroppo non durano a lungo. (Uno dei miei piatti preferiti, facilissimo, richiede solo un quarto d'ora: trancio di salmone al rosmarino saltato in padella, accompagnato da un'insalata mista con aggiunta di semi vari, condita con olio d'oliva. Oppure, a pranzo, pane integrale con mousse di avocado ed eventualmente un uovo affogato sopra.)

Nel caso in cui vi troviate spesso in situazioni o in luoghi dove non c'è traccia di cibo vero nel raggio di chilometri (conferenze, stazioni ecc.), anziché lasciarvi andare al vittimismo («Non posso farci niente. Non c'è altro da mangiare. Sono vittima delle circostanze!»), siate previdenti. Prima di partire, preparatevi un «pranzo al sacco» con la frutta e la verdura che preferite o un panino integrale imbottito. Portate con voi una mela e un sacchetto di noci. O piuttosto digiunate per qualche ora. Non guastate il vostro prezioso appetito con del cibo spazzatura. Non cedete ai compromessi sul buon cibo autentico.

2.
Nutritevi principalmente di vegetali

La seconda regola in ordine di importanza è la seguente: mangiate più prodotti vegetali e meno prodotti animali. Il contorno non dev'essere la verdura ma la carne. Quasi tutti i vegetali (e anche i funghi) nella loro forma naturale sono la cosa più sana che possiate mangiare. Crudi, cotti o al vapore, poco importa: ci sono ben pochi vegetali che non possiate mangiare a volontà (fanno eccezione le patate e il riso).

Fate attenzione, però, quando si passa ai prodotti vegetali che hanno subito una profonda trasformazione industriale, poiché è facile che anche questi siano ben poco salutari: i casi più estremi ovviamente sono lo zucchero e la farina bianca, per non parlare delle patatine fritte e di quelle in sacchetto, che sono puro junk food vegetale. Zucchero, farina bianca, patatine: questi esempi dimostrano che anche un vegano non mangia automaticamente in modo più sano, anche se una dieta vegana può essere molto salutare. Mi riferisco dunque a vegetali che in genere sono ancora riconoscibili come tali.

3.
Meglio il pesce della carne

Per quanto riguarda la carne, vige una chiara gerarchia: il pesce grasso e i frutti di mare sono la cosa più sana (i «pescioidi» fritti non valgono). Poi viene la carne bianca come il pollo e il tacchino, soprattutto se gli animali hanno fatto una vita sana (mi basta già questo per stare alla larga dalla carne proveniente da allevamenti intensivi). Se vi piace la carne rossa di manzo e maiale, mangiatela solo di tanto in tanto e in forma non trasformata. Niente salumi! Niente hot-dog! Personalmente, la mia regola di massima è: pesce una o due volte alla settimana carne bianca una o due volte al mese e qualche volta all'anno una bistecca, un po' di selvaggina o un arrosto di animali allevati a erba. Le «fonti di proteine sostitutive» privilegiate sono i legumi come le lenticchie, i fagioli e i ceci (e poi il bulgur, le noci, i semi di lino e di chia, il germe di grano).

4.
Yogurt, sì. Formaggio, sì. Latte... così così

Per quanto riguarda i latticini, la questione non è tanto se siano magri o grassi, ma se sono *fermentati* o meno. Lo yogurt, che aiuta a dimagrire, è particolarmente indicato (l'alternativa è il kefir). Il formaggio è ok, così come la ricotta, sua stretta parente. Il latte di vacca a mio giudizio non è molto adatto agli adulti: per precauzione, bevetene al massimo due bicchieri al giorno (io ne uso solo un goccio per il caffè). Lo yogurt si può gustare insieme a un sacco di leccornie. Io mi mangio tutti i giorni una scodella di yogurt con mirtilli e/o fragole. Se vi va, potete provare ad arricchirlo con germe di grano, semi di lino e di chia, noci o tritello d'avena. E per finire, spolveratelo con un po' di cioccolato fondente grattugiato...

5.
Riducete al minimo lo zucchero. Evitate i grassi trans industriali

Ridurre al minimo lo zucchero non vuol dire rinunciarvi a ogni costo: il cavolo rosso o la barbabietola sotto vetro o un muesli con *un pizzico* di zucchero aggiunto sono spesso un'ottima scelta – dipende sempre da ciò che mangereste altrimenti. Alcuni alimenti come il germe di grano contengono naturalmente un po' di zucchero, ma il germe di grano è così ricco di preziose sostanze nutritive (proteine vegetali, fibre, vitamina E, acido folico, acidi grassi omega-3, spermidina...) che ogni giorno ne mangio ugualmente un cucchiaio colmo. Evitate gli snack industriali come patatine, biscotti ecc. e i dolci pieni di zucchero in bella mostra in panetteria.

6.
Non abbiate paura dei grassi!

I grassi non fanno per forza ingrassare. Paradossalmente, proprio chi è in sovrappeso (parola chiave: insulinoresistenza) dovrebbe fare amicizia con i grassi sani. Particolarmente indicati sono gli acidi grassi monoinsaturi e polinsaturi, il che tradotto significa: sgranocchiate noci e nocciole di ogni tipo, soprattutto quelle che vi piacciono di più (la dose, in linea di massima, è di due manciate al giorno, anche se personalmente ne mangio un pasto sì e uno no, e naturalmente anche tra un pasto e l'altro, in pratica sempre). Mangiate pesce grasso come il salmone e l'aringa, i già più volte citati semi di lino e di chia, ma anche semi di girasole e di altro tipo. Altre eccellenti fonti di grassi sono l'avocado, l'olio d'oliva e l'olio di colza. Anche il formaggio, come si è detto, è consigliabile, e in dose moderata pure il burro può andare.

7.
Consiglio per dimagrire n. 1: la dieta low carb non è solo una moda. In caso di sovrappeso, vale la pena di provarla

Le diete low carb in media sono abbastanza efficaci. Dipende sempre da come risponde proprio organismo, e per scoprirlo non c'è altro modo che fare un tentativo; ma specialmente in caso di insulinoresistenza – una conseguenza frequente del sovrappeso – dovreste rinunciare a bombe di carboidrati veloci come pane bianco, patate e riso (oltre che allo zucchero, si capisce, e anche ai succhi di frutta, ma *non* alla frutta intera e agli *slow carbs* come i legumi). Una cosa importante: low carb non è sinonimo di dieta Atkins! Alla fine del capitolo 5 (vedi pagg. 140-142) ho abbozzato una dieta low carb salutare. Chi ha bisogno di perdere peso farebbe bene a sperimentare questo tipo di alimentazione per almeno due o tre settimane per vedere come reagisce l'organismo.

8.
Consiglio per dimagrire n. 2: sfruttate l'«effetto proteina»

Per quanto riguarda il senso di sazietà, una caloria non è sempre una caloria. Le proteine saziano decisamente di più dei grassi e dei carboidrati. Se volete perdere peso, cercate di inserire più proteine nella vostra dieta, per esempio sotto forma di yogurt, ricotta (che ne contiene molte), pesce e frutti di mare, noci, semi e soprattutto legumi di ogni tipo (fagioli di vario tipo, piselli, ceci, lenticchie). Mangiate pure uova, ma con moderazione (non più di un uovo al giorno in media).

9.
Consiglio per dimagrire n. 3: consumate i pasti in una fascia oraria ristretta

Un metodo semplice per non ingrassare consiste probabilmente nel mangiare solo all'interno di una fascia oraria definita, per esempio dalle 8.00 alle 20.00 (la regola «dalle otto alle otto»). Entro certi limiti, l'efficacia di questo metodo dovrebbe aumentare a mano a mano che si restringe la fascia. Evitate con cura gli assalti notturni al frigorifero! Al mattino non avete fame? Ascoltate il vostro corpo senza timore e allungate un po' di più il digiuno notturno rinunciando alla prima colazione. Ricordatevi però che è bene assumere la maggior parte delle calorie nella prima metà della giornata (anziché fare un pasto pantagruelico a tarda sera). Spesso anch'io mi concedo una cena come si deve, però finisco di mangiare come minimo due, e il più delle volte anche tre o quattro ore prima di andare a letto. Un bicchiere d'acqua privo di calorie ovviamente va bene a qualsiasi ora.

10.
Consiglio per dimagrire n. 4: riducete l'infiammazione dell'ipotalamo con gli omega-3

Il sovrappeso può essere associato a uno stato infiammatorio dell'ipotalamo, l'area del cervello che genera il senso di sazietà. È come se il cervello fosse «raffreddato». L'ipotalamo non sente più i segnali di sazietà provenienti dal corpo, e di conseguenza abbiamo fame anche se siamo in sovrappeso, anzi, proprio perché lo siamo. Gli acidi grassi omega-3 calmano l'infiammazione risultando così utili anche in caso di sovrappeso. Il «raffreddore cerebrale» si placa, l'ipotalamo risponde di nuovo ai segnali di sazietà e la fame diminuisce. Buone fonti di omega-3 sono: noci, semi di lino e di chia, olio di colza e soprattutto pesce grasso. In alternativa, come seconda scelta, capsule di omega-3 (olio di pesce, di krill o di alghe).

11.
Lasciate perdere gli integratori vitaminici!

Questa regola però non è un dogma e prevede alcune eccezioni. La più importante è rappresentata dalla vitamina D (da 1000 a 2000 unità internazionali al giorno). Eventualmente potete prendere anche capsule di omega-3 e un complesso di vitamine B. I vegetariani e soprattutto i vegani devono assumere almeno un integratore di vitamina B_{12}.

In Germania generalmente non si soffre di carenze vitaminiche, ma naturalmente possono verificarsi singoli casi di malnutrizione. Oltre alla vitamina D, fa eccezione l'acido folico (vitamina B_9) che in media assumiamo in quantità troppo ridotta e a cui dovremmo fare maggiore ricorso[386] (questo vale in particolare per chi consuma alcol regolarmente). Tra le fonti più salutari di acido folico vi sono: cavoletti di Bruxelles, lattuga, spinaci cotti, asparagi, legumi, germe di grano, broccoli, avocado e arance.

In quanto al sale, usatelo con parsimonia[387] e scegliete un sale iodato. Provate a rimpiazzarlo in tutto o in parte con erbe aromatiche come rosmarino, timo, prezzemolo o spezie «esotiche» come cannella, curcuma ecc. Basta anche un goccio di limone per dare aroma a un piatto.

12.
Mangiate con gusto!

È tutto molto bello, mi dicono in tanti, ma il piacere di mangiare dove lo mettiamo? Non è un po' deprimente pensare solo alla salute, caro signor Kast? Questo «culto dell'alimentazione sana» non rischia di mortificarci? Se me lo chiedete personalmente, non posso che darvi una risposta personale. Sono sincero: a parte il fatto che è davvero fantastico sentirsi di nuovo in forma, senza più disturbi cardiaci (non riesco nemmeno a esprimere a parole quanto piacere mi dia già solo questo), oggi assaporo più di prima quello che mangio. E le patatine fritte non mi piacevano? Un tempo sì, lo ammetto, ma oggi il cibo spazzatura non mi attira più (a parte gli irresistibili gnocchi dolci di mia nonna). Ognuno di noi deve trovare la propria via tra il piacere e la salute. Io credo che le due cose non siano incompatibili. Nel mio caso, senz'altro no. Io non ho la sensazione di essere vittima di un culto. I dogmi non fanno per me. Non percepisco la mia nuova alimentazione come una rinuncia (se non molto di rado), ma al contrario come un arricchimento culinario. È pura, semplice e spesso squisita e basta. Mi piacerebbe sapere che effetto ha avuto questo libro su di voi. Mandatemi la vostra ricetta (sana) preferita! (Se dovessi ricevere un numero sufficiente di ricette, potrei anche allegarle a un'eventuale nuova edizione di questo libro, chissà...) Il mio indirizzo e-mail ormai lo conoscete, ma per sicurezza ve lo scrivo di nuovo:

baskast@gmx.de

Non mi resta che augurarvi buon appetito!

Bas Kast

BIBLIOGRAFIA

Ables et al. (2016): «Annals of the New York Academy of Sciences», 1363, pagg. 68-79

Aeberli et al. (2011): «American Journal of Clinical Nutrition», 94, pagg. 479-485

Aeberli et al. (2013): «Diabetes Care», 36, pagg. 150-156

Ahmed et al. (2013): «Current Opinion in Clinical Nutrition and Metabolic Care», 16, pagg. 434-439

Alhassan et al. (2008): «International Journal of Obesity», 32, pagg. 985-991

Ali et al. (2011): «Food & Nutrition Research», 55, pag. 5572

van Aller et al. (2011): «Biochemical and Biophysical Research Communications», 406, pagg. 194-199

Ames (2005): «EMBO Reports», 6, pagg. 20-24

Andersen et al. (2012): «Journal of Gerontology: Biological Sciences», 67A(4), pagg. 395-405

Anderson et al. (2016): «Journal of the American Heart Association», 5, e003815

Appel & Van Horn (2013): «NEJM», 368, pagg. 1353-1354

Atkins (1992): Dr. Atkins' New Diet Revolution, M. Evans and Company (trad. it. *La dieta Atkins. Gli insospettabili vantaggi di un'alimentazione proteica*, Mondadori 2004).

Atkinson et al. (2008): «Diabetes Care», 31, pagg. 2281-2283

Aune et al. (2016): «British Medical Journal», 353, i2716

Bagnardi et al. (2008): «Journal of Epidemiology and Community Health», 62, pagg. 615-619

Bagnardi et al. (2014): «British Journal of Cancer», 112, pagg. 580-593

Bao et al. (2009): «Journal of Clinical Nutrition», 90, pagg. 986-992

de Batlle et al. (2015): «Journal of the National Cancer Institute», 107, dju367

Bayless et al. (2017): «Current Gastroenterology Reports», 19, pag. 23

Beauchamp et al. (2005): «Nature», 437, pag. 45
Belin et al. (2011): «Circulation Heart Failure», 4, pagg. 404-413
Béliveau & Gingras (2006): *L'alimentazione anti-cancro*, Sperling & Kupfer
Bell et al. (2014): «American Journal of Epidemiology», 179, pagg. 710-720
Bell et al. (2017): «British Medical Journal», 356, j909
Bellavia et al. (2014): «Annals of Epidemiology», 24, pagg. 291-296
Bellavia et al. (2017): «Journal of Internal Medicine», 281, pagg. 86-95
Bender et al. (2014): «Obesity Review», 15, pagg. 657-665
Bettuzzi et al. (2006): «Cancer Research», 66, pagg. 1234-1240
Bjelakovic et al. (2014): «Cochrane Database of Systematic Reviews», online 10 gennaio
Blagosklonny (2009): «Cell Cycle», 8, pagg. 4055-4059
Blundell et al. (2015): «Obesity Reviews», 16, pagg. 67-76
Brand-Miller et al. (2009): «American Journal of Clinical Nutrition», 89, pagg. 97-105
Brand-Miller et al. (2010): *The Low GI Handbook*, Da Capo Press
Bredesen (2014): «Aging», 6, pagg. 707-717
Bredesen (2018): *La fine dell'Alzheimer*, Vallardi
Bredesen et al. (2016): «Aging», 8, pagg. 1-9
Brien et al. (2011): «British Medical Journal», 342, d636
Buettner (2009): *Lezioni di Lunga Vita. Le Zone Blu*, National Geographic Society
Burr et al. (1989): «Lancet», 334, pagg. 757-761

de Cabo et al. (2014): «Cell», 157, pagg. 1515-1526
Cai et al. (2012). «European Journal of Clinical Nutrition», 66, pagg. 872-877
Calder (2015): «Journal of Parenteral and Enteral Nutrition», 39, pagg. 18S-32S
Calder (2016): «Annals of Nutrition & Metabolism», 69, pagg. 8-21
Cantley (2014): «BMC Biology», 12, pag. 8
Cao et al. (2015): «British Medical Journal», 351, h4238
Cardoso et al. (2016): «Nutrition Research Reviews», 29, pagg. 281-294

Carey et al. (2015): «PLOS ONE», 10, e0131608

Casal et al. (2010): «Food and Chemical Toxicology», 48, pagg. 2972-2979

di Castelnuovo et al. (2006): «Archives of Internal Medicine», 166, pagg. 2437-2445

Catenacci & Wyatt (2007): «Nature Clinical Practice Endocrinology & Metabolism», 3, pagg. 518-529

Caudwell et al. (2009): «Public Health Nutrition», 12, pagg. 1663-1666

Cavuoto & Fenech (2012): «Cancer Treatment Reviews», 38, pagg. 726-736

Chaix et al. (2014): «Cell Metabolism», 20, pagg. 991-1005

Chen et al. (2014): «British Journal of Cancer», 110, pagg. 2327-2338

Chen et al. (2016): «Scientific Reports», 6, pag. 28165

Chhetry et al. (2016): «Journal of Psychiatric Research», 75, pagg. 65-74

Chin et al. (2016): «Obesity Reviews», 17, pagg. 1226-1244

Chowdhury et al. (2014): «British Medical Journal», 348, g1903

Chuengsamarn et al. (2012): «Diabetes Care», 35, pagg. 2121-2127

Cintra et al. (2012): «PLOS ONE», 7, e30571

Cladis et al. (2014): «Lipids», 49, pagg. 1005-1018

Clifton et al. (2014): «Nutrition, Metabolism & Cardiovascular Diseases», 24, pagg. 224-235

Costanzo et al. (2011): «European Journal of Epidemiology», 26, pagg. 833-850

Costello et al. (2016): «Journal of the Academy of Nutrition and Dietetics», online 8 settembre

Couzin-Frankel (2014): «Science», 343, pag. 1068

Daley et al. (2010): «Nutrition Journal», 9, pag. 10

Dansinger et al. (2005): «JAMA», 293, pagg. 43-53

Darmadi-Blackberry et al. (2004): «Asia Pacific Journal of Clinical Nutrition», 13, pagg. 217-220

Davis (2014): *La dieta zero grano*, Mondadori

Dehghan et al. (2017): «Lancet», online 29 agosto

Dennison et al. (2017): «Nature Reviews Rheumatology», 13, pagg. 340-347

Desai et al. (2016): «Cell», 167, pagg. 1339-1353

DeShazo et al. (2013): «American Journal of Medicine», 126, pagg. 1018-1019

Douaud et al. (2013): «PNAS», 110, pagg. 9523-9528

Due et al. (2004): «International Journal of Obesity», 28, pagg. 1283-1290

Eenfeldt (2013): *Echt fett*, Ennsthaler Verlag Steyr

Eisenberg et al. (2009): «Nature Cell Biology», 11, pagg. 1305-1314

Eisenberg et al. (2016): «Nature Medicine», online 14 novembre

Esatbeyoglu et al. (2016): «Journal of Agricultural and Food Chemistry», 64, pagg. 2105-2111

Escarpa & González (1998): «Journal of Chromatography A», 823, pagg. 331-337

Esposito et al. (2009): «Annals of Internal Medicine», 151, pagg. 306-314

Esselstyn (2001): «Preventive Cardiology», 4, pagg. 171-177

Esselstyn (2013) *Come prevenire e guarire le malattie cardiache con l'alimentazione*, Macro Edizioni

Esselstyn et al. (2014): «Journal of Family Practice», 63, pagg. 356-364

Estruch et al. (2013): «NEJM», 368, pagg. 1279-1290

Eyres et al. (2016): «Nutrition Reviews», 74, pagg. 267-280

Fardet (2010): «Nutrition Research Reviews», 23, pagg. 65-134

Fardet (2015): «Food & Function», 6, pagg. 363-382

Fardet & Boirie (2013): «Nutrition Reviews», 71, pagg. 643-656

Fardet & Boirie (2014): «Nutrition Reviews», 72, pagg. 741-762

Farin et al. (2006): «American Journal of Clinical Nutrition», 83, pagg. 47-51

Fetissov (2017): «Nature Reviews Endocrinology», 13, pagg. 11-25

Finkel (2015): «Nature Medicine», 21, pagg. 1416-1423

Folkman & Kalluri (2004): «Nature», 427, pag. 787

Fontana et al. (2010): «Science», 328, pagg. 321-326

Fontana & Partridge (2015): «Cell», 161, pagg. 106-118

Fraser & Shavlik (2001): «Archives of Internal Medicine», 161, pagg. 1645-1652

Freedman et al. (2012): «NEJM», 366, pagg. 1891-1904
Fries (1980): «NEJM», 303, pagg. 130-135
Fries et al. (2011): «Journal of Aging Research», online 23 agosto
Fry et al. (2011): «Skeletal Muscle», 1, pag. 11
Furman et al. (2017). «Nature Medicine», 23, pagg. 174-184

Gardner (2012): «International Journal of Obesity Supplements», 2, pagg. S11-S15
Gardner et al. (2007): «JAMA», 297, pagg. 969-977
Gea et al. (2014): «British Journal of Nutrition», 111, pagg. 1871-1880
Gepner et al. (2015): «Annals of Internal Medicine», 163, pagg. 569-579
Ghorbani et al. (2014): «International Journal of Endocrinology and Metabolism», 12, pag. e18081
Gil & Gil (2015): «British Journal of Nutrition», 113, pagg. S58-S67
Gill & Panda (2015): «Cell Metabolism», 22, pagg. 789-798
Giuseppe et al. (2014a): «Arthritis Research & Therapy», 16, pag. 446
Giuseppe et al. (2014b): «Annals of the Rheumatic Diseases», 73, pagg. 1949-1953
del Gobbo et al. (2016): «JAMA Internal Medicine», 176, pagg. 1155-1166
de Goede et al. (2015): «Nutrition Reviews», 73, pagg. 259-275
Goldhamer et al. (2002): «Journal of Alternative and Complementary Medicine», 8, pagg. 643-650
Goletzke et al. (2016): «European Journal of Clinical Nutrition», online 2 marzo
Gosby et al. (2011): «PLOS ONE», 6, e25929
Gosby et al. (2014): «Obesity Reviews», 15, pagg. 183-191
Grassi et al. (2005): «American Journal of Clinical Nutrition», 81, pagg. 611-614
Grassi et al. (2008): «Journal of Nutrition», 138, pagg. 167_-1676
Graudal et al. (2014): «American Journal of Hypertension», 27, pagg. 1129-1137
Green et al. (2017): «Nature Reviews Disease Primers», 3, pag. 17040
Greger (2016): *Sei quel che mangi. Il cibo che salva la vita*, Baldini & Castoldi

Grosso et al. (2015): «Critical Reviews in Food Science and Nutrition», online 3 novembre

Grosso et al. (2017): «Annual Review of Nutrition», 37, pagg. 131-156

Gu et al. (2015): «Neurology», 85, pagg. 1-8

Guasch-Ferré et al. (2017): «Journal of the American College of Cardiology», 70, pagg. 2519-2532

Guimarães et al. (2015): «Food Science & Nutrition», 4, pagg. 398-408

Gunter et al. (2017): «Annals of Internal Medicine», online 11 luglio

Guo et al. (2017a): «European Journal of Epidemiology», 32, pagg. 269-287

Guo et al. (2017b): «Medicine», 96, e6426

Hadjivassiliou et al. (2014): «Handbook of Clinical Neurology», 120, pagg. 607-619

Halsted et al. (2002): «Journal of Nutrition», 132, pagg. 2367S-2372S

Han et al. (2007): «Metabolism Clinical and Experimental», 56, pagg. 985-991

Harrison et al. (2009): «Nature», 460, pagg. 392-395

Harrison et al. (2017): «Cancer Causes & Control», 28, pagg. 497-528

Hatori et al. (2012): «Cell Metabolism», 15, pagg. 848-860

Henriques et al. (2014): «British Journal of Nutrition», 112, pagg. 964-975

Hermsdorff et al. (2011): «European Journal of Nutrition», 50, pagg. 61-69

Hibbeln (2002): «Journal of Affective Disorders», 69, pagg. 15-29

Hjorth et al. (2017): «American Journal of Clinical Nutrition», online 5 luglio

Hoffman & Gerber (2014): «British Journal of Nutrition», 112, pagg. 1882-1895

Hojsak et al. (2015): «Journal of Pediatric Gastroenterology and Nutrition», 60, pagg. 142-145

Holick (2017): «Reviews in Endocrine and Metabolic Disorders», 18, pagg. 153-165

Holick et al. (2011): «Journal of Clinical Endocrinology & Metabolism», 96, pagg. 1911-1930

Hollænder et al. (2015): «American Journal of Clinical Nutrition», 102, pagg. 556-572

Holst et al. (2017): «Diabetologia», online 27 luglio

Hosios et al. (2016): «Developmental Cell», 36, pagg. 540-549

Howitz & Sinclair (2008): «Cell», 133, pagg. 387-391

Huang et al. (2012): «Clinical Nutrition», 31, pagg. 448-454

Hutchison et al. (2017): «Nutrients», 9, pag. 222

Jacka et al. (2017): «BMC Medicine», 15, pag. 23

Jacques & Wang (2014): «American Journal of Clinical Nutrition», 99, pagg. 1229-1234

Jais & Brüning (2017): «Journal of Clinical Investigation», 127, pagg. 24-32

Jakubowicz et al. (2013): «Obesity», 21, pagg. 2504-2512

Je & Giovannucci (2014): «British Journal of Nutrition», 111(7), pagg.1162-73.

Jenkins et al. (2012): «Archives of Internal Medicine», 172, pagg. 1653-1660

Jernerén et al. (2015): «American Journal of Clinical Nutrition», pagg. 215-221

Ji et al. (2014): «British Journal of Cancer», 112, pagg. 149-152

Johnson et al. (2013): «Nature», 493, pagg. 338-345

Johnsen et al. (2015): «British Journal of Nutrition», 114, pagg. 608-623

Johnson (2012): *The Fat Switch*, Mercola.com

Johnston et al. (2014): «JAMA», 312, pagg. 923-933

Joven et al. (2014): «Critical Reviews in Food Science and Nutrition», 54, pagg. 985-1001

Juanola-Falgarona et al. (2014): «Journal of Nutrition», 144, pagg. 743-750

Kahleova et al. (2017): «Journal of Nutrition», online 12 luglio

Kamiloglu et al. (2014): «Journal of the Science of Food and Agriculture», 94, pagg. 2225-2233

Kanarek & Ho (1984): «Physiology & Behavior», 32, pagg. 639-645

Kaplan et al. (2017): «Lancet», online 17. marzo

Karagas et al. (2016): «JAMA Pediatrics», 170, pagg. 609-616

Kavanagh et al. (2007): «Obesity», 15, pagg. 1675-1684

Kennedy (2016): «Nutrients», 8, pag. 68

Kennedy & Lamming (2016): «Cell Metabolism», 23, pagg. 990-1003

Kessler et al. (2017): «Scientific Reports», 7, pag. 44170

Khanfar et al. (2015): «Phytotherapy Research», 29, pagg. 1776-1782

Kim et al. (2016): «American Journal of Clinical Nutrition», 103, pagg. 1213-1223

Knott et al. (2015): «British Journal of Medicine», 350, h384

Knowler et al. (2002): «NEJM», 346, pagg. 393-403

Koh et al. (2016): «Cell», 165, pagg. 1332-1345

Konner & Eaton (2010): «Nutrition in Clinical Practice», 25, pagg. 594-602

Kristensen et al. (2016): «Food & Nutrition Research», 60, pag. 32634

Laakso & Kuusisto (2014): «Nature Reviews Endocrinology», 10, pagg. 293-302

Lagiou et al. (2012): «British Medical Journal», 344, e4026

Laplante & Sabatini (2012): «Cell», 149, pagg. 274-293

Larsson & Orsini (2013): «American Journal of Epidemiology», 179, pagg. 282-289

Latreille et al. (2012): «PLOS ONE», 7, e44490

Lebwohl et al. (2015): «British Medical Journal», 351, h4347

Lee et al. (2008): «PNAS», 105, pagg. 2498-2503

Lee et al. (2015a): «Journal of Microbiology and Biotechnology», 25, pagg. 2160-2168

Lee et al. (2015b): «European Journal of Clinical Nutrition», 69, pagg. 1048-1052

Leidy et al. (2015): «American Journal of Clinical Nutrition», 101, pagg. 1320S-1329S

Lesser et al. (2007): «Plos Medicine», 4, e5

Leung et al. (2014): «American Journal of Public Health», 104, pagg. 2425-2431

Levine et al. (2014): «Cell Metabolism», 19, pagg. 407-417

Levkovich et al. (2013): «PLOS ONE», 8, e53867

Li et al. (2012): «Heart», 98, pagg. 920-925

Lim et al. (2011): «Diabetologia», 54, pagg. 2506-2514

Liu et al. (2013): «American Journal of Clinical Nutrition», 98, pagg. 340-348

Longo & Panda (2016): «Cell Metabolism», 23, pagg. 1048-1059

de Lorgeril et al. (1994): «Lancet», 343, pagg. 1454-1459

Luciano et al. (2017): «Neurology», 88, pagg. 449-455

Lustig (2013): *Fat Chance. The bitter truth about sugar*, Fourth Estate

Lyssiotis & Cantley (2013): «Nature», 502, pagg. 181-182

Maddocks et al. (2017): «Nature», 544, pagg. 372-376

Madeo et al. (2015): «Journal of Clinical Investigation», 125, pagg. 85-93

Maersk et al. (2012): «American Journal of Clinical Nutrition», 95, pagg. 283-289

Makarova et al. (2015): «Journal of the Science of Food and Agriculture», 95, pagg. 560-568

Malik et al. (2016): «American Journal of Epidemiology», 183, pagg. 715-728

Mansoor et al. (2015): «British Journal of Nutrition», 115, pagg. 466-479

Marckmann et al. (2015): «Journal of Renal Nutrition», 25, pagg. 1-5

Maresz (2015): «Integrative Medicine», 14, pagg. 34-38

Markhus et al. (2013): «PLOS ONE», 8, e7617

Martineau et al. (2017): «British Medical Journal», 356, i6583

Martinez et al. (2014): «Nature Reviews Endocrinology», 10, pagg. 749-760

Martínez-González et al. (2015): «Progress in Cardiovascular Diseases», 58, pagg. 50-60

Martínez Steele et al. (2017): «Public Health Nutrition», online 16 ottobre

McAfee et al. (2011): «British Journal of Nutrition», 105, pagg. 80-89

McCann & Ames (2009): «American Journal of Clinical Nutrition», 90, pagg. 889-907

McCarty et al. (2009): «Medical Hypothesis», 72, pagg. 125-128

McClain et al. (2013): «Diabetes, Obesity and Metabolism», 15, pagg. 87-90

McDaniel et al. (2011): «Epilepsia», 52, e7-e11

McGill et al. (2013): «Annals of Medicine», 45, pagg. 467-473

McIsaac et al. (2016): «Annals of the New York Academy of Sciences», 1363, pagg. 155-170

Melkani & Panda (2017): «Journal of Physiology», 595, pagg. 3691-3700

Melnik (2015): «International Journal of Molecular Sciences», 16, pagg. 17048-17087

Menendez et al. (2013): «Cell Cycle», 12, pagg. 555-578

Messamore et al. (2017): «Progress in Lipid Research», 66, pagg. 1-13

Metschnikoff (1908): *Beiträge zu einer optimistischen Weltauffassung*, Lehmanns

Michaëlsson et al. (2014): «British Medical Journal», 349, g6015

Michaëlsson et al. (2017): «American Journal of Epidemiology», 185, pagg. 345-361

Michas et al. (2014): «Atherosclerosis», 234, pagg. 320-328

Mollard et al. (2012): «British Journal of Nutrition», 108, pagg. S111-S122

Morris et al. (2016): «JAMA», 315, pagg. 489-497

Mosley & Spencer (2013): *La dieta Fast*, Corbaccio

Mozaffarian (2016): «Circulation», 133, pagg. 187-225

Mozaffarian & Rimm (2006): «JAMA», 296, pagg. 1885-1899

Mozaffarian et al. (2011): «NEJM», 364, pagg. 2392-2404

Mozaffarian et al. (2014): «Public Health Nutrition», 16, pagg. 2255-2264

Müller et al. (2001): «Scandinavian Journal of Rheumatology», 30, pagg. 1-10

Muraki et al. (2013): «British Medical Journal», 347, pag. f5001

Muraki et al. (2016): «Diabetes Care», 39, pagg. 376-384

Nagao & Yanagita (2010): «Pharmacological Research», 61, pagg. 208-212

Nagata et al. (2017): «American Journal of Clinical Nutrition», 105, pagg. 426-431Niu et al. (2004): «Journal of Biological Chemistry», 279, pagg. 31098-31104

O'Donnell et al. (2014): «NEJM», 371, pagg. 612-623

Oh et al. (2010): «Cell», 142, pagg. 687-698

Orlich et al. (2013): «JAMA Internal Medicine», 173, pagg. 1230-1238

Orlich & Fraser (2014): «American Journal of Clinical Nutrition», 100, pagg. 353S-358S

Ornish et al. (1990): «Lancet», 336, pagg. 129-133

Ornish et al. (1998): «JAMA», 280, pagg. 2001-2007

Osborn & Olefsky (2012): «Nature Medicine», 18, pagg. 363-374

Othmann et al. (2011): «Nutrition Reviews», 69, pagg. 299-309

Parra et al. (2007): «European Journal of Nutrition», 46, pagg. 460-467

Parrella et al. (2013): «Aging Cell», 12, pagg. 257-268

Peou et al. (2016): «Journal of Clinical Lipidology», 10, pagg. 161-171

Perlmutter (2015): *La dieta intelligente. Perché grano, carboidrati e zuccheri minacciano il nostro cervello*, Mondadori

Persson et al. (2003): «Food and Chemical Toxicology», 41, pagg. 1587-1597

Pietrocola et al. (2014): «Cell Cycle», 13, pagg. 1987-1994

Pimpin et al. (2016): «PLOS ONE», 11(6): e0158118

Pollak (2012): «Nature Reviews Cancer», 12, pagg. 159-169

Pollan (2011): *Breviario di resistenza alimentare. 64 regole per mangiare bene*, Rizzoli

Pottala et al. (2014): «Neurology», 82, pagg. 435-442

Poutahidis et al. (2013): «PLOS ONE», 8, pag. e68596

Poutahidis et al. (2014): «PLOS ONE», 9, pag. e84877

Pucciarelli et al. (2012): «Rejuvenation Research», 15, pagg. 590-595

Qi et al. (2013): «Diabetes Care», 36, pagg. 3442-3447

Rabenberg et al. (2015): «BMC Public Health», 15, pag. 641

Raji et al. (2014): «American Journal of Preventive Medicine», 4, pagg. 444-451

Ramsden & Domenichiello (2017): «Lancet», online 29 agosto

Ranasinghe et al. (2012): «Diabetic Medicine», 29, pagg. 1480-1492

Reaven (2005): «Annual Review of Nutrition», 25, pagg. 391-406

Reaven (2012): «Arteriosclerosis, Thrombosis, and Vascular Biology», 32, pagg. 1754-1759

Rebello et al. (2014): «Nutrition Journal», 13, pag. 49

van de Rest et al. (2016): «Neurology», 86, pagg. 1-8

Richard et al. (2017): «Journal of Alzheimer's Disease», 59, pagg. 803-814

Richardson et al. (2015): «Experimental Gerontology», 68, pagg. 51-58

Richter et al. (2014): «Journal of Photochemistry and Photobiology B»: Biology, 140, pagg. 120-129

Richter et al. (2015): «Advances in Nutrition», 6, pagg. 712-728

Riera & Dillin (2015): «Nature Medicine», 21, pagg. 1400-1405

Rigacci et al. (2015): «Oncotarget», 6, pagg. 35344-35357

Rizzo et al. (2016): «Nutrients», 8, pag. 767

Roerecke & Rehm (2014): «BMC Medicine», 12, pag. 182

Rosa et al. (2017): «Nutrition Research Reviews», 30, pagg. 82-96

Ross & Bras (1974): «Nature», 250, pagg. 263-265

Ryan & Seeley (2013): «Science», 339, pagg. 918-919

Samuel & Shulman (2016): «Journal of Clinical Investigation», 126, pagg. 12-22

Sanchez et al. (2013): «British Journal of Nutrition», 111, pagg. 1507-1519

Santangelo et al. (2016): «Journal of Endocrinological Investigation», 39, pagg. 1295-1301

Santesso et al. (2012): «European Journal of Clinical Nutrition», 66, pagg. 780-788

Santiago et al. (2016): «Nutrition, Metabolism & Cardiovascular Diseases», 26, pagg. 468-475

Saslow et al. (2014): «PLOS ONE», 9, pag. e91027

Saxton & Sabatini (2017): «Cell», 168, pagg. 960-976

Schenk et al. (2008): «Journal of Clinical Investigation», 118, pagg. 2992-3002

Schmaal et al. (2016): «Molecular Psychiatry», 21, pagg. 806-812

Schröder et al. (2014): «JAMA Internal Medicine», 174, pagg. 1690-1692

Schulze et al. (2014): «Molecular Nutrition & Food Research», 58, pagg. 1795-1808

Schwingshackl et al. (2017): «Advances in Nutrition», 8, pagg. 27-39

Schwingshackl et al. (2017): «Nutrition & Diabetes», 7, pag. e262

Senftleber et al. (2017): «Nutrients», 9, pag. 42

Sengupta et al. (2006): «Food and Chemical Toxicology», 44, pagg. 1823-1829

Shen et al. (2015): «Annual Review of Nutrition», 35, pagg. 425-449

Simpson et al. (2003): «Appetite», 41, pagg. 123-140

Simpson et al. (2006): PNAS, 103, pagg. 4152-4156

Simpson & Raubenheimer (2005): «Obesity Reviews», 6, pagg. 133-142

Simpson & Raubenheimer (2012): *The Nature of Nutrition*, Princeton University Press

Simpson & Raubenheimer (2014): «Nature», 508, pag. S66

Siri-Tarino et al. (2015): «Annual Review of Nutrition», 35, pagg. 517-543

Skaldeman (2011): Lose Weight by Eating, Little Moon

Skov et al. (1999): «International Journal of Obesity», 23, pagg. 528-536

Sluik et al. (2016): «British Journal of Nutrition», 115, pagg. 1218-1225

Smith et al. (2016): «Diabetologia», online 17 ottobre

Soerensen et al. (2014): «American Journal of Clinical Nutrition», 99, pagg. 984-991

Song et al. (1999): «Mechanisms of Ageing and Development», 108, pagg. 239-251

Song et al. (2016): «JAMA Internal Medicine», 176, pagg. 1453-1463

Souza et al. (2008): «American Journal of Clinical Nutrition», 88, pagg. 1-11

Stanford & Goodyear (2014): «Advances in Physiology Education», 38, pagg. 308-314

Stanhope (2015): «Critical Reviews in Clinical Laboratory Sciences», 53, pagg. 52-67

Stanhope et al. (2009): «Journal of Clinical Investigation», 119, pagg. 1322-1334

Steven et al. (2013): «Diabetic Medicine», 30, pagg. e135-e138

Steven & Taylor (2015): «Diabetic Medicine», 32, pagg. 1149-1155

Steven et al. (2016): «Diabetes Care», online 21 marzo

St-Onge et al. (2017): «Circulation», 135, pagg. e96-e121

Strobel et al. (2012): «Lipids in Health and Disease», 11, pag. 144

Stull et al. (2010): «Journal of Nutrition», 140, pagg. 1764-1768

Sublette et al. (2006): «American Journal of Psychiatry», 163, 6, pagg. 1100-1102

Suez et al. (2014): «Nature», 514, pagg. 181-186

Sultana et al. (2015): «Environmental Monitoring and Assessment», 187, pag. 4101

Sylow et al. (2017): «Nature Reviews Endocrinology», 13, pagg. 133-148

Tang et al. (2014): «Trends in Neurosciences», 38, pagg. 36-44

Tang et al. (2015): «British Journal of Nutrition», 114, pagg. 673-683

Tarasoff-Conway et al. (2015): «Nature Reviews Neurology», 11, pagg. 457-470

Taubes (2008): *Good Calories, Bad Calories*, Anchor Books

Taubes (2014): *Perché si diventa grassi (e come fare per evitarlo)*, Sonzogno

Taubes (2017): *Contro lo zucchero*, Sonzogno

Taylor (2013): «Diabetes Care», 36, pagg. 1047-1055

Tognon et al. (2017): «American Journal of Clinical Nutrition», online 10 maggio

Toledo et al. (2015): «JAMA Internal Medicine», 175, pagg. 1752-1760

Toma et al. (2017): «Current Atherosclerosis Reports», 19, pag. 13

Tong et al. (2017): «Nutrients», 9, pag. 63

Törrönen et al. (2012): «American Journal of Clinical Nutrition», 96, pagg. 527-533

Tryon et al. (2015): «Journal of Clinical Endocrinology and Metabolism», 100, pagg. 2239-2247

Tuomi et al. (2016): «Cell Metabolism», 23, pagg. 1067-1077

Ulven & Holven (2015): *Vascular Health and Risk Management*, 11, pagg. 511-524

Verburgh (2015): *Veroudering vertragen*, Prometheus/Bert Bakker

Verburgh (2016): *La clessidra alimentare*, Feltrinelli

Vieira et al. (2016): «PLOS ONE», 11, pag. e0163044

Vieth (2011): «Best Practice & Research Clinical Endocrinology & Metabolism», 25, pagg. 681-691,

Vitaglione et al. (2015): «Critical Reviews in Food Science and Nutrition», 55, pagg. 1808-1818

Volek et al. (2008): «Progress in Lipid Research», 47, pagg. 307-318

Wacker & Holick (2013): «Dermato-Endocrinology», 5, pagg. 51-108

Wahrenberg et al. (2005): «British Medical Journal», 330, pagg. 1363-1364

Walford (2000): *Beyond The 120-Year Diet*, Four Walls Eight Windows

Wang et al. (2014): «BMC Medicine», 12, pag. 158

Wang et al. (2015): «Journal of the American Heart Association», 4, pag. e001355

Wang et al. (2016a): «Public Health Nutrition», 19, pagg. 893-905

Wang et al. (2016b): «JAMA Internal Medicine», 176, pagg. 1134-1145

Weigle et al. (2005): «American Journal of Clinical Nutrition», 82, pagg. 41-48

Wiley (2012): «American Journal of Human Biology», 24, pagg. 130-138

Willcox et al. (2007): «Annals of the New York Academy of Sciences», 1114, pagg. 434-455

Willcox et al. (2008): *Okinawa, l'isola dei centenari*, Sperling & Kupfer

Willcox et al. (2014): «Mechanisms of Aging and Development», 136-137, pagg. 148-162

Willcox & Willcox (2014): «Current Opinion in Clinical Nutrition and Metabolic Care», 17, pagg. 51-58

Willett (2001): *Eat, Drink and Be Healthy*, Free Press (trad. it. *Mangiare Sano, Bere Sano, Vivere Sano. La guida all'alimentazione della Harvard Medical School*, Mondadori 2018).

Willett (2006): «Public Health Nutrition», 9, pagg. 105-110

Willett et al. (1995): «American Journal of Clinical Nutrition», 61, pagg. 1402S-1406S

Witte et al. (2014): «Cerebral Cortex», 24, pagg. 3059-3068

Wycherley et al. (2012): «American Journal of Clinical Nutrition», 96, pagg. 1281-1298

Yang et al. (2014): «JAMA Internal Medicine», 174, pagg. 516-524

Yang & Wang (2016): «Molecules», 21, pag. 1679

Ye et al. (2012): «Journal of Nutrition», 142, pagg. 1304-1313

Young & Hopkins (2014): «European Respiratory Review», 23, pagg. 439-449

Zeevi et al. (2015): «Cell», 163, pagg. 1-16

Zhang et al. (2013): «Nature», 497, pagg. 211-216

Zhang et al. (2015): «European Journal of Epidemiology», 30, pagg. 103-113

Zhang et al. (2017): «Journal of Alzheimer's Disease», 55, pagg. 497-507

Zhao et al. (2015): «European Journal of Clinical Nutrition», pagg. 1-7

Zoncu et al. (2011): «Nature Reviews Molecular Cell Biology», January, pagg. 21-35

Zong et al. (2016): «Circulation», 133, pagg. 2370-2380

NOTE

1 Andersen et al. (2012)

2 Il fenomeno è ben descritto per esempio in Eenfeldt (2013).

3 Cfr. per esempio l'analisi di Dehghan et al. (2017) e il relativo commento di Ramsden & Domenichiello (2017).

4 Del Gobbo et al. (2016)

5 Aune et al. (2016)

6 Devo questa analogia all'autore americano Gary Taubes, con cui ho avuto ripetuti scambi di vedute nel corso delle mie ricerche per questo libro, il quale mi ha detto di averla ripresa a sua volta da un blogger. Taubes ha scritto due libri interessanti su questo tema: *Perché si diventa grassi* e il monumentale, provocatorio *Good Calories, Bad Calories*. Anche se le raccomandazioni alimentari concrete che propone non mi convincono fino in fondo, le sue analisi fanno riflettere.

7 Sempre che vi sia un nesso di causalità; torneremo sulla questione nel corso del libro.

8 Mozaffarian et al. (2011)

9 Esselstyn (2013)

10 Esselstyn (2001), Esselstyn et al. (2014), Esselstyn (2013)

11 Il diabete è un disturbo della glicemia. Il nostro organismo cerca di mantenere la glicemia costante: né troppo alta, né troppo bassa. Nel diabete, questa regolazione viene meno e circola sempre una quantità eccessiva di zucchero (o meglio, di glucosio) nel sangue, non solo dopo i pasti. Quando in questo libro parlo di diabete, mi riferisco al diabete di tipo 2, la forma di gran lunga più comune della malattia, che si sviluppa lentamente e in genere si manifesta nella seconda parte della vita. Tale forma è fortemente legata al tipo di alimentazione e allo stile di vita. Il sovrappeso è il principale fattore di rischio, e grazie al dimagrimento (se necessario, drastico) e all'esercizio fisico è possibile non solo prevenire ma spesso anche guarire il diabete di tipo 2. Si parla di diabete in presenza di una glicemia a digiuno di almeno 126 milligrammi al decilitro (mg/dl). Il problema centra-

le del diabete di tipo 2 è un disturbo metabolico detto «insulinoresistenza». Questo significa che le cellule del corpo, quelle muscolari ed epatiche in particolare, diventano sempre più insensibili all'insulina, un ormone prodotto dal pancreas che viene secreto non appena mangiamo qualcosa (non solo, ma soprattutto dopo pasti ricchi di carboidrati, quando affluisce nel sangue una gran quantità di zucchero). L'insulina spinge il glucosio in eccesso nelle cellule, dove quest'ultimo viene usato come fonte d'energia o immagazzinato. Ma com'è possibile che chi è affetto da diabete abbia la glicemia alta anche dopo non aver mangiato niente da diverse ore (tale valore viene detto «glicemia a digiuno» e si misura la mattina prima di fare colazione)? Se non mangiamo per un periodo prolungato, per esempio di notte mente dormiamo o quando ci sottoponiamo a un digiuno, il fegato produce glucosio cosicché il cervello, in particolare, possa contare su un rifornimento di energia a tempo pieno. In questo modo la glicemia rimane costante anche quando non mangiamo. L'insulina frena la produzione di glucosio da parte del fegato poiché un'alta quantità di insulina generalmente è segno di una presenza sufficiente di zucchero nel sangue (dato che l'insulina viene secreta dopo un pasto ricco di carboidrati). Una volta divenute insulinoresistenti, però, le cellule epatiche cominciano a ignorare il freno dell'insulina e producono glucosio a tutto spiano anche quando nel sangue circola già zucchero in abbondanza. Ecco perché l'insulinoresistenza determina una glicemia elevata a digiuno. A livello cellulare, una delle cause dell'insulinoresistenza è l'eccessivo accumulo di grasso nelle cellule a causa dell'alimentazione errata e dell'ipernutrizione. Le molecole di grasso disturbano la via di segnalazione dell'insulina all'interno della cellula che in un organismo sano fa sì che il glucosio venga assimilato dalla cellula. Il problema diretto del diabete è che la glicemia troppo alta causa danni di ogni sorta poiché le molecule di glucosio tendono ad «appiccicarsi» ad altre molecole, per esempio a quelle proteiche, il che fra l'altro rende i tessuti più rigidi. Per esempio, si «irrigidiscono» i vasi sanguigni, un fenomeno che rappresenta una forma di invecchiamento. Il pancreas cerca di compensare la scarsa sensibilità all'insulina delle cellule producendo e secernendo più insulina, con effetti altrettanto nocivi. Per questi motivi, il diabete non è una semplice malattia: lo si potrebbe definire addirittura «la malattia che fa ammalare». In tal senso, esso ha delle analogie con l'invecchiamento, dal momento che pure la vecchiaia aumenta il rischio di contrarre pressoché tutte le malattie croniche (sembra che il diabete quantomeno acceleri alcuni processi di invecchiamento). Nessun'altra patologia, negli adulti, porta così spesso alla cecità e all'insufficienza renale o rende necessaria l'amputazione di un piede o di una gamba. Anche le malattie cardiocircolatorie e il rischio di cancro aumentano drasticamente. L'iperproduzione costante di insulina danneggia inoltre il pancreas che a un certo punto può arrivare a gettare la spugna, «sfinito», e l'insulina viene così a *mancare*. Fra i vari sintomi del diabete si annoverano una sete eccessiva e minzioni frequenti: il corpo cerca di liberarsi dello zucchero in eccesso presente nel sangue attraverso l'urina. Di conseguenza, quest'ultima ha un odore e un sapore dolci, e di qui viene la denominazione ufficiale di «diabete mellito», che deriva dal greco e letteralmente significa «flusso dolce come il miele».

12 Lim et al. (2011), Steven et al. (2013), Steven & Taylor (2015), Steven et al. (2016)

13 Bredesen (2014), Bredesen et al. (2016), vedi anche Bredesen (2018)

14 Bredesen (2016)

15 Occorre usare un po' di cautela poiché si tratta di studi molto recenti (e molti diranno che è troppo bello per essere vero), dunque è meglio conservare una sana dose di scetticismo finché i team di ricercatori non confermeranno (si spera!) i risultati.

16 Statistisches Bundesamt (Ufficio Federale di Statistica), dati relativi al 2014

17 Fries (1980), Fries et al. (2011)

18 Couzin-Frankel (2014), Solon-Biet et al. (2014)

19 Levine et al. (2014)

20 Simpson et al. (2006), comunicazione personale

21 Insieme con il collega David Raubenheimer in: Simpson & Raubenheimer (2012)

22 Ringrazio Stephen Simpson per il materiale video

23 Correttamente bisognerebbe scrivere «chilocalorie» (= 1000 calorie), ma il termine più semplice di «calorie» si è ormai imposto nell'uso. Anche in questo libro, quando si parla di calorie ci si riferisce in realtà alle chilocalorie.

24 Simpson et al. (2003), Simpson et al. (2006), Simpson & Raubenheimer (2012)

25 Nationale Verzehrsstudie II (II Studio nazionale sui consumi alimentari, 2008), consultabile al seguente link: hiip://www.bmel.de/DE/Ernaehrung/GesundeErnaehrung/_Texte/NationaleVerzehrsstudie_Zusammenfassung.html

26 Simpson & Raubenheimer (2012)

27 Simpson & Raubenheimer (2014)

28 Simpson & Raubenheimer (2005), Gosby et al. (2014)

29 Gosby et al. (2011)

30 DeShazo et al. (2013)

31 Pollan (2011)

32 Dati tratti da: Martínez Steele et al. (2017)

33 Daley et al. (2010), McAfee et al. (2011)

34 Due et al. (2004), Skov et al. (1999)

35 Weigle et al. (2005)

36 Santesso et al. (2012); altre revisioni e meta-analisi arrivano a conclusioni simili, vedi: Leidy et al. (2015), Mansoor et al. (2015), Martinez et al. (2014), Clifton et al. (2013), Wycherley et al. (2012)

37 hiip://www.wsj.com/articles/SB107637899384525268

38 Esistono diverse forme di insufficienza cardiaca; la caratteristica comune consiste nel fatto che il cuore non è più in grado di pompare normalmente poiché non è sufficientemente irrorato di sangue, si è indebolito e/o è diventato troppo rigido.

39 hiip://edition.cnn.com/2002/ HEALTH/diet.fitness/04/25/atkins.diet/

40 Souza et al. (2008)

41 Gardner (2012)

42 Johnston et al. (2014)

43 Alhassan et al. (2008), Dansinger et al. (2005)

44 Ross & Bras (1974)

45 Lagiou et al. (2012), Marckmann et al. (2015)

46 Ross & Bras (1974)

47 hiips://www.elsevier.com/connect/controlling-protein-intake-may-be-key-to-longevity

48 Levine et al. (2014)
49 Freedman et al. (2012)
50 Folkman & Kalluri (2004)
51 Levine et al. (2014)
52 Zoncu et al. (2011), Laplante & Sabatini (2012), Johnson et al. (2013), Saxton & Sabatini (2017)
53 Hosios et al. (2016)
54 Parrella et al. (2013)
55 Hosios et al. (2016)
56 Pietrocola et al. (2014)
57 Van Aller et al. (2011)
58 Levine et al. (2014)
59 Fry et al. (2011)
60 Dennison et al. (2017)
61 Levine et al. (2014)
62 Song et al. (2016)
63 Ross & Bras (1974)
64 Lee et al. (2008)
65 Konner & Eaton (2010)
66 Ho ripreso questo argomento dall'eccentrico gerontologo Roy Walford (2000).
67 Wang et al. (2016a)
68 Larsson & Orsini (2014)
69 Dal momento che ho toccato l'argomento, mi rivolgo qui a tutti quelli che consigliano espressamente di mangiare molta carne (un atteggiamento tipico dei fautori della dieta paleo e del low carb): in linea di principio, apprezzo le opinioni fuori dal coro e il tentativo di mettere in discussione le posizioni ortodosse. Ciò è senz'altro stimolante e benefico sul piano puramente scientifico e intellettuale. In questo caso però vi è un altro aspetto da prendere in considerazione. Una simile «polemica» non si limita infatti ad andare *contro* la maggior parte delle nostre conoscenze empiriche, risultando dunque intrinsecamente errata. Un conto sarebbe rassegnarsi ad accettare la sofferenza degli animali perché – purtroppo – secondo pressoché tutti gli stu-

di ne va del destino dell'umanità («In base alle attuali conoscenze, la carne è un alimento così salutare per noi esseri umani che sono favorevole a un forte consumo di carne, malgrado l'alto prezzo etico da pagare»). Altra cosa è fare propria questa posizione ambivalente dal punto di vista etico malgrado le conclusioni di quasi tutte le ricerche si esprimano contro un elevato consumo di carne a causa delle sue ricadute sulla salute. Simili teorie, basate su presupposti tanto vacillanti, non mettono solo a rischio – con ogni probabilità – la salute di molte persone, ma causano sofferenza a una quantità sterminata di animali. In altre parole, *malgrado* la posizione di gran lunga più etica abbia il sostegno della maggioranza dei dati scientifici (meno carne equivale a meno malattie, come si può vedere dal grafico 6.2 del capitolo 6), la si respinge propugnando al suo posto un'idea che arreca più sofferenze agli animali come alle persone.

70 La fattoria si trova nei pressi di Ochsenfurt: hiip://bayrischer-feenhof.de

71 Nel caso del burro di arachidi, occorre fare un po' di attenzione al contenuto di zucchero che può variare molto da un tipo all'altro. Spesso, il burro di arachidi contiene anche olio di palma, i cui effetti sono ancora poco studiati. Alcune qualità possono contenere grassi trans, senza ombra di dubbio nocivi. Sullo zucchero si veda il capitolo 4, sui grassi trans il capitolo 7, e sull'olio di palma il capitolo 8. In ogni caso, è relativamente facile trovare un burro di arachidi senza zucchero aggiunto, olio di palma e grassi trans.

72 Richter et al. (2015), Malik et al. (2016)

73 Song et al. (2016)

74 Richter et al. (2015)

75 Parrella et al. (2013)

76 Fontana & Partridge (2015), Ables et al. (2016), McIsaac et al. (2016)

77 Cavuoto & Fenech (2012) offre una panoramica sul contenuto di metionina di diversi alimenti.

78 McCarty et al. (2009)

79 Cavuoto & Fenech (2012); vengono però messi in discussione anche altri aminoacidi, vedi p. es. Maddocks et al. (2017).

80 Una revisione specifica sul tema del kefir è offerta da Rosa et al. (2017). Già l'immunologo russo Elias Metschnikoff (Il'ja Mečnikov), Premio Nobel per la Medicina, nella sua opera *Beiträge zu einer opti-*

mistischen Weltauffassung (edizione tedesca, pubblicata nel 1908) specula sulle virtù terapeutiche del «latte acido». Uno dei temi principali del libro è come invecchiare in modo sano. Metschnikoff aveva intuito che i lattobacilli potevano esercitare un effetto positivo sul microbioma (i miliardi di batteri che vivono nell'intestino). A un certo punto scrive: «Da più di otto anni ho introdotto nella mia dieta latte acido (in precedenza bollito) con aggiunta di lattobacilli. Sono soddisfatto del risultato [...] Se la teoria che ascrive il nostro invecchiamento precoce e gravoso all'intossicazione dei tessuti (ove gran parte dei veleni proviene dall'intestino crasso, popolato da un'infinità di microbi) è corretta, è chiaro che i mezzi che impediscono i processi di decomposizione intestinali al tempo stesso serviranno per differire e sgravare la vecchiaia. Tale conclusione [...] è sorretta anche da quanto sappiamo sui popoli che si nutrono di latte acido godendo di una longevità elevata».

81 Poutahidis et al. (2013)

82 Poutahidis et al. (2013)

83 Poutahidis et al. (2013)

84 Schenk et al. (2008)

85 Poutahidis et al. (2013), Levkovich et al. (2013), Poutahidis et al. (2014)

86 Santiago et al. (2016)

87 Sanchez et al. (2014)

88 Sanchez et al. (2014)

89 Lee et al. (2015a)

90 Willcox et al. (2014), Willcox et al. (2008)

91 Fraser & Shavlik (2001)

92 Orlich et al. (2013), Orlich & Fraser (2014)

93 Buettner (2009)

94 Burr et al. (1989), Parra et al. (2007)

95 Zhao et al. (2015)

96 Zhao et al. (2015)

97 Belin et al. (2011)

98 Bellavia et al. (2017)

99 Gil & Gil (2015), Mozaffarian & Rimm (2006)

100 Morris et al. (2015)

101 Gu et al. (2015), Raji et al. (2014)

102 Van de Rest et al. (2016)

103 Gil & Gil (2015)

104 Ciò vale in modo particolare per i legumi, che forniscono non solo molte proteine ma anche fibre che saziano. Esperimenti hanno dimostrato che i legumi come i fagioli e i piselli saziano ancor più della carne, vedi p. es. lo studio di Kristensen et al. (2016). L'argomento viene ripreso nel capitolo 6.

105 Cfr. la revisione davvero fantastica von Mozaffarian (2016)

106 Tecnicamente sarebbe più preciso il termine «aterosclerosi».

107 Okinawa: Willcox et al. (2007), Willcox & Willcox (2014), Willcox et al. (2014); statistiche tedesche: Statistisches Bundesamt (Ufficio Federale di Statistica), comunicazione personale. Alla fine del 2014 in Germania si contavano 17.474 centenari (e oltre) su un totale di 81.197.537 abitanti.

108 Fontana et al. (2010)

109 Kaplan et al. (2017)

110 Nationale Verzehrsstudie II (II Studio nazionale sui consumi alimentari)

111 hiips://www.dge.de/presse/pm/kohlenhydrate-in-der-ernaehrung/

112 Si veda per esempio il documentario *What the Health* (2017), forse in buona fede ma ingenuo e tendenzioso: hiip://www.whatthehealthfilm.com/

113 Willett et al. (1995), Willett (2006)

114 Dati su Okinawa: Willcox et al. (2014); Tsimané: Kaplan et al. (2017); avventisti: Orlich & Fraser (2014); dieta mediterranea: Souza et al. (2008)

115 Shen et al. (2015)

116 Martínez-González et al. (2012)

117 Martínez-González et al. (2012), Martínez-González et al. (2015), Schröder et al. (2014)

118 Martínez-González et al. (2015)

119 Estruch et al. (2013)

120 De Lorgeril et al. (1994)

121 Luciano et al. (2017)

122 Jacka et al. (2017)

123 Appel & Van Horn (2013)

124 L'autore americano Gary Taubes cita Lewis Cantley nel suo interessante articolo *Is Sugar Toxic?*, pubblicato sul «New York Times Magazine», che si può leggere online al seguente link: hiip://www.nytimes.com/2011/04/17/magazine/mag-17Sugar-t.html?_r=0. Quando l'ho contattato, Cantley oltre a confermare la sua affermazione mi ha fornito motivazioni più dettagliate (e-mail del 14 luglio 2016), di cui ho in parte tenuto conto nella stesura di questo capitolo.

125 Tryon et al. (2015)

126 Cantley (2014)

127 Johnson (2012)

128 E-mail del 14 luglio 2016; sulla dipendenza da zucchero vedi anche Ahmed et al. (2013)

129 Cantley (2014)

130 hiips://www.youtube.com/watch?v=CUOu3ELNVxc

131 Willcox et al. (2008)

132 Fetissov (2017)

133 Suez et al. (2014)

134 Grassi et al. (2008)

135 Il sencha uchiyama è un ottimo tè verde giapponese ad alto contenuto di epigallocatechina (EGCG). Devo questa dritta al libro *L'alimentazione anti-cancro* degli studiosi francesi Richard Béliveau e Denis Gingras.

136 Törrönen et al. (2012)

137 Fardet (2015)

138 Muraki et al. (2013)

139 Taubes (2008)

140 E-mail del 14 luglio 2016. La proteina scoperta da Cantley si chiama PI3K (fosfoinositide 3-chinasi). A chi è interessato al legame tra insulina, PI3K e cancro, suggerisco come primo approccio la sintesi di Pollak (2012).

141 Sull'insulinoresistenza e sulle malattie a essa collegate vedi anche Reaven (2012)

142 Yang et al. (2014)

143 Leung et al. (2014); vedi anche Lee et al. (2015b)

144 Le mie osservazioni si basano principalmente su Taubes (2008), Siri-Tarino et al. (2015), Stanhope (2015), Cantley (2014), Lyssiotis & Cantley (2013), Herman & Samuel (2016), Lustig (2013).

145 Maersk et al. (2012)

146 Stanhope et al. (2009); a risultati simili pervengono Aeberli et al. (2011, 2013).

147 La pressione sistolica, ovvero la massima, era superiore a 200 mmHg.

148 E-mail del 16 settembre 2016

149 Comunicazione personale con Sten Sture Skaldeman. Vedi anche Skaldeman (2011), Eenfeldt (2011) e il sito web di Skaldeman: http://www.skaldeman.se/; si veda anche hiip://www.lchf-deutschland.de/sten-sture-skaldeman-mein-lchf-2/

150 Gardner et al. (2007), Gardner (2012)

151 Gardner (2012); vedi anche Hjorth et al. (2017)

152 Gardner (2012)

153 McClain et al. (2013)

154 Samuel & Shulman (2016)

155 In questo caso se ne è occupata mia moglie, Sina Bartfeld.

156 Farin et al. (2006)

157 Wahrenberg et al. (2005)

158 È dimostrato che per le persone a rischio genetico di diabete di tipo 2 è più indicata un'alimentazione ad alto contenuto di grassi, vedi p. es. Qi et al. (2013). Ciò non deve sorprenderci, dal momento che il problema principale nel diabete di tipo 2 è appunto l'insulinoresistenza.

159 Molti assoceranno questo sintomo alla «sindrome metabolica», ovviamente a ragione. Poiché ormai sappiamo che l'insulinoresistenza rappresenta il cuore del problema, tale sindrome viene detta anche «sindrome da insulinoresistenza». Al riguardo si veda anche la breve revisione di Gerald Reaven (2005) della Stanford University, che ha dato un contributo decisivo alla scoperta della sindrome.

160 Costello et al. (2016), Ranasinghe et al. (2012)

161 Bao et al. (2009)

162 In un esperimento di Kanarek & Ho (1984) in cui dei ratti sono stati resi diabetici, si è osservato che all'inizio gli animali si rimpinzavano di carboidrati: non essendo più in grado di assimilare bene questi nutrienti, l'organismo probabilmente cercava di compensare il deficit con un'assunzione maggiore. Una volta accortisi che la cosa non funzionava, i ratti hanno cambiato strategia e hanno cominciato a consumare più grassi. Era come se a poco a poco, per tentativi ed errori, avessero capito che il loro corpo se la cavava meglio con i grassi!

163 Volek et al. (2008); vedi anche Esposito et al. (2009) e Saslow et al. (2014)

164 Sylow et al. (2017)

165 Catenacci & Wyatt (2007), Chin et al. (2016)

166 Blundell et al. (2015)

167 Caudwell et al. (2009)

168 Knowler et al. (2002), Stanford & Goodyear (2014), Smith et al. (2016)

169 Santangelo et al. (2016); vedi anche Schwingshackl et al. (2017)

170 Han et al. (2007), Nagao & Yanagita (2010)

171 Ghorbani et al. (2014); vedi anche gli straordinari risultati di Chuengsamarn et al. (2012)

172 Stull et al. (2010)

173 Escarpa & González (1998)

174 Schulze et al. (2014), Makarova et al. (2015)

175 Liu et al. (2013)

176 Grassi et al. (2005)

177 Gepner et al. (2015)

178 Lim et al. (2011), Steven et al. (2013), Steven & Taylor (2015), Steven et al. (2016)

179 Kamiloglu et al. (2014)

180 Mozaffarian et al. (2013)

181 Dal punto di vista delle fibre, i semi di lino sono insuperabili: 100

grammi di questi semi, infatti, forniscono qualcosa come 39 grammi di fibre, e per di più senza altri carboidrati (il resto è costituito da grassi benefici)!

182 Verburgh (2016)

183 Fardet (2010)

184 Ecco la ricetta del mio pane fatto in casa. Vi occorrono due confezioni da 75 g di lievito madre liquido (in vendita online; in Germania si trova anche nei supermercati e nei negozi bio). Alcuni suggeriscono di usare 75 g di lievito madre liquido per 500 g di farina; a me il pane piace molto acido, perciò ne uso il doppio. Come farina, consiglio 300 g di farina integrale di segale e 200 g di farina integrale di frumento. Una bustina di lievito di birra secco (10 g) o, meglio ancora, un panetto di lievito di birra fresco (ca. 20 g). Circa 2 cucchiaini di sale. Almeno 400 ml di acqua tiepida. Versate l'acqua in una scodella di plastica, aggiungete il lievito di birra (eventualmente insieme a un cucchiaino di miele e una presa di sale). Mescolate e lasciate riposare brevemente. Aggiungete il lievito madre e mescolate di nuovo. A questo punto aggiungete la farina. Io ci metto anche un po' di semi di lino e/o di chia e germe di grano; noci tritate grossolanamente e chicchi di segale interi sono altrettanto gustosi. Non dimenticatevi di salare, e alla fine aggiungete un goccio di olio d'oliva o di colza. Mescolate bene (con la frusta elettrica; l'impasto diventa molto appiccicoso). Coprite la scodella con un panno e lasciate lievitare per almeno 30 minuti in un luogo caldo (per esempio nel forno a 50 °C). In questo modo l'impasto dovrebbe dilatarsi. Impastate ancora (è normale che il volume si riduca). Mettete la pasta in uno stampo di silicone – non deve essere troppo pieno perché l'impasto si gonfierà di nuovo. Per una questione di estetica, spargetevi sopra un po' di farina con un setaccio. Lasciate lievitare per un'ora in un luogo caldo. Scaldate il forno a 275 °C, meglio se con la funzione grill, e poi fate cuocere il pane il più a lungo possibile in modo che si formi una crosta croccante, senza ovviamente farlo bruciare. In base alla mia esperienza, a questa temperatura lo si può far cuocere al massimo per 30 minuti. Poi abbassate il forno a 200 °C e fate cuocere altri 10 minuti (per un totale di circa 40 minuti). Quando è cotto, è importante farlo raffreddare su un griglia perché il pane «suda». Consumato fresco è ancor più buono! Con questa ricetta di base faccio esperimenti in continuazione. Di recente, per

esempio, ho aggiunto ca. 80 g di farina di semi di lino (e un po' più di acqua, in proporzione) per rendere il pane più ricco di fibre e di proteine. Anche questa versione è molto buona...

185 L'ipotesi è del biochimico americano Bruce Ames, vedi p. es. Ames (2005).

186 Othman et al. (2011), Rebello et al.(2014), Hollænder et al. (2015)

187 Desai et al. (2016)

188 Koh et al. (2016)

189 Revisione di Koh et al. (2016), Fetissov (2016)

190 Aune et al. (2016); anche Zong et al.(2016) sono arrivati a risultati simili; vedi anche Ye et al. (2012) con una meta-analisi di 21 esperimenti.

191 Johnsen et al. (2015)

192 Davis (2014). Simile è la posizione del collega David Perlmutter, che nel suo libro *La dieta intelligente* scrive: «I cereali moderni stanno silenziosamente distruggendo il vostro cervello. Con 'moderni' non intendo solo le farine bianche, la pasta e il riso raffinati che sono già stati demonizzati dai nemici dell'obesità; mi riferisco a tutti i cereali che tanti di noi hanno adottato considerandoli sani: grano e cereali integrali, multicereali, sette cereali, macinati a pietra e così via. In sostanza, sto considerando alcuni tra i più amati alimenti base della nostra dieta come un gruppo di terroristi che tormentano il nostro organo più prezioso: il cervello».

193 Lebwohl et al. (2015), Hadjivassiliou et al. (2014)

194 Le revisioni sono sintesi qualitative (si esamina in modo critico il contenuto di vari studi inserendoli in una visione d'insieme). Le meta-analisi sono sintesi quantitative (si raccolgono dati da più studi e quindi si fa una nuova valutazione statistica complessiva).

195 Fardet & Boirie (2014)

196 Fardet & Boirie (2014)

197 Ci prova per esempio il simpatico vegano Michael Greger nel suo libro *Sei quel che mangi. Il cibo che salva la vita* (2016), peraltro assai interessante. Vale la pena anche di visitare il suo sito web: nutritionfacts.org!

198 Sempre che – come si è detto – vi sia effettivamente un nesso di cau-

salità, cosa che non è possibile (o non è *ancora* possibile) stabilire con certezza sulla base di questi dati.

199 E-mail del 13 agosto 2015

200 Zeevi et al. (2015)

201 Brand-Miller et al. (2009)

202 Ringrazio Jennie Brand-Miller (detta anche «IG Jennie») dell'Università di Sydney che mi ha fornito i dati.

203 Muraki et al. (2016)

204 Zeevi et al. (2015); vedi anche l'interessante conferenza del biologo israeliano Eran Segal: hiips://www.youtube.com/watch?-v=0z03xkwFbw4&feature=youtu.be

205 Fonti: Atkinson et al. (2008), Brand-Miller et al. (2010), Goletzke et al. (2016), Sluik et al. (2016)

206 Brand-Miller et al. (2010)

207 McGill et al. (2013)

208 Fardet & Boirie (2013)

209 In Brand-Miller et al. (2010) il valore viene quantificato in 48.

210 Sultana et al. (2015)

211 Hojsak et al. (2015), Karagas et al. (2016); vedi anche: hiip://www.bfr.bund.de/de/fragen_und_antworten_zu_arsengehalten_in_reis_und_reisprodukten-194346.html

212 Sengupta et al. (2006); vedi anche Carey et al. (2015)

213 Nel libro di cucina *Vegan for Fit* di Attila Hildmann c'è una ricetta di lenticchie con verdure e pesto di lime e semi di girasole che consiglio vivamente a tutti gli amanti delle lenticchie e a quelli che vogliono diventarlo: è semplicemente deliziosa!

214 Kim et al. (2016)

215 Jenkins et al. (2012)

216 Young & Hopkins (2014)

217 Hermsdorff et al. (2011); vedi anche Mollard et al. (2012)

218 Buettner (2009)

219 Ecco la ricetta dell'hummus del mio compagno di università Christian Keysers. Fondamentale è una buona crema di sesamo («tahina»). Prendete 6 cucchiai di tahina, 350 g di ceci lessati, il succo di

un limone, 1 o 2 spicchi d'aglio, una presa di sale, cumino ed eventualmente un po' di «Ras el hanout» (una miscela di spezie esotiche). Frullate bene il tutto con un frullatore a immersione e alla fine aggiungete un goccio di olio d'oliva.

220 Il titolo dello studio è *Legumes: the most important dietary predictor of survival in older people of different ethnicities*, vedi Darmadi-Blackberry et al. (2004).

221 Ecco un esempio recente, ripreso dalla stampa in modo del tutto acritico: Guo et al. (2017a).

222 hiip://www.foodpolitics.com/2016/03/six-industry-funded-studies-the-score-for-the-year-15612/

223 Lesser et al. (2007)

224 Michaëlsson et al. (2014), Tognon et al. (2017)

225 Melnik (2015)

226 Wiley (2012), Melnik (2015), Harrison et al. (2017)

227 Bayless et al. (2017)

228 Ji et al. (2014)

229 Tognon et al. (2017)

230 Michaëlsson et al. (2014)

231 Song et al. (1999)

232 Song et al. (1999), Michaëlsson et al. (2014)

233 Michaëlsson et al. (2017)

234 Wang et al. (2014)

235 Michaëlsson et al. (2014)

236 Willett (2001)

237 Crippa et al. (2014); vedi anche Je & Giovannucci (2014) e Gunter et al. (2017)

238 Grosso et al. (2017)

239 Dati tratti da: Crippa et al. (2014); vedi anche Je & Giovannucci (2014) e Gunter et al. (2017)

240 Takahashi et al. (2017), Pietrocola et al. (2014)

241 Furman et al. (2017)

242 Cai et al. (2012), Rebello & Van Dam (2013)

243 Crioni et al. (2015)

244 Vedi anche Grosso et al. (2017)

245 Rhee et al. (2015)

246 Tang et al. (2015); vedi anche Zhang et al. (2015)

247 Yang & Wang (2016)

248 Van Aller et al. (2011)

249 Bettuzzi et al. (2006)

250 Guo et al. (2017b)

251 Costanzo et al. (2011), Roerecke & Rehm (2014), Toma et al. (2017)

252 Bell et al. (2017)

253 Brien et al. (2011), Gepner et al. (2015), Holst et al. (2017)

254 Richard et al. (2017)

255 Castelnuovo et al. (2006)

256 Bellavia et al. (2014)

257 Bellavia et al. (2014), Knott et al. (2015)

258 Bagnardi et al. (2014)

259 Cao et al. (2015)

260 Halsted et al. (2002), Chen et al. (2014), De Batlle et al. (2015)

261 Tutto ciò va nella direzione della «cultura del bere» tipica di molte regioni del Mediterraneo (Grecia, Italia, Spagna); un consumo moderato di alcol in base alle regole esposte, oltre a non essere dannoso, viene associato a una riduzione del rischio di morte, vedi Gea et al. (2014); vedi anche Bagnardi et al. (2008) e Vieira et al. (2016).

262 hiips://de.wikipedia.org/wiki/Moai

263 Harrison et al. (2009)

264 «Science», 326, 2009, pagg. 1602-1603

265 De Cabo et al. (2014), Richardson et al. (2015)

266 Finkel (2015), Madeo et al. (2015)

267 Kennedy & Lamming (2016)

268 Riera & Dillin (2015)

269 McDaniel et al. (2011)

270 Toledo et al. (2015)

271 Toledo et al. (2015). Ringrazio Estefanía Toledo e Miguel

Martínez-González dell'Università di Navarra che mi hanno fornito i dati grezzi.

272 Esselstyn (2013)

273 Ornish et al. (1990), Ornish et al. (1998)

274 Esselstyn (2013)

275 Senza grassi trans, olio di palma, zucchero aggiunto e sale.

276 Guasch-Ferré et al. (2017)

277 Wang et al. (2015), vedi anche la meta-analisi di Peou et al. (2016)

278 Grosso et al. (2015)

279 Grosso et al. (2015), sempre partendo dal presupposto che vi sia un nesso di causalità

280 Nagao & Yanagita (2010)

281 Vedi p. es. le revisioni di Michas et al. (2014) e di Calder (2015)

282 Willett (2001)

283 Kavanagh et al. (2007)

284 Wang et al. (2016b)

285 Dehghan et al. (2017)

286 Wang et al. (2016b)

287 Vitaglione et al. (2015)

288 Beauchamp et al. (2005)

289 Khanfar et al. (2015)

290 Rigacci et al. (2015)

291 Questa teoria viene detta «xenormesi», vedi Howitz & Sinclair (2008) in generale e Menendez et al. (2013) per quanto riguarda l'olio d'oliva in particolare.

292 Latreille et al. (2012)

293 Joven et al. (2014)

294 Casal et al. (2010)

295 Persson et al. (2003)

296 Per un confronto critico con l'olio d'oliva, vedi Hoffman & Gerber (2014)

297 Rosqvist et al. (2014)

298 Mancini et al. (2015)

299 Per maggiori informazioni, si veda fra l'altro lo studio del WWF Germania *Auf der Ölspur* (2016): http://www.wwf.de/fileadmin/fm-wwf/Publikationen-PDF/WWF-Studie_Auf_der_OElspur.pdf

300 hiips://www.dge.de/wissenschaft/weitere-publikationen/fachinformationen/trans-fettsaeuren/

301 Bjermo et al. (2012)

302 Pimpin et al. (2016)

303 Siri-Tarino et al. (2015), De Goede et al. (2015)

304 Soerensen et al. (2014)

305 Per la precisione: vitamina K_2, detta anche menachinone.

306 Maresz (2015)

307 Li et al. (2012), Anderson et al. (2016)

308 Juanola-Falgarona et al. (2014)

309 McCann & Ames (2009); vedi anche la conferenza del biochimico americano Bruce Ames (che ha elaborato una teoria interessante, a sostegno della quale nel frattempo vi sono già diversi dati): https://www.youtube.com/watch?v=ZVQmPVBjubw.

310 Nagata et al. (2017)

311 Pucciarelli et al. (2012); vedi anche De Cabo et al. (2014)

312 Eisenberg et al. (2009)

313 E-mail di Frank Madeo dell'Università di Graz dell'8 febbraio 2017

314 Eisenberg et al. (2016)

315 Ali et al. (2011)

316 Esatbeyoglu et al. (2016)

317 Dati tratti da: Esatbeyoglu et al. (2016)

318 La meta-analisi di Tong et al. (2017) ha rilevato un rapporto neutrale del formaggio con il rischio di morte complessivo; altre grandi revisioni come Siri-Tarino et al. (2015) ne tracciano invece un quadro tendenzialmente positivo.

319 La revisione di Siri-Tarino et al. (2015) si occupa in modo dettagliato di queste sostituzioni.

320 hiip://www.fischinfo.de/index.php/markt/datenfakten/4856-marktanteile-2016

321 Strobel et al. (2012)

322 hiip://www.fischinfo.de/index.php/markt/datenfakten/4856-marktanteile-2016

323 Strobel et al. (2012), Cladis et al. (2014), Henriques et al. (2014)

324 Guimarães et al. (2015)

325 Dati tratti da: Cladis et al. (2014)

326 hiip://www.daserste.de/information/wissen-kultur/w-wie-wissen/sendung/2011/die-pangasius-luege-100.html; per avere un'idea si veda anche il seguente filmato: hiips://www.youtube.com/watch?v=Px9Enx74kjA

327 Le abbreviazioni EPA, DPA e DHA derivano rispettivamente dai termini inglesi *eicosapentaenoic acid*, *docosapentaenoic acid* e *docosahexaenoic acid*.

328 Niu et al. (2004), vedi anche Calder (2016)

329 Calder (2016)

330 Witte et al. (2014)

331 Si veda la revisione di Messamore et al. (2017)

332 Sublette et al. (2006)

333 Chhetry et al. (2016)

334 Schmaal et al. (2016)

335 Studi recenti sull'argomento: Zhang et al. (2017); vedi anche Witte et al. (2014), Potalla et al. (2014) e la revisione di Messamore et al. (2017)

336 Hibbeln (2002), Markhus et al. (2013)

337 Dati tratti da: Hibbeln (2002)

338 Oh et al. (2010)

339 Zhang et al. (2013)

340 In questo caso sotto forma di olio di lino, composto principalmente da acido alfa-linoleico.

341 Cintra et al. (2012)

342 Bender et al. (2014)

343 Bell et al. (2014), Cardoso et al. (2016)

344 hiip://www.vitalstudy.org/

345 Bell et al. (2014), Chen et al. (2016)

346 Giuseppe et al. (2014a), Giuseppe et al. (2014b), Senftleber et al. (2017)

347 Bell et al. (2014)

348 Ulven & Holven (2015)

349 Eyres et al. (2016)

350 Schwingshackl et al. (2017)

351 Vedi p. es. le revisioni di Wacker & Holick (2013) e Holick (2017)

352 Holick (2017)

353 Holick et al. (2011), Vieth (2011)

354 Richter et al. (2014), Rabenberg et al. (2015)

355 Dati tratti da Richter et al. (2014). Attenzione a non confondere le due differenti unità di misura usate: nanomoli per litro (nmol/l) e nanogrammi per millilitro (ng/ml). 1 ng/ml è pari a 2,5 nmol/l. Ciò vuol dire che 50 nmol/l equivalgono a 20 ng/ml, e 75 nmol/l a 30 ng/ml. I valori ideali probabilmente vanno da 75 nmol/l o 30 ng/ml in su. Peso e «mole» sono due unità di misura diverse: la prima indica quanto pesa una sostanza, la seconda di quante particelle è composta.

356 Martineau et al. (2017)

357 Bjelakovic et al. (2014)

358 Chowdhury et al. (2014)

359 Per i neonati la dose giornaliera è di 400 UI (= 10 microgrammi) al giorno, da somministrare preferibilmente già subito dopo la nascita (specie se il bambino viene allattato al seno, poiché spesso anche la madre non assume vitamina D a sufficienza e dunque il latte materno ne contiene poca). A partire da un anno di età in genere si consigliano 600 unità (= 15 microgrammi) al giorno.

360 Rabenberg et al. (2015)

361 Rizzo et al. (2016)

362 Greger (2016)

363 Green et al. (2017)

364 Kennedy (2016), Green et al. (2017)

365 Huang et al. (2012)

366 Douaud et al. (2013)

367 Jernerén et al. (2015)

368 hiip://www.vitalstudy.org/

369 Hatori et al. (2012), Chaix et al. (2014)

370 È quello che accade ai topi che mangiano all'interno di una fascia oraria ristretta, come mi ha spiegato il responsabile degli esperimenti, Satchidananda Panda del Salk Institute (e-mail del 26 aprile 2017). Limitare la fascia oraria in cui si assume il cibo porta però anche a cambiamenti nel microbioma dell'intestino, e questo fa sì che alcuni carboidrati non vengano più assorbiti dall'organismo. Lo stesso Panda, fra l'altro, cerca di mangiare all'interno di una fascia oraria di 10-11 ore, e se si accorge che comincia a ingrassare, per qualche giorno restringe la fascia oraria a 6-8 ore.

371 Melkani & Panda (2017)

372 Hutchison et al. (2017)

373 Jakubowicz et al. (2013)

374 St-Onge et al. (2017); vedi anche Kahleova et al. (2017)

375 Tuomi et al. (2016)

376 Cfr. anche Kessler et al. (2017)

377 Gill & Panda (2015)

378 Longo & Panda (2016)

379 Tarasoff-Conway et al. (2015)

380 Taubes (2008)

381 Lim et al. (2011), Taylor (2013)

382 Goldhamer et al. (2002)

383 Müller et al. (2001)

384 Su questo tema vedi per esempio il noto libro di Mosley & Spencer (2013).

385 St-Onge et al. (2017)

386 A questo proposito si veda il Nationale Verzehrsstudie II (II Studio nazionale sui consumi alimentari), consultabile al seguente link: https://www.bmel.de/DE/Ernaehrung/GesundeErnaehrung/_Texte/NationaleVerzehrsstudie_Zusammenfassung.html

387 Anche su questo le stime divergono. L'optimum sembra essere una dose media di circa 1-2 cucchiaini al giorno. Va tenuto presente che

a molti alimenti – dal pane ai salumi, alle olive in salamoia – viene spesso aggiunto sale in abbondanza, per cui è facile assumerne più del dovuto. Mi sembra saggio usare una certa moderazione. Vedi Graudal et al. (2014), O'Donnell et al. (2014).

INDICE ANALITICO

ICONOGRAFIA

Sina Bartfeld: pagg. 148, 201, 202, 204, 206

Sina Bartfeld/Bas Kast: pagg. 79, 171, 238

Bas Kast/Inka Hagen: pag. 131

Bas Kast: pagg. 15, 23, 25, 55, 72, 74, 75, 90, 91, 114, 157, 161, 180, 196, 199, 207, 220, 224, 225, 231, 243

Screenshot del sito web www.amazon.de: pag. 44

Stephen Simpson/University of Sydney: pag. 31

Wikimedia Commons/Public Domain: pag. 103

Le seguenti illustrazioni sono state riprese da pubblicazioni:

pag. 18, illustrazione da: C. B. Esselstyn, *Resolving the Coronary Artery Disease Epidemic Through Plant-Based Nutrition*, in: «Preventive Cardiology» 4, Nr. 4 (2001): pagg. 171-177, Fig. 1 © 2001, «Preventive Cardiology».

pag. 69, illustrazione da: T. Poutahidis et. al., *Microbial reprogramming inhibits Western diet-associated obesity*, in: «PLOS ONE» 8, Nr. 7 (2013): e68596. doi: 10.1371/journal.pone.0068596. Print 2013, Fig. 2a.

pag. 249, illustrazione modificata da: M. Hatori, C. Vollmers, A. Zarrinpar, L. DiTacchio et al., *Time-restricted feeding without reducing caloric intake prevents metabolic diseases in mice fed a high-fat diet*, in: «Cell Metabolism» 15, n. 6 (2012), pagg. 848-860, Fig. 1j © 2012, Rights Managed by Elsevier/Copyright Clearance Center.

I TUOI APPUNTI

I TUOI APPUNTI

I TUOI APPUNTI

I TUOI APPUNTI

I TUOI APPUNTI

I TUOI APPUNTI

Scopri il catalogo Vallardi
sempre aggiornato con le ultime novità
www.vallardi.it

Finito di stampare
nel mese di marzo 2019
da ELCOGRAF S.p.A.
Stabilimento di Cles (TN)